U0256216

常用中草药野外识别图谱

图谱

林余霖 主编

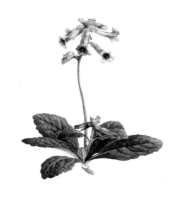

北京出版集团
北京出版社

图书在版编目（CIP）数据

常用中草药野外识别图谱 / 林余霖主编. — 北京：北京出版社，2020.8

ISBN 978-7-200-15633-1

Ⅰ．①常… Ⅱ．①林… Ⅲ．①中草药—图谱 Ⅳ．①R282-64

中国版本图书馆CIP数据核字（2020）第115702号

常用中草药野外识别图谱
CHANGYONG ZHONGCAOYAO YEWAI SHIBIE TUPU

林余霖　主编

出　　版：北京出版集团
　　　　　北 京 出 版 社
地　　址：北京北三环中路6号
邮　　编：100120
网　　址：www.bph.com.cn
总 发 行：北京出版集团
经　　销：新华书店
印　　刷：北京博海升彩色印刷有限公司
版印次：2020年8月第1版第1次印刷
开　　本：787毫米×1092毫米　1/32
印　　张：22.5
字　　数：360千字
书　　号：ISBN 978-7-200-15633-1
定　　价：85.00元
如有印装质量问题，由本社负责调换
质量监督电话：010-58572393

《常用中草药野外识别图谱》编委会

主　编：林余霖

副主编：李葆莉　　蔡大勇　　胡灏禹

编　委：曹庆伟　　陈菁瑛　　樊丛照　　胡炳义　　黄林芳　　黄世勳

　　　　黄颖桢　　刘保财　　李　标　　林国华　　梁克玮　　李海涛

　　　　吕惠珍　　卢　伟　　李晓瑾　　齐耀东　　石志恒　　凯撒·苏来曼

　　　　王果平　　王　瑀　　由金文　　张本刚　　张　昭　　赵　欣

　　　　赵云青　　朱　军

　　　　（按姓氏拼音首字母排列）

1. 本书以《中药大辞典（2006版）》和普通高等教育国家级规划教材《中药学（第七版）》为参考，收载了较为常用且疗效确切的中草药 330 种，并按功效分为 20 大类 44 小类。

2. 每种药材均按植物别名、植物基原、识别要点、分布区域、采收加工、性味功用等项记述。各药均配一幅主图，并根据需要，相应增配花、叶、果、根茎等局部图片，以便读者感性了解原植物特征。

3. 本书版式布局合理，药材介绍采用左文右图的形式，读者在阅读过程中能够很好地做到图文互参，有利于对药物特征的了解与掌握。

4. "植物别名"以使用较为广泛的名称为主进行收录；"识别要点"重点描述野外环境下药用植物的感官特征，如花、叶、果、根茎的特征，以及特定的生长环境等；"附注"中介绍了出自同一药用植物的不同部位或者同科不同种属的药材。

5. 凡是有毒药物，在"性味功用"中都已注明。本书提供的药物用量用法仅供参考，实际应用必须遵从医嘱，切勿擅自使用。

6. 为了读者查询方便，书后附有药名音序索引，广大读者可根据药名快速检索到自己想要了解的药物所在页码。

目录 Contents

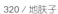

第十四章
安神药

第十五章
平肝息风药

第一节　平肝潜阳药

第二节　息风止痉药

第十六章
开窍药

第十七章
补虚药

第一节　补气药

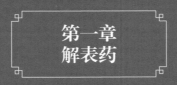

第一章
解表药

发散风寒药

麻黄

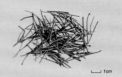

【植物基原】麻黄科植物草麻黄 *Ephedra sinica* Stapf 的干燥草质茎。

识别要点　【植株】草本状灌木。高 20~40cm。小枝直伸或微曲，对生或轮生，直径约 2mm。【叶片】叶 2 裂，裂片锐三角形，先端急尖，占叶鞘的 1/3~2/3。【花果】雄球花常成复穗状花序，有 4 对苞片，雄蕊 7~8，花丝结合部或顶端微分离。雌球花单生于枝顶或老枝叶腋，有 4 对苞片，最上一对合生部分占 1/2 以上；雌花 2。雌球花熟时肉质呈红色，长圆状卵球形或球形，长约 8mm，种子 2 粒，种子三角状卵球形，长 5~6mm。【花果期】花期 5-6 月，8-9 月种子成熟。

分布区域　生于砂质干燥地。分布于吉林、辽宁、河北、河南、山西、陕西、内蒙古、宁夏、甘肃、新疆等地。

采收加工　秋季采割绿色的草质茎，晒干。

性味功用　辛、微苦，温。发汗解表，宣肺平喘，利水消肿。用于风寒感冒，胸闷喘咳，风水浮肿。蜜麻黄润肺止咳，多用于表证已解，气喘咳嗽。煎服，2~10g。

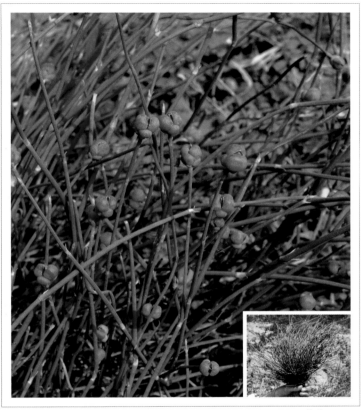

草麻黄 ▲ 整株 △

附注　植物麻黄的干燥根及根茎为麻黄根，具有固表止汗的功效。麻黄科植物中麻黄 *E. intermedia* Schrenk et C. A. Mey. 或木贼麻黄 *E. equisetina* Bge. 的干燥草质茎同等入药。

桂枝

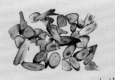

└─1cm

【植物别名】桂树、桂皮树。

【植物基原】樟科植物肉桂 *Cinnamomum cassia* Presl 的干燥嫩枝。

识别要点 【植株】乔木。树皮灰褐色，老树树皮厚约 1.3cm。幼枝多有四棱，被褐色茸毛。【叶片】叶互生或近对生，革质，矩圆形至近披针形，长 8~20cm，宽 4~5.5cm，上面绿色，无毛，中脉及侧脉明显凹下，下面有疏柔毛，具离基三出脉；叶柄长 1.5~2cm。【花果】圆锥花序腋生或近顶生，长 8~16cm；花小，白色；花被片 6，与花被管均长 2mm；能育雄蕊 9，花药 4 室，第三轮雄蕊花药外向瓣裂；子房卵形，无毛，细长形，柱头小。果实椭圆形，长 1cm，直径 9mm，黑紫色。【花果期】花期 6-7 月，果期 10-12 月。

分布区域 生于沙地或山地。分布于云南、广西、广东、福建等地。

采收加工 春、夏二季采收嫩枝，除去叶，晒干，或切片晒干。

性味功用 辛、甘，温。发汗解肌，温通经脉，助阳化气。用于风寒感冒，脘腹冷痛，血寒经闭，关节痹痛，痰饮，水肿，心悸，奔豚。煎服，3~10g。孕妇慎用。

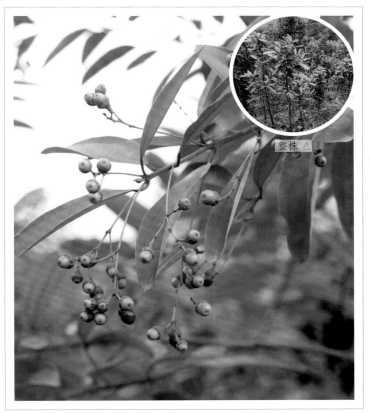

整株 △

肉桂 ▲

附注　植物肉桂的干燥树皮为药材肉桂，具有补火助阳、引火归元、散寒止痛、温通经脉的功效。

生姜

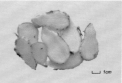

└─┘ 1cm

【植物别名】药姜。

【植物基原】姜科植物姜 *Zingiber officinale* Rosc. 的新鲜根茎。

识别要点　【植株】高 0.5~1m。根状茎具分枝，断面黄白色，肥厚，有芳香及辛辣味。【叶片】叶无柄；叶舌稍 2 裂，膜质，长 2~4mm。叶片披针形或线状披针形，长 15~30cm，无毛。【花】花葶单独从根茎抽出，穗状花序卵形，长 4~5cm；苞片卵形，淡绿色或边缘淡黄色，顶端有小尖头；花萼管长约 1cm；花冠黄绿色，裂片披针形，长约 1.8cm；唇瓣中央裂片长圆状倒卵形，短于花冠裂片，有紫色条纹及淡黄色斑点，侧裂片卵形，长约 6mm；雄蕊暗紫色，花药长约 9mm；药隔附属体钻状，长约 7mm。【花期】10 月。

分布区域　除东北外，我国大部分地区均有栽培。

采收加工　秋、冬二季采挖根茎，除去须根及泥沙。

性味功用　辛，微温。解表散寒，温中止呕，化痰止咳，解鱼蟹毒。用于风寒感冒，胃寒呕吐，寒痰咳嗽，鱼蟹中毒。煎服，3~10g。

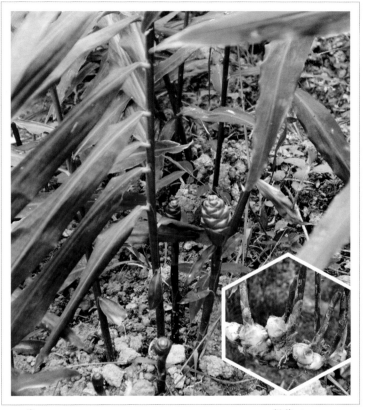

姜 ▲   根茎 △

附注　干姜为姜科植物姜 *Z. officinale* Rosc. 的干燥根茎，具有温中散寒、回阳通脉、温肺化饮的功效。

香薷

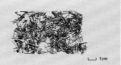

└─┘ 1cm

【植物别名】青香薷。

【植物基原】唇形科植物石香薷 *Mosla chinensis* Maxim. 的干燥地上部分。

识别要点 【植株】直立草本。茎四棱形，基部类圆形，中上部茎具细浅纵槽数条。【叶片】叶对生。披针形，长 1.3~3cm，先端渐尖，基部渐狭，边缘具疏而不明显的浅锯齿，侧脉明显，上面黄绿色，被短柔毛，下面色较浅，主脉上生长柔毛，余为短柔毛，两面均具凹陷腺点。【花果】总状花序密集成头状。苞片覆瓦状排列。花萼钟形，长 4mm，外被白色柔毛及凹陷腺点，萼齿 5，钻形或披针形近相等，约为全长 2/3，果时基部膨大；花冠紫色，淡红或白色，伸出苞外。雄蕊、雌蕊内藏，退化雄蕊 2，发育 2 药室近相等。柱头 2 裂，反卷。小坚果扁圆球形，表面具疏网纹。【花期】6 月。

分布区域 生长于荒地、田边、山边草丛等地。分布于长江流域和南部各地。

采收加工 夏季茎叶茂盛、花盛时择晴天采割，除去杂质，阴干。

性味功用 辛，微温。发汗解表，化湿和中，利水消肿。用于暑湿感冒，恶寒发热，头痛无汗，腹痛吐泻，水肿，小便不利。煎服，3~10g。

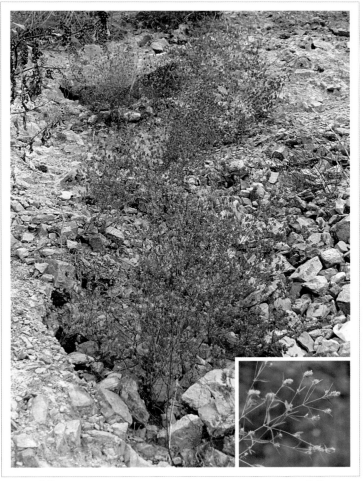

石香薷 ▲   花枝 △

荆芥

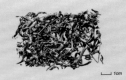

└─┘ 1cm

【植物别名】裂叶荆芥、香荆芥。

【植物基原】唇形科植物荆芥 *Schizonepeta tenuifolia* Briq. 的干燥地上部分。

识别要点 【植株】一年生草本。高 30~100cm。茎多分枝，密被白色短柔毛，带紫红色。【叶片】叶常为指状 3 全裂，小裂片为披针状条形，中间的较大，全缘，两面被柔毛，下面还具黄色腺点。【花果】由多数的轮伞花序组成顶生的穗状花序；苞片叶状；小苞片线形。花萼管状钟形，长 3mm，具 15 条脉；萼齿 5，三角状披针形或披针形。花冠青紫色，长 3~4.5mm，外面被柔毛，二唇形；上唇先端 2 浅裂；下唇 3 裂，中裂片最大。雄蕊 4，后对较长，均内藏；花柱先端近相等 2 裂。小坚果，褐色。【花果期】花期 7~9月，果期 9~10 月。

分布区域 生于山坡路边或山谷、林缘，或栽培。分布于我国大部分地区。

采收加工 夏、秋二季花开到顶，穗绿时采割，除去杂质，晒干。

性味功用 辛，微温。解表散风，透疹，消疮。用于感冒，头痛，麻疹，风疹，疮疡初起。煎服，5~10g。荆芥炭为荆芥的炮制加工品，具有收敛止血的功效。

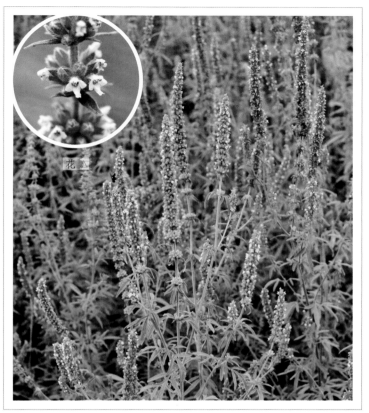

花 ▲

荆芥 ▲

附注　荆芥穗为荆芥的干燥花穗，具有解表散风、透疹、消疮的功效。

防风

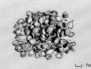

【植物别名】关防风。

【植物基原】伞形科植物防风 *Saposhnikovia divaricata* (Turcz.) Schischk. 的干燥根。

识别要点 【植株】多年生草本。高达 1m，无毛。根粗壮，主根圆锥形。茎直立，二叉状分枝。【叶片】基生叶簇生，具长柄，叶柄基部成叶鞘；叶片二至三回羽状深裂，轮廓三角状卵形；最终裂片狭楔形，先端常具 2~3 缺刻状齿，齿端尖锐，两面均呈灰绿色，稍厚，无毛。茎上部叶较小，极简化，具扩展叶鞘。【花果】复伞形花序，多数，径 4~6cm；伞辐 5~10，不等长，无总苞片。小伞形花序具 4~10 朵花；小总苞片 4~6，披针形；萼齿三角状卵形；花瓣白色。双悬果，长 4~5mm，宽 2~2.5mm。【花果期】7-9 月。

分布区域 生于草原、丘陵、多石砾的山坡。分布于黑龙江、吉林、辽宁、河北、山东、山西、内蒙古、陕西、宁夏等地。

采收加工 春、秋二季采挖未抽花茎植株的根，除去须根及泥沙，晒干。

性味功用 辛、甘，微温。祛风解表，胜湿止痛，止痉。用于感冒头痛，风湿痹痛，风疹瘙痒，破伤风。煎服，5~10g。

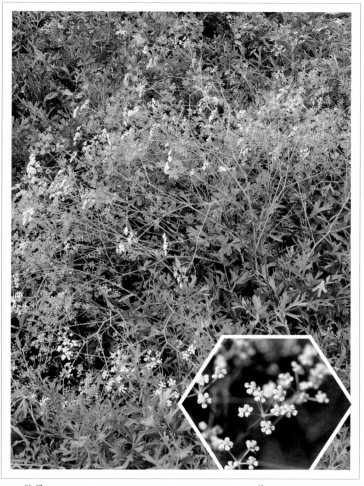

防风 ▲   花 △

羌活

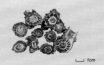

└─┘ 1cm

【植物别名】蚕羌、裂叶羌活。

【植物基原】伞形科植物羌活 *Notopterygium incisum* Ting ex H. T. Chang 的干燥根茎及根。

识别要点 【植株】多年生草本，高 60~120cm。根茎粗壮。茎直立，中空，表面淡紫色，有纵直细条纹。【叶片】基生叶及茎下部叶有长柄；叶片为三出三回羽状复叶，小叶 3~4 对，末回裂片边缘有缺刻状浅裂至羽状深裂；茎上部简化成鞘状，近于无柄。【花果】复伞形花序顶生或腋生。花瓣白色或绿白色，卵形或长圆状卵形，长约 1.5mm，顶端圆钝，反折。分果长圆形，长 5~6mm，主棱均扩展为翅，翅等宽或不等宽，棱槽 3 油管，合生面 6 油管。【花果期】花期 7–8 月，果期 8–9 月。

分布区域 生于海拔 1600~5000m 的林缘、灌木丛下。分布于陕西、甘肃、青海、四川、西藏等地。

采收加工 春、秋二季采挖，除去须根及泥沙，晒干。

性味功用 辛、苦，温。解表散寒，祛风除湿，止痛。用于风寒感冒，头痛项强，风湿痹痛，肩背酸痛。煎服，3~10g。

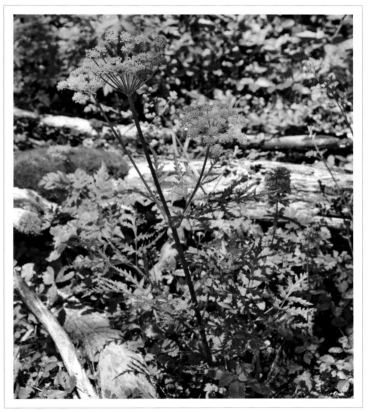

羌活 ▲

附注　伞形科植物宽叶羌活 *N. franchetii* H.de Boiss. 的干燥根茎及根同等入药。

白芷

└─┘ 1cm

【植物别名】禹白芷、祁白芷。

【植物基原】伞形科植物白芷 *Angelica dahurica* (Fiseh. ex Hoffm.) Benth. et Hook. F. 的干燥根。

识别要点　【植株】多年生草本，高 1~2.5m。根圆柱形，直径 3~5cm，有浓香。茎粗，有纵沟纹。【叶片】茎下部叶有长柄，叶鞘椭圆状膨大，无毛；叶片三角状卵形，二至三回羽状分裂，小叶无柄，椭圆形或椭圆状披针形，基部略下延，叶缘具白色软骨质粗齿，顶端急尖。茎上部叶简化，叶鞘囊状膨大。【花果】伞形花序直径 10~30cm。总苞片通常缺，或有 1~2；伞辐 18~40（~70），被短毛。小总苞片多数，线状披针形；无萼齿；花瓣白色，倒卵形，先端内凹。子房无毛。双悬果无毛，圆形，长 4~7mm，背棱扁、厚、钝圆、松而充实，远较棱槽为宽；侧棱翅状，较果体狭，棱槽有油管 1，合生面有 2。【花果期】花期 7~8 月，果期 8~9 月。

分布区域　栽培于浙江、四川、河北、河南。

采收加工　夏、秋间叶黄时采挖，除去须根及泥沙，晒干或低温干燥。

性味功用　辛，温。解表散寒，祛风止痛，宣通鼻窍，燥湿止带，消肿排脓。用于感冒头痛，眉棱骨痛，鼻塞流涕，鼻衄鼻渊，牙痛，带下，疮疡肿痛。煎服，3~10g。

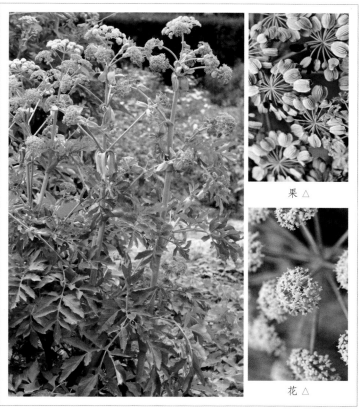

果 △

花 △

白芷 ▲

附注 《中国植物志》《中国高等植物》等文献记载，杭白芷 *A. dahurica* (Fisch. ex Hoffm.) Benth. et Hook. f.var. *formosana* (Boiss.) Shan et Yuan 为白芷 *A. dahurica* (Fiseh. ex Hoffm.) Benth. et Hook. F. 的异名。

细辛

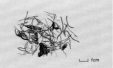

⌐ 1cm

【植物别名】辽细辛。

【植物基原】马兜铃科植物北细辛 *Asarum heterotropoides* Fr. Schmidt var. *mandshuricum* (Maxim.) Kitag. 的根及根茎。

识别要点 【植株】多年生草本植物，高 10~30cm。根状茎横走，直径约 3mm。【叶片】叶每株 2~3 片；叶柄长 5~18cm，通常无毛或有少许短毛；叶片呈卵状心形或近肾形，长 4~9cm，先端圆钝或急尖，基部心形至深心形，上下两面均多少有疏短毛，下面的毛较密。【花】花紫棕色或浅紫绿色；花梗长 3~5cm，花期在近花被管处呈直角弯曲，果期直立；花被管壶状杯形或半球形，直径约 1cm，花被裂片三角状卵形，长约 7mm，宽约 9mm，由基部向外反折。雄蕊 12，药隔不伸出，花丝与花药近等长；子房近球形，花柱 6，顶端分叉为二，柱头侧生。【花果期】花期 5 月，果期 6 月。

分布区域 生于潮湿环境，在排水良好、腐殖质较厚、湿润肥沃的土壤中最多。分布于黑龙江、吉林、辽宁等地。

采收加工 夏季果熟时或初秋采挖，除净地上部分和泥沙，阴干。

性味功用 辛，温。解表散寒，祛风止痛，通窍，温肺化饮。用于风寒感冒，头痛，牙痛，鼻渊，风湿痹痛，痰饮喘咳。煎服，1~3g。散剂每次服 0.5~1g。外用适量。不宜与藜芦同用。

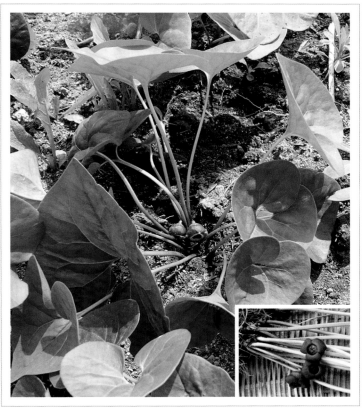

北细辛 ▲   花 △

附注　马兜铃科植物汉城细辛 *A. sieboldii* Miq. var. *seoulense* Nakai 或
华细辛 *A. sieboldii* Miq. 的根及根茎同等入药。

藁本

└─┘ 1cm

【植物别名】西芎。

【植物基原】伞形科植物藁本 *Ligusticum sinense* Oliv. 的干燥根茎和根。

识别要点　【植株】多年生草本，高达 1m。茎直立，圆柱形，中空，有纵直沟纹。【叶片】叶互生，叶柄长 9~20cm，基部抱茎，扩展成鞘状，二至三回羽状复叶；第一回裂片 3~4 对；第二回裂片 3~4 对；末回裂片长 3cm，宽 2cm，顶端渐尖，两面无毛，仅脉上有短柔毛，边缘齿状浅裂，有小尖头。【花果】复伞形花序顶生或侧生，总苞片 6~10，羽状细裂至线形，伞辐 14~30，有短糙毛；小伞花序有小总苞片约 10 片，线形或窄披针形。花小，无萼齿，花瓣白色，雄蕊 5，花柱长而外曲。双悬果长圆卵形，长约 4mm，顶端狭。分生果背棱突起，侧棱有狭翅，棱槽中有油管 3，合生面 5。【花果期】花期 7~9 月，果期 9~10 月。

分布区域　生于向阳山坡、草丛、林缘。分布于河南、江西、湖北、湖南、广西、陕西、甘肃、四川等地。

采收加工　秋季茎叶枯萎或次春出苗时采挖，除去泥沙，晒干或烘干。

性味功用　辛，温。祛风散寒，除湿止痛。用于风寒感冒，巅顶头痛，风湿痹痛。煎服，3~10g。

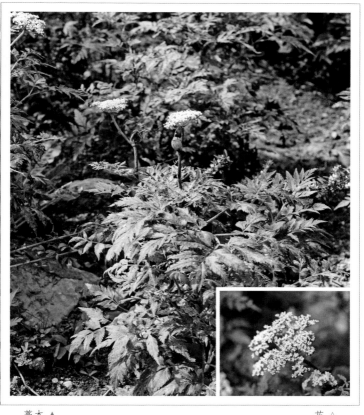

藁本 ▲   花 △

附注　伞形科植物辽藁本 *L. jeholense* Nakai et Kitag. 的干燥根茎和根同等入药。

苍耳子

└─┘1cm

【植物别名】老苍子、刺儿棵。

【植物基原】菊科植物苍耳 *Xanthium sibiricum* Patr. 的干燥成熟带总苞的果实。

识别要点 【植株】一年生草本。高 30~90cm。【叶片】三角形状卵形或心形，长 4~10cm，宽 5~12cm，先端锐尖或钝，基部近心形或截形，不分裂或有 3~5 不明显浅裂，边缘有缺刻及不规则的粗锯齿，基出 3 脉，两面被贴生的糙伏毛；叶柄长 3~11cm。【花果】雄花，头状花序球形，近无梗，密生柔毛；总苞苞片长圆形披针形，花冠钟状。雌花，头状花序椭圆形，外层总苞片披针形，被短柔毛；内层总苞片结合成囊状，成熟的具瘦果的总苞变坚硬，绿色、淡黄绿色或带红褐色，连喙长 12~15mm，外面疏生具钩的总苞刺，刺长 1~1.5mm，基部微增粗或不增粗，被短柔毛，常有腺点，喙长 1.5~2.5mm。瘦果 2，长约 1cm，灰黑色。【花果期】花期 7-8 月，果期 8-9 月。

分布区域 生于荒地、草地、沟边及路边干燥向阳处。全国各地均有分布。

采收加工 秋季果实成熟时采收，干燥，除去梗、叶等杂质。

性味功用 辛，苦，温；有毒。散风寒，通鼻窍，祛风湿。用于风寒头痛，鼻渊，风疹瘙痒，湿痹拘挛。煎服，3~10g。

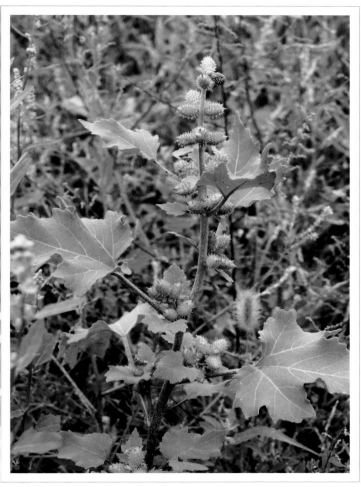

苍耳 ▲

辛夷

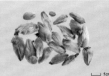

└─┘1cm

【植物别名】望春玉兰。

【植物基原】木兰科植物望春花 *Magnolia biondii* Pamp. 的干燥花蕾。

识别要点　【植株】落叶乔木。高达 12m，胸径达 1m。顶芽卵圆形或宽卵圆形，密被淡黄色展开长柔毛。【叶片】叶椭圆状披针形、卵状披针形、狭倒卵形或卵形，先端急尖或短渐尖，基部阔楔形或圆钝，边缘干膜质，下延至叶柄；叶柄长 1~2cm，托叶痕为叶柄长的 1/5~1/3。【花果】花先叶开放，直径 6~8cm，芳香；花被 9，外轮 3 片紫红色，近狭倒卵状条形，长约 1cm，中内两轮近匙形，白色，外面基部常紫红色，长 4~5cm；雄蕊长 8~10mm；雌蕊群长 1.5~2cm。聚合果圆柱形，常因部分不育而扭曲；种子心形，外种皮鲜红色，内种皮深黑色。【花果期】花期 3 月，果熟期 9 月。

分布区域　生于海拔 600~2100m 的山林间。分布于陕西、甘肃、河南、湖北、四川等地。

采收加工　冬末春初花未开放时采收，除去枝梗，阴干。

性味功用　辛，温。散风寒，通鼻窍。用于风寒头痛，鼻塞流涕，鼻渊。煎服，3~10g，包煎。外用适量。

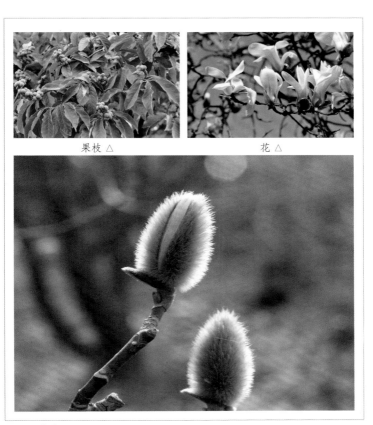

果枝 △　　　　　　　　　　花 △

望春花 ▲

附注　木兰科植物玉兰 *M. denudata* Desr. 或武当玉兰 *M. sprengeri* Pamp. 的干燥花蕾同等入药。

鹅不食草

└──┘1cm

【植物别名】石胡荽。

【植物基原】菊科植物鹅不食草 *Centipeda minima* (L.) A. Br. et Aschers. 的干燥全草。

识别要点　【植株】一年生匍匐草本。高 8~20cm。微臭，揉碎有辛辣味。茎纤细，基部多分枝，着地生根。【叶片】互生，倒卵状披针形，长 7~20mm，宽 3~5mm，顶端钝，基部楔形，边缘有不规则疏齿，无毛或仅背面有微毛；无柄。【花果】头状花序单生叶腋，扁球形，直径约 3mm，无总花梗或近无总花梗；总苞片2 层，椭圆状披针形，外层较大，绿色，边缘膜质；花杂性；淡黄色或黄绿色，全部筒状；雌花位于外围，多列，花冠管细而短，中央为两性花，数朵，花冠管钟状，顶端 4 裂；雄蕊 4；子房下位，柱头 2 裂。瘦果椭圆形，具 4 棱，无冠毛。【花果期】花期 4-8 月，果期 6-10 月。

分布区域　生于路旁和荒野阴湿处。分布于东北、河北、河南、山东、江苏、浙江、安徽、江西、福建、台湾、湖北、湖南、广东、广西、四川、贵州等地。

采收加工　夏、秋二季花开时采收，洗去泥沙，晒干。

性味功用　辛，温。发散风寒，通鼻窍，止咳。用于风寒头痛，咳嗽痰多，鼻塞不通，鼻渊流涕。煎服，6~9g。外用适量。

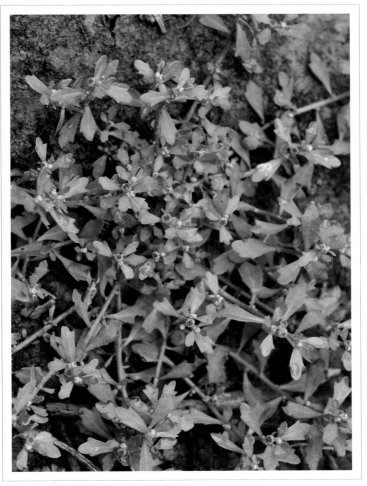

鹅不食草 ▲

西河柳

└─┘ 1cm

【植物别名】山川柳。

【植物基原】柽柳科植物柽柳 *Tamarix chinensis* Lour. 的干燥细嫩枝叶。

识别要点　【植株】灌木或小乔木。高 2~5m。老枝深紫色或紫红色，嫩枝绿色，有疏散开张常下垂的枝条。【叶片】淡蓝绿色，披针形或披针状卵形，长 1~3mm，鳞片状，先端渐尖，平贴于枝上或稍开张，基部呈鞘状抱茎。【花果】总状花序长 2~5cm，径 3~5mm，常松散下垂，具短的花序柄或无柄。苞片狭披针形或钻形，先端尖，基部膨大，稍长于花梗。花小，粉红色，径约 2mm；萼片 5，卵状三角形，长约为花瓣的 1/2；花瓣 5，倒卵状长圆形或长圆形，长 1.2~1.6mm，开张，宿存；雄蕊 5，较花瓣为长，生于花盘裂片之间；花柱 3，棒状；花盘 5 或 10 深裂，裂片顶端微凹。蒴果圆锥形，熟时通常 3 瓣裂。【花果期】5-9 月。

分布区域　生于砂质盐碱地或栽培于庭园。分布于全国各地。

采收加工　夏季花未开时采收，阴干。

性味功用　甘、辛，平。发表透疹，祛风除湿。用于麻疹不透，风湿痹痛。煎服，3~6g。外用适量，煎汤擦洗。

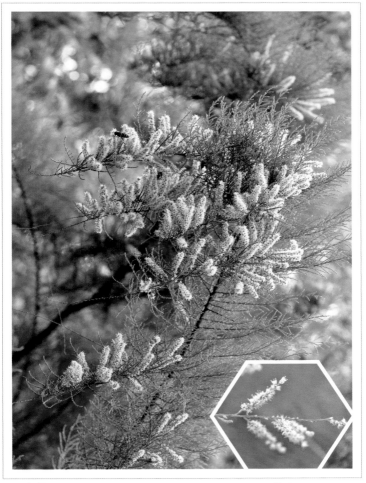

柽柳 ▲ 　　　　　　　　　　　　　　　花 △

薄荷

【植物别名】野薄荷。

【植物基原】唇形科植物薄荷 *Mentha haplocalyx* Briq. 的干燥地上部分。

识别要点 【植株】多年生草本。高 30~100cm。茎直立，稀平卧，具槽，上部被倒向微柔毛。【叶片】长圆状披针形、披针形、椭圆形，长 3~7cm，宽 0.3~3cm，先端锐尖，基部楔形至近圆形，叶缘基部以上具整齐或不整齐胼胝尖的锯齿，两面沿脉密生微毛或具腺点。【花果】轮伞花序，腋生；花萼管状钟形或钟形，萼齿 5，披针状钻形或狭三角形，先端尖；花冠淡紫色，长 4mm，外被微毛，冠檐 4 裂，上裂片先端 2 裂。雄蕊 4，均伸出花冠外，前对雄蕊稍长；花柱先端具相等的 2 裂。小坚果，长圆形，黄褐色，无毛。【花果期】花期 7~9 月，果期 8~10 月。

分布区域 生于潮湿处。全国大部分地区有栽培。

采收加工 夏、秋二季茎叶茂盛或花开至三轮时，选晴天，分次采割，晒干或阴干。

性味功用 辛，凉。疏散风热，清利头目，利咽，透疹，疏肝行气。用于风热感冒，风温初起，头痛，目赤，喉痹，口疮，风疹，麻疹，胸胁胀闷。煎服，3~6g，后下。

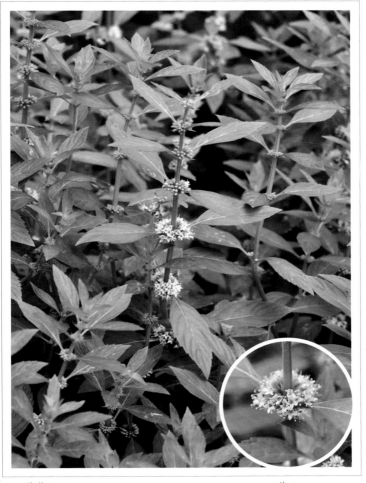

薄荷 ▲   花 △

牛蒡子

└─┘ 1cm

【植物别名】大力子。

【植物基原】菊科植物牛蒡 *Arctium lappa* L. 的干燥成熟果实。

识别要点 【植株】二年生草本。高 1~2m。茎粗壮，带紫色，有微毛，上部多分枝。【叶片】基生叶丛生，茎生叶互生；叶宽卵形或心形，长 40~50cm，先端钝，具小尖头，基部心形，上面绿色，无毛，下面密被灰白色茸毛，边全缘、波状或有细锯齿；叶柄长，粗壮，被疏毛；上部叶渐小。【花果】头状花序，丛生或排成伞房状，直径 3~4cm，有梗。总苞球形，总苞片披针形，长 1~2cm，顶端钩状内弯。全为管状花，淡紫色，顶端 5 齿裂，裂片狭。瘦果，椭圆形或倒卵形，长约 5mm。【花果期】6-8 月。

分布区域 生于山野路旁、沟边、荒地、山坡、向阳草地或村镇附近。分布于全国各地。

采收加工 秋季果实成熟时采收果序，晒干，打下果实，除去杂质，再晒干。

性味功用 辛、苦，寒。疏散风热，宣肺透疹，解毒利咽。用于风热感冒，咳嗽痰多，麻疹，风疹，咽喉肿痛，疖腮，丹毒，痈肿疮毒。煎服，6~12g。

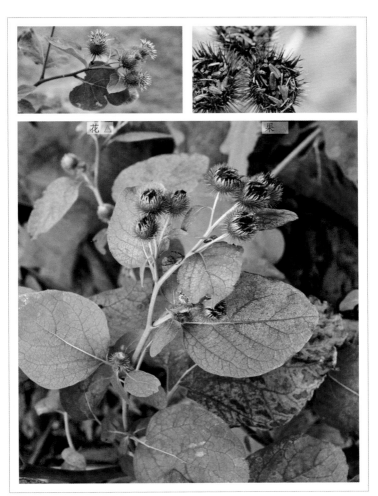

花 △　　果 ▢

牛蒡 ▲

桑叶

└ 1cm

【植物别名】桑树、家桑。

【植物基原】桑科植物桑 *Morus alba* L. 的干燥叶。

识别要点　【植株】落叶乔木。树皮灰褐色，浅纵裂。幼枝光滑或有毛。【叶片】单叶，互生，卵形或宽卵形，先端急尖或钝，基部近心形，叶缘具锯齿，有时呈不规则的分裂，上面近光滑，下面脉有疏毛，脉腋有簇生毛；托叶披针形，早落。【花果】雌、雄花均呈葇荑花序，花单性，雌雄异株。雄花花序长 1~2.5cm，雌花花序长 0.5~1.2cm。雄花花被片 4，雄蕊与花被片同数且对生，中央具不育雌蕊。雌花花被片 4，结果时肉质化，常无花柱；柱头 2 裂，宿存。聚花果（桑葚），长 1~2.5cm，成熟时为黑紫色或白色。【花果期】花期 5 月，果期 6 月。

分布区域　多栽培于村旁、田间。分布于全国各地。

采收加工　初霜后采收，除去杂质，晒干。

性味功用　苦、甘，寒。疏散风热，清肺润燥，清肝明目。用于风热感冒，肺热燥咳，头晕头痛，目赤昏花。煎服，5~10g。

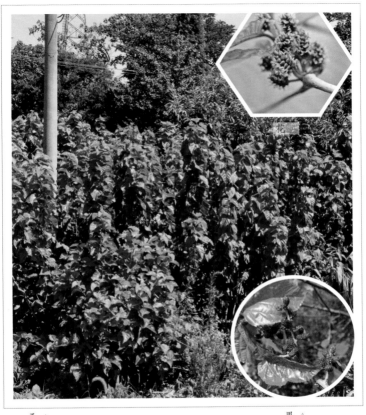

桑 ▲   果 △

附注 植物桑的干燥根皮、嫩枝、果穗分别为桑白皮、桑枝、桑葚，均可入药。桑白皮具有泻肺平喘、利水消肿的功效；桑枝具有祛风湿、利关节的功效；桑葚具有滋阴补血、生津润燥的功效。

菊花

└─┘ 1cm

【植物别名】白菊花。

【植物基原】菊科植物菊 *Chrysanthemum morifolium* Ramat. 的干燥头状花序。

识别要点 【植株】多年生草本。高 30~90cm。茎直立，多分枝，密被白色短柔毛，略带紫红色。【叶片】叶有柄，卵形至披针形，长 5~15cm，先端钝或锐尖，基部近心形或宽楔形，羽状深裂或浅裂，裂片长圆状卵形以至近圆形，边缘有缺刻和锯齿，上面深绿色，下面淡绿色，两面密被白色短毛。【花】头状花序，单生或数个集生于茎枝顶端，直径 2.5~15cm，总苞片 3~4 层，外层卵形或卵状披针形，绿色，边缘膜质；内层长椭圆形，边缘宽，褐色膜质。舌状花冠白色、黄色、淡红色、淡紫色至紫红色；管状花黄色。【花期】9~10 月。

分布区域 生于气候温暖、阳光充足、排水良好的沙质土壤。分布于华东、华南、中南及西南各省。

采收加工 9~11 月花盛开时分批采收，阴干或焙干，或熏、蒸后晒干。药材按产地和加工方法不同，分为"亳菊""滁菊""贡菊""杭菊"。

性味功用 甘、苦，微寒。疏散风热，平肝明目，清热解毒。用于风热感冒，头痛眩晕，目赤肿痛，目暗昏花，疮痈肿毒。煎服，5~10g。

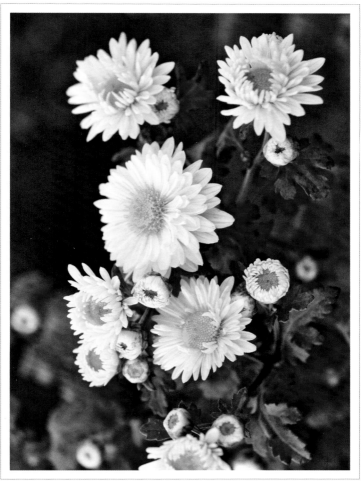

菊 ▲

蔓荆子

└─┘ *1cm*

【植物别名】灰枣。

【植物基原】马鞭草科植物单叶蔓荆 *Vitex trifolia* L. var. *simplicifolia* Cham. 的干燥成熟果实。

识别要点 【植株】灌木，高约 3m，伏地斜生。幼茎四棱形，具香气。【叶片】单叶对生，叶柄长 5~10mm；叶片纸质，倒卵形或卵形，长 2~5cm，宽 1.5~3cm，顶端钝圆，基部阔楔形，全缘，表面绿色，具短毛和腺点，背面密被灰白色茸毛，也有腺点。【花果】聚伞花序再排成紧密而狭窄的圆锥花序式；花萼钟状，外面密被灰白色茸毛，内面无毛，顶端 5 齿裂；花冠淡紫色，长 1~1.5cm，上部 5 裂，中间 1 裂片最大；雄蕊 4 枚，伸出冠筒外，花药"个"字形分叉；花柱无毛，柱头 2 裂，子房球形，密生腺点。核果球形，具腺点，大部为增大的宿存花萼所包围。【花果期】花期 7-8 月，果期 8-9 月。

分布区域 生于海滨、湖畔、沙滩等地。分布于山东、江苏、浙江、江西、福建、台湾、广东、广西、海南等地。

采收加工 秋季果实成熟时采收，除去杂质，晒干。

性味功用 辛、苦，微寒。疏散风热，清利头目。用于风热感冒头痛，齿龈肿痛，目赤多泪，目暗不明，头晕目眩。煎服，5~10g。

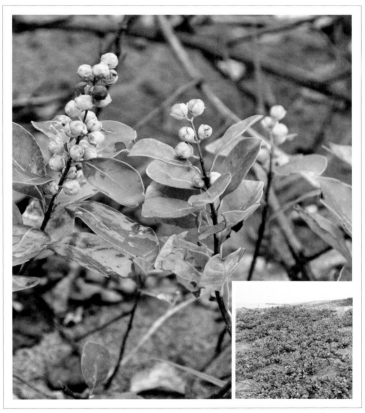

单叶蔓荆 ▲

整株 △

附注　马鞭草科植物蔓荆 *V. trifolia* L. 的干燥成熟果实同等入药。

柴胡

└─┘ 1cm

【植物别名】北柴胡。

【植物基原】伞形科植物柴胡 *Bupleurum chinense* DC. 的干燥根。

识别要点 【植株】多年生草本。高 40~80cm。茎单一或 2~3 丛生，上部多分枝。【叶片】基生叶倒披针形或狭椭圆形，先端渐尖，基部渐狭，具长柄，常早枯。茎中部叶倒披针形或广线状披针形，最宽处在中部，7~9 脉，两面均绿色。【花果】复伞形花序多数；总苞片 2~3 或缺，披针形；伞辐 3~8，不等长；小总苞片 5，披针形，长 3~3.5mm，宽 0.6~1mm，先端尖锐，3 脉。小伞形花序具 5~10 朵花；花黄色，花柱基深黄色，宽于子房。双悬果椭圆形，棕色，两侧扁；果棱稍尖锐，狭翅状；每棱槽中具油管 3，合生面 4。【花果期】7~9 月。

分布区域 生于干旱荒山坡、林缘、灌丛。分布于除广东、广西、海南外的全国大部分地区。

采收加工 春、秋二季采挖，除去茎叶和泥沙，干燥。

性味功用 辛，苦，微寒。和解表里，疏肝解郁，升举阳气，退热截疟。用于感冒发热，寒热往来，胸胁胀痛，月经不调，子宫脱垂，脱肛。煎服，3~9g。

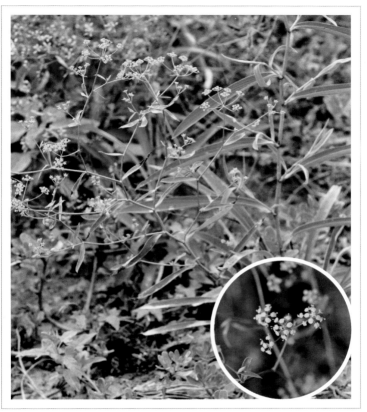

柴 胡 ▲　　　　　　　　　　　　花 △

附注　伞形科植物狭叶柴胡 *B. scorzonerifolium* Willd. 的干燥根同等入药。

升麻

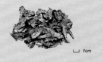

【植物别名】北升麻、龙眼根。

【植物基原】毛茛科植物兴安升麻 *Cimicifuga dahurica* (Turcz.) Maxim. 的干燥根茎。

识别要点　【植株】多年生草本。根茎粗壮，多弯曲，有多处下陷的圆洞状老茎残迹。茎高 1m 余。【叶片】下部茎生叶为二回或三回，三出复叶，有长叶柄，各回小叶均有小叶柄，顶生小叶宽菱形，3 深裂，侧生小叶通常无柄，小叶片稍偏斜。【花果】圆锥花序多分枝；花单性，雌雄异株；萼片 5，早落；退化雄蕊叉状 2 深裂，先端有 2 个乳白色的空花药；心皮 4~7，离生。蓇葖果长 7~8mm，被贴伏的白色柔毛，顶端近截形；种子 3~4。【花果期】花期 7-8 月，果期 8-9 月。

分布区域　生于山地林缘灌丛、山坡疏林或草地中。分布于黑龙江、吉林、河北、山西、内蒙古等地。

采收加工　秋季采挖，除去泥沙，晒至须根干时，燎去或除去须根，晒干。

性味功用　辛、微甘，微寒。发表透疹，清热解毒，升举阳气。用于风热头痛，齿痛，口疮，咽喉肿痛，麻疹不透，阳毒发斑，脱肛，子宫脱垂。煎服，3~10g。

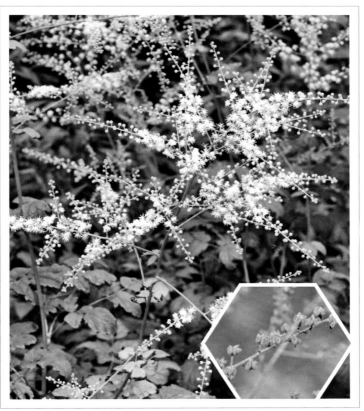

兴安升麻 ▲   果 △

附注　毛茛科植物大三叶升麻 *C. heracleifolia* Kom. 或升麻 *C. foetida* L. 的干燥根茎也作升麻入药。

葛根

└─┘ 1cm

【植物别名】葛条。

【植物基原】豆科植物野葛 *Pueraria lobata* (Willd.) Ohwi 的干燥根。

识别要点 【植株】多年生藤本。全株有黄褐色硬毛，有肥厚的块根。【叶片】三出羽状复叶。托叶卵状长椭圆形，盾状着生；小托叶线状披针形。顶生小叶比侧生小叶大，菱卵形，长6~19cm，先端渐尖，基部圆形，全缘，有时3裂。侧生小叶斜卵形。【花果】总状花序，腋生，有花多朵，每节1~3朵花，簇生在具节瘤状突起的花序轴上。花梗短；苞片线状披针形，比小苞片长。萼钟状。花冠紫红色，长1~1.5cm。旗瓣近圆形，基部有附属体和爪；翼瓣狭窄，基部有爪和耳；龙骨瓣长圆形或倒长斜卵形。子房有柄，具毛。荚果，线形，密生硬毛。【花果期】花期6~8月，果期8~9月。

分布区域 生于山坡草丛、路旁及疏林阴湿地方。分布于我国大部分地区。

采收加工 秋、冬二季采挖，趁鲜切成厚片或小块；干燥。

性味功用 甘、辛，凉。解肌退热，生津止渴，透疹，升阳止泻，通经活络，解酒毒。用于外感发热头痛，项背强痛，口渴，消渴，麻疹不透，热痢，泄泻，眩晕头痛，中风偏瘫，胸痹心痛，酒毒伤中。煎服，10~15g。

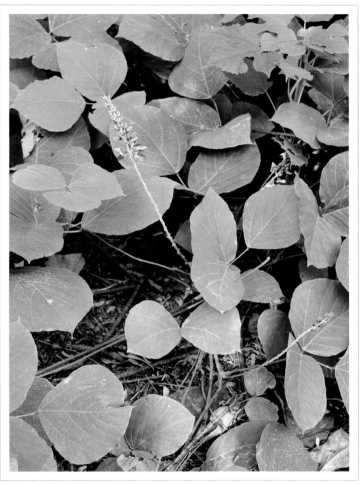

野葛 ▲

浮萍

└─┘ 1cm

【植物别名】水萍、浮萍草。

【植物基原】浮萍科植物紫萍 *Spirodela polyrrhiza* (L.) Schleid. 的干燥全草。

识别要点 【植株】水生漂浮植物。【叶片】叶状体扁平，阔倒卵形，长 5~8mm，宽 4~6mm，上面绿色，下面紫色，具掌状脉 5~11 条，下面中央生 5~11 条根；根长 3~5cm，白绿色，根鞘（冠）尖；根基附近的一侧囊内形成圆形新芽，萌发后，幼小叶状体渐从囊内浮出，由 1 细的柄与母体相连。【花】肉穗花序，有 2 个雄花和 1 个雌花。

分布区域 生于池沼、湖泊或静水中。分布于全国各地。

采收加工 6-9 月采收，洗净，除去杂质，晒干。

性味功用 辛，寒。宣散风热，透疹，利尿消肿。用于麻疹不透，风疹瘙痒，水肿尿少。煎服，3~9g。外用适量，煎汤浸洗。

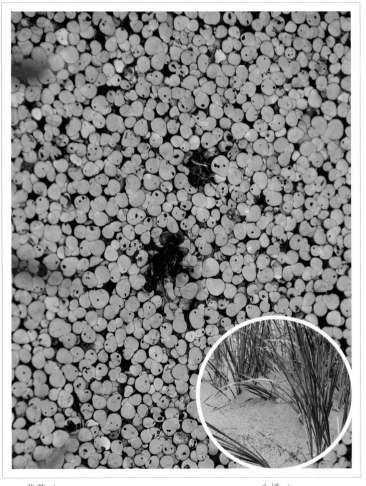

紫萍 ▲   生境 △

木贼

【植物别名】锉草、笔头草、擦草。

【植物基原】木贼科植物木贼 *Equisetum hyemale* L. 的干燥地上部分。

识别要点 【植株】多年生常绿草本，高 50~100cm。根茎黑色，地上茎直立，单一不分枝或于基部簇生，中空，具棱 18~30 条，脊上有疣状突起 2 行，触之有粗糙感，沟中有气孔线。【叶片】叶鞘筒贴于茎上，长 7~10mm，灰绿色，顶部与基部有 2 黑色圈，鞘齿顶部尾尖早落成钝头，鞘片背面有棱脊 2 条，形成浅沟。【繁殖器官】孢子囊穗生于茎顶，长椭圆形，无柄，有小尖头，由多数轮状排列的六角形盾状孢子叶组成，沿孢子叶边缘生数个孢子囊；孢子圆球形，有 2 条弹丝，"十"字形着生，卷绕在孢子上。【繁殖期】夏季生孢子囊穗。

分布区域 生于林下、灌丛中阴湿地。分布于东北、华北、西北、西南及河南、湖北、湖南等地。

采收加工 夏、秋二季采割，除去杂质，晒干或阴干。

性味功用 甘、苦，平。疏散风热，明目退翳。用于风热目赤，迎风流泪，目生云翳。煎服，3~9g。

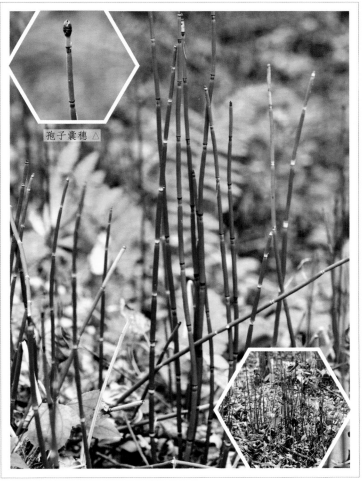

孢子囊穗 △

木贼 ▲   生境 △

蕤仁

└─┘ 1cm

【植物别名】扁核木。

【植物基原】蔷薇科植物蕤核 *Prinsepia uniflora* Batal. 的干燥成熟果核。

识别要点 【植株】灌木，高 1~2m。小枝无毛或有极短柔毛；枝刺长 0.5~1cm，无毛，刺无叶。【叶片】叶互生或丛生，近无柄；叶长圆披针形或窄披针形，长 2~5.5cm，先端圆钝或急尖，基部楔形或宽楔形，全缘，或有浅波状不明显锯齿，下面淡绿色，两面无毛。【花果】花单生或 2~3 簇生叶丛内。花梗长 3~5mm；花径 0.8~1cm；萼筒陀螺状；萼片短三角状卵形或半圆形，先端圆钝，全缘，萼片外面无毛；花瓣白色，有紫色脉纹，倒卵形，先端啮蚀状，基部宽楔形有短爪；雄蕊 10；心皮 1，无毛，柱头短。核果球形，熟后红褐色或黑褐色，无毛，有光泽。【花果期】花期 5 月，果期 6-9 月。

分布区域 生于海拔 900~1100m 的阳坡或山麓下。分布于甘肃、河南、内蒙古、陕西、山西、四川等地。

采收加工 夏、秋间采摘成熟果实，除去果肉，洗净，晒干。

性味功用 甘，微寒。疏风散热，养肝明目。用于目赤肿痛，睑弦赤烂，目暗羞明。煎服，5~9g。

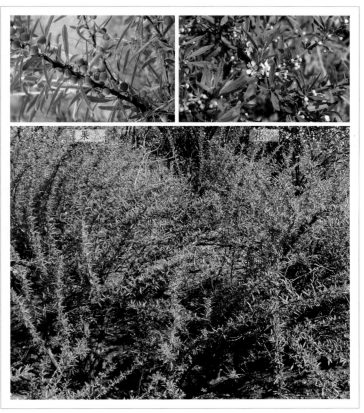

蕤核 ▲

附注　蔷薇科植物齿叶扁核木 *P. uniflora* Batal. var. *serrata* Rehd. 的干燥成熟果核同等入药。

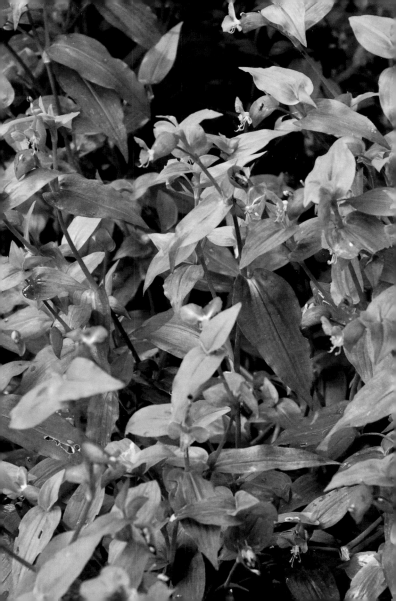

第二章
清热药

知母

└─┘ 1cm

【植物别名】羊胡子。

【植物基原】百合科植物知母 *Anemarrhena asphodeloides* Bge. 的干燥根茎。

识别要点　【植株】多年生草本。根状茎粗壮,为残存的叶鞘所覆盖。【叶片】叶基生,线形,长 15~60cm,宽 1.5~11mm,先端渐尖,基部渐宽而成鞘状,平行叶脉,中脉不明显。【花果】花葶比叶长得多;花排成总状花序;苞片小,卵形或卵圆形;花为粉红色、淡紫色至白色;花被片线形,中央具 3 脉,宿存。蒴果,狭椭圆形,顶端具短喙。【花果期】花期 5~7 月,果期 7~9 月。

分布区域　生于海拔 1500m 以下的山坡、干燥丘陵或草原地带。分布于黑龙江、吉林、辽宁、河北、内蒙古、山西、陕西、甘肃、河南、山东等地。

采收加工　春、秋二季采挖,除去须根及泥沙,晒干(习称"毛知母"),或除去外皮,晒干。

性味功用　苦、甘,寒。清热泻火,滋阴润燥。用于外感热病,高热烦渴,肺热燥咳,骨蒸潮热,内热消渴,肠燥便秘。煎服,6~12g。

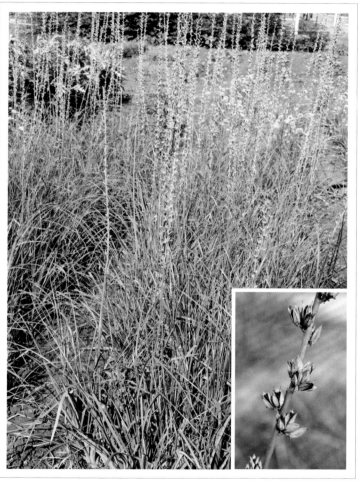

知母 ▲

果 △

芦根

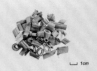

1cm

【植物别名】苇子。

【植物基原】禾本科植物芦苇 *Phragmites communis* Trin. 的新鲜或干燥根茎。

识别要点　【植株】多年生水生或湿生高大禾草。具粗壮的匍匐根状茎；秆高 1~3m，径 2~10mm，节下通常具白粉。【叶片】叶鞘圆筒形；叶舌有毛；叶片长 15~45cm，宽 1~3.5cm。【花果】圆锥花序，顶生，疏散，长 10~40cm，稍下垂，下部枝腋具白柔毛；小穗通常含 4~7 花，长 12~16mm；颖具 3 脉，第一颖长 3~7mm，第二颖长 5~11mm；第一花通常为雄性，外稃长 8~15mm，内稃长 3~4mm，脊上粗糙。颖果，长圆形。【花果期】7~11 月。

分布区域　生于湿地、河边、湖边等。分布于全国各地。

采收加工　全年均可采挖，除去芽、须根及膜状叶，鲜用或晒干。

性味功用　甘，寒。清热泻火，生津止渴，除烦，止呕，利尿。用于热病烦渴，肺热咳嗽，肺痈吐脓，胃热呕哕，热淋涩痛。煎服，15~30g；鲜品煎服加倍，或捣汁用。

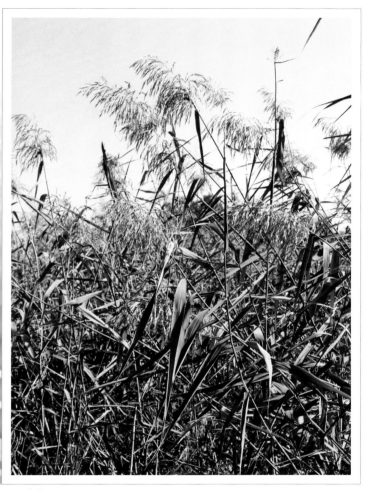

芦苇 ▲

鸭跖草

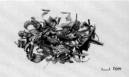

└─┘ 1cm

【植物别名】鸭舌草。

【植物基原】鸭跖草科植物鸭跖草 *Commelina communis* L. 的干燥地上部分。

识别要点 【植株】一年生草本。茎多分枝，基部枝匍匐而节上生根，上部枝上升。【叶片】单叶，互生，披针形或卵状披针形，长 4~9cm，宽 1.5~2cm，叶无柄或几无柄，基部有膜质短叶鞘，白色，有绿脉，鞘口疏生软毛。【花果】佛焰苞（总苞片）有柄，心状卵形，长 1.2~2cm，边缘对合折叠，基部不相连，被毛；花蓝色，两性，萼片 3，薄膜质，内侧 2 片基部相连；花瓣 3，分离，侧生 2 片较大，近圆形；发育雄蕊 3。蒴果，2 室，每室 2 种子。种子暗褐色，表面有皱纹。【花果期】6-10 月。

分布区域 生于路旁、田埂、宅旁、山坡及林缘。分布于我国大部分地区。

采收加工 夏、秋二季采收，晒干。

性味功用 甘、淡、寒。清热泻火，解毒，利水消肿。用于感冒发热，热病烦渴，咽喉肿痛，水肿尿少，热淋涩痛，痈肿疔毒。煎服，15~30g。外用适量。

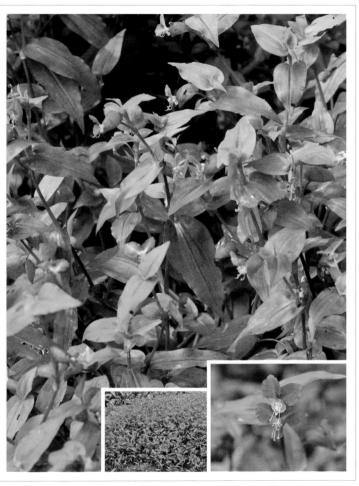

鸭跖草 ▲   整株 △   花 △

栀子

├──┤ 1cm

【植物别名】黄栀子、山栀子。

【植物基原】茜草科植物栀子 *Gardenia jasminoides* Ellis 的干燥成熟果实。

识别要点　【植株】常绿灌木，高 50~200cm。小枝绿色，初被毛，后近无毛。【叶片】叶对生，稀 3 叶轮生；托叶 2 片，通常联合成鞘包围小枝；叶革质，具光泽，椭圆形，阔倒披针形或倒卵形，长 6~12cm，先端急尖或渐尖，钝头，基部楔形，全缘，侧脉羽状。【花果】花大，极芳香，花梗短，花萼绿色，下部连成圆筒形，先端裂片 6~8；花冠白色，后变乳黄色，质厚，高脚碟状，基部合生成筒，上部 6~7 裂，旋转排列；雄蕊与花冠裂片同数，花丝极短或近无，花药线形，2 室，纵裂；雌蕊 1。果大，深黄色，外果皮上具 6~8 条肉质翅状纵棱，顶端冠以条状细长之宿萼。【花果期】花期 5~7 月，果期 8~11 月。

分布区域　生于温暖地区的山坡森林中。分布于我国南部地区。

采收加工　9~11 月果实成熟呈红黄色时采收，除去果梗及杂质，蒸至上汽或置沸水中略烫，取出，干燥。

性味功用　苦，寒。泻火除烦，清热利湿，凉血解毒；外用消肿止痛。用于热病心烦，湿热黄疸，淋证涩痛，血热吐衄，目赤肿痛，火毒疮疡；外治扭挫伤痛。煎服，6~10g。外用生品适量，研末调敷。

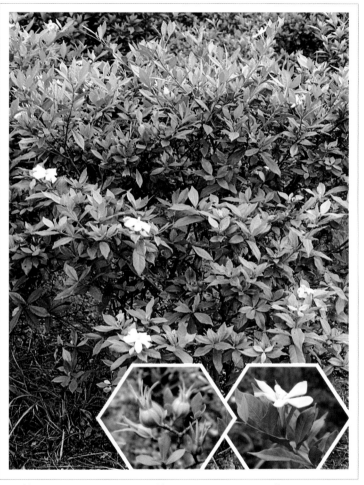

栀子 ▲　　　　　　　　果 △　　　　　　　　花 △

夏枯草

└─┘ 1cm

【植物别名】棒槌草、棒头花。

【植物基原】唇形科植物夏枯草 *Prunella vulgaris* L. 的干燥果穗。

识别要点　【植株】多年生草本。茎高 20~30cm，钝四棱形。自基部有分枝，具浅槽，紫红色。【叶片】叶对生，卵状长圆形或卵圆形，大小不等，先端钝，基部圆形、截形至宽楔形，下延至叶柄成狭翅，边缘具不明显的波状齿或几乎全缘。【花果】轮伞花序顶生，集成穗状。苞片宽心形。花萼唇形，基部连合，上唇宽大，先端几截平，具 3 个不明显的短齿，中齿宽大；下唇较狭，2 深裂，边缘具缘毛，先端渐尖，尖头微刺状。花冠紫色，蓝紫色或红紫色，唇形，略超出于萼，上唇帽形，2 裂，下唇较平展，3 裂，边缘内卷。雄蕊 4 枚，2 强。小坚果 4，黄褐色。【花果期】花期 4-6 月，果期 7-10 月。

分布区域　生于荒地、路旁及山坡草丛中。分布于全国大部分地区。

采收加工　夏季果穗呈棕红色时采收，除去杂质，晒干。

性味功用　苦、辛，寒。清肝泻火，明目，散结消肿。用于目赤肿痛，头痛眩晕，瘰疬，瘿瘤，乳痈，乳癖，乳房胀痛。煎服，9~15g。

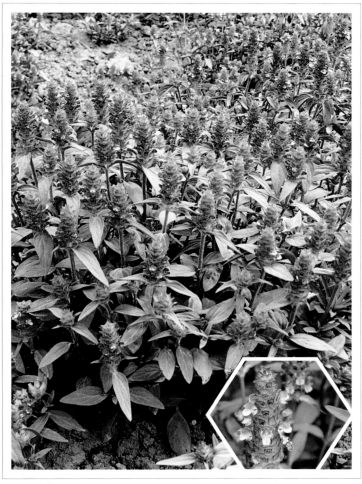

夏枯草 ▲   花 △

决明子

【植物别名】大决明子、草决明。
【植物基原】豆科植物决明 *Cassia obtusifolia* L. 的干燥成熟种子。

识别要点　【植株】一年生亚灌木状草本。高 1~2m。【叶片】偶数羽状复叶，叶柄无腺体，在叶柄顶端 1 对小叶之间的叶轴上有 1 钻形腺体。小叶 6 枚，倒卵形或倒卵状长圆形，长 1.5~6.5cm，宽 1~3cm，先端圆形，基部楔形，幼时疏生柔毛。【花果】花通常 2 朵生于叶腋。萼片 5，卵形或卵状披针形；外面有毛。花瓣倒卵形或椭圆形，基部有短爪，黄色。雄蕊 10，上面 3 枚退化；子房具柄，被毛。荚果直，细长，长 15~24cm，具 4 棱，稍弯曲。种子多粒，近菱形。【花果期】花期 7~8 月，果期 9 月。

分布区域　生于村边、路旁、山坡。分布于江苏、安徽、四川等地。

采收加工　秋季采收成熟果实，晒干，打下种子，除去杂质。

性味功用　苦、甘、咸，微寒。清热明目，润肠通便。用于目赤涩痛，羞明多泪，目暗不明，头痛眩晕，大便秘结。煎服，9~15g。

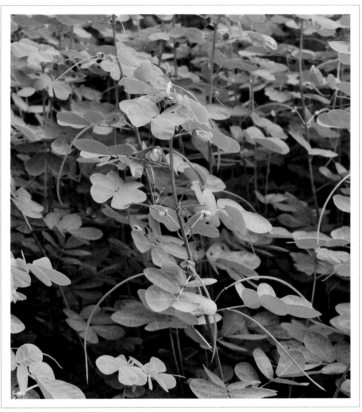

决明 ▲

附注　豆科植物小决明 *C. tora* L. 的干燥成熟种子同等入药。

谷精草

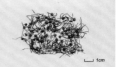

【植物别名】文星草、移星草。

【植物基原】谷精草科植物谷精草 *Eriocaulon buergerianum* Koern. 的干燥带花茎的头状花序。

识别要点　【植株】一年生小草本。【叶片】叶基部簇生，长披针状线形，长6~20cm，先端稍钝，无毛，有13~17条纵脉，亦有横脉。【花果】花茎多数，长短不一。头状花序近半球形，直径4~6mm，总苞片宽倒卵形或近圆形，草黄色；花苞片倒卵形。雌花苞片先端短、尖锐，花托有柔毛；雄花少数，生于花托中央；雄蕊6，花药黑色；雌花多数，生于花序周围，外轮花被片合生呈椭圆形佛焰苞状，先端3小裂，中央裂片先端钝，两侧先端锐尖，边缘有由2个细胞组成的棍状短毛；内轮花被片3，顶端有黑色腺体，雌蕊1枚，子房3室。蒴果长约1mm。【花果期】花期6-8月，果期8-11月。

分布区域　生于湖沼地、溪沟、田边潮湿处。分布于陕西、江西、安徽、江苏、浙江、福建、台湾、湖北、湖南、广东、广西、贵州、云南、四川等地。

采收加工　秋季采收，将花序连同花茎拔出，晒干。

性味功用　辛、甘，平。疏散风热，明目退翳。用于风热目赤，肿痛羞明，眼生翳膜，风热头痛。煎服，5~10g。

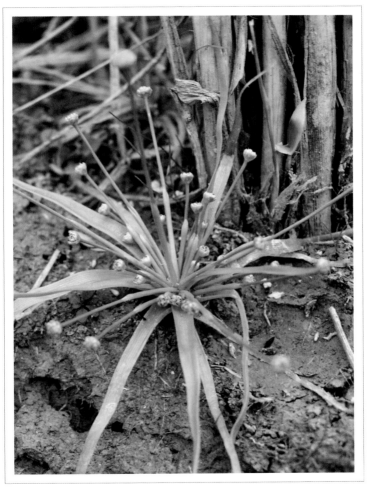

谷精草 ▲

密蒙花

└─┘ 1cm

【植物别名】密花、密蒙树、蒙花树。

【植物基原】马钱科植物密蒙花 *Buddleja officinalis* Maxim. 的干燥花蕾和花序。

识别要点 【植株】落叶灌木，高 1~3m。小枝微具 4 棱，密被灰白色茸毛。【叶片】叶对生；叶片长圆状披针形、宽披针形或线状披针形，长 5~12cm，先端渐尖，基部楔形或宽楔形，全缘或有不明显的疏生小锯齿，纸质，上面深绿色，被细星状毛，叶脉隆起。【花果】聚伞圆锥花序顶生及腋生，密被灰白色柔毛，苞片披针形，花梗长约 6mm，均被被茸毛。花芳香，花萼钟状，先端 4 裂，裂片卵圆形，被茸毛；花冠淡紫色，略带黄色，花冠管上部缢缩，先端 4 裂，裂片卵圆形，平展，管内面黄色，疏生茸毛，外面密被茸毛；雄蕊 4；子房上位。蒴果卵形。【花果期】花期 2-3 月，果期 7-8 月。

分布区域 生于溪边、山坡灌丛中。分布于安徽、福建、湖北、广东、广西、陕西、甘肃、四川、贵州、云南等地。

采收加工 春季花未开时采收，除去杂质，干燥。

性味功用 甘，微寒。清热泻火，养肝明目，退翳。用于目赤肿痛，多泪羞明，目生翳膜，肝虚目暗，视物昏花。煎服，3~9g。

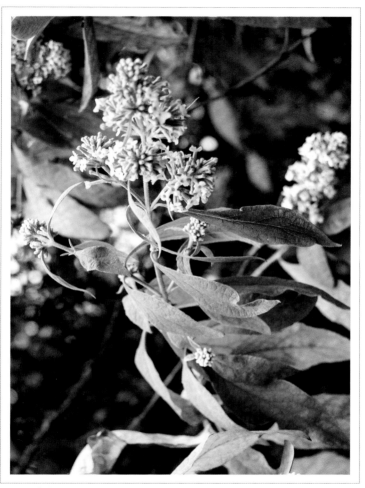

密蒙花 ▲

青葙子

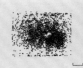

1cm

【植物别名】野鸡冠花、狼尾巴花。

【植物基原】苋科植物青葙 *Celosia argentea* L. 的干燥成熟种子。

识别要点　【植株】一年生草本。无毛。茎直立，有分枝，绿色或红色，具明显条纹。【叶片】披针形或椭圆状披针形，长 5~8cm，顶端急尖或渐尖，基部渐狭。【花果】花多数，密生，在茎端或枝端呈单一的无分枝的塔状或圆柱状穗状花序，长 3~10cm；苞片和小苞片为披针形，白色，顶端渐尖，延长成细芒；花被片长圆状披针形，初为白色顶端带红色，或全部粉红色；雄蕊 5，花药紫红色；花柱细长，紫红色，柱头 2~3 裂。胞果卵形或近球形，包于宿存的花被内。【花果期】花期 5-8 月，果期 6-10 月。

分布区域　生于坡地、路旁干燥向阳处。分布于全国各地。

采收加工　秋季果实成熟时采割植株或摘取果穗，晒干，收集种子，除去杂质。

性味功用　苦，微寒。清肝泻火，明目退翳。用于肝热目赤，目生翳膜，视物昏花，肝火眩晕。煎服，9~15g。本品有扩散瞳孔作用，青光眼患者忌用。

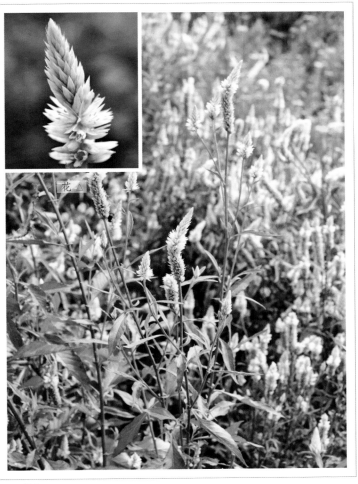

花 △

青葙 ▲

黄芩

└─┘ 1cm

【植物别名】黄芩茶。

【植物基原】为唇形科植物黄芩 *Scutellaria baicalensis* Georgi 的干燥根。

识别要点　【植株】多年生草本。根茎肥厚，肉质。茎直立或斜升，多分枝。【叶片】叶披针形或条状披针形，先端钝或稍尖，基部圆形，全缘，两面无毛或疏被短柔毛，下面密被下陷的腺点。【花果】花序顶生，总状，常于茎顶聚成圆锥状；下部的苞片叶状，上部的苞片较小，为卵状披针形；花萼开花时长4mm，果时增大。花冠紫色、紫红色或蓝色，二唇形；上唇盔状，先端微裂；下唇3裂，中裂片近圆形。雄蕊4，稍露出，前对较长，后对较短。子房4裂，光滑，褐色；花盘环状。小坚果，卵圆形。【花果期】花期7-8月，果期8-9月。

分布区域　生于向阳的干燥山坡、路边、草地。分布于辽宁、吉林、河北、河南、山东、山西、内蒙古、陕西、甘肃等地。

采收加工　春、秋二季采挖，除去须根和泥沙，晒后除去粗皮，晒干。

性味功用　苦，寒。清热燥湿，泻火解毒，止血，安胎。用于湿温、暑温，胸闷呕恶，湿热痞满，泄痢，黄疸，肺热咳嗽，高热烦渴，血热吐衄，痈肿疮毒，胎动不安。煎服，3~10g。

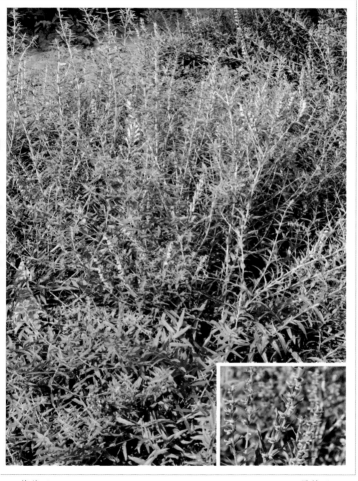

黄芩 ▲

果枝 △

黄连

└─┘ 1cm

【植物别名】味连、鸡爪黄连。

【植物基原】毛茛科植物黄连 *Coptis chinensis* Franch. 的干燥根茎。

识别要点　【植株】多年生草本，高 15~25cm。根茎细长，多分枝，黄色。【叶片】叶基生，硬纸质，3 全裂；中裂片具长柄，卵状菱形，羽状深裂，边缘具尖锯齿；仅上面叶脉有毛，叶背面光滑。【花果】二歧或多歧聚伞花序，花 3~8；苞片 3，披针形，羽状裂；小苞片圆形，比苞片少；萼片 5，黄绿色，狭卵形；花瓣线形或披针形，顶端尖；雄蕊多数，与花瓣等长或稍短；心皮 8~12，离生，具短梗。蓇葖果 6~12，长 6~8mm，具细长梗。【花果期】花期 2~4月，果期 5~6 月。

分布区域　生于山地凉湿处。分布于湖北、湖南、陕西、江苏、安徽、浙江、江西、福建、广东、广西、四川、云南、贵州等地。

采收加工　秋季采挖，除去须根及泥沙，干燥，撞去残留须根。

性味功用　苦，寒。清热燥湿，泻火解毒。用于湿热痞满，呕吐吞酸，泻痢，黄疸，高热神昏，心火亢盛，心烦不寐，心悸不宁，血热吐衄，目赤，牙痛，消渴，痈肿疔疮；外治湿疹，湿疮，耳道流脓。酒黄连善清上焦火热，用于目赤，口疮。姜黄连清胃和胃止呕，用于寒热互结，湿热中阻，痞满呕吐。萸黄连舒肝和胃止呕，用于肝胃不和，呕吐吞酸。煎服 2~5g。外用适量。

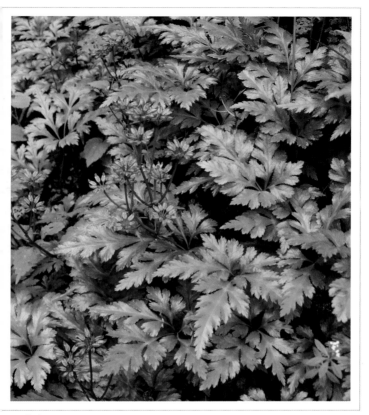

黄连 ▲

附注　毛茛科植物三角叶黄连 *C. deltoidea* C.Y.Cheng et Hsiao 或云连 *C. teeta* Wall. 的干燥根茎同等入药。

关黄柏

1cm

【植物别名】黄柏。
【植物基原】芸香科植物黄檗 *Phellodendron amurense* Rupr. 的干燥树皮。

识别要点 【植株】落叶乔木。树皮外层灰色或灰褐色，具厚栓皮，有弹性，内层鲜黄色，小枝灰褐色或淡棕色，无毛。【叶片】单数羽状复叶对生；小叶5~13，叶片长圆状披针形、卵状披针形或近卵形，先端长渐尖或稍尾状，基部宽楔形，边缘有波状细钝锯齿及缘毛，齿缘有腺点，上面深绿色，无毛，下面灰绿色，中脉基部有白色长柔毛。【花果】聚伞形圆锥花序顶生，花轴及花枝有毛；花单性，雌雄异株；萼片5，卵状三角形；花瓣5，长圆形，黄白色；雄花的雄蕊5，长于花瓣；花丝线形，基部被毛；雌花退化，雄蕊鳞片状，子房倒卵形，有短柄。浆果状核果圆球形，熟时紫黑色。【花果期】花期5~6月，果期9~10月。

分布区域 生于杂木林或山间河谷。分布于东北、华北及山东、江苏、浙江等地。

采收加工 剥取树皮，除去粗皮，晒干。

性味功用 苦，寒。清热燥湿，泻火除蒸，解毒疗疮。用于湿热泻痢，黄疸尿赤，带下阴痒，热淋涩痛，脚气痿躄，骨蒸劳热，盗汗，遗精，疮疡肿毒，湿疹湿疮。盐关黄柏滋阴降火，用于阴虚火旺，盗汗骨蒸。煎服，3~12g。外用适量。

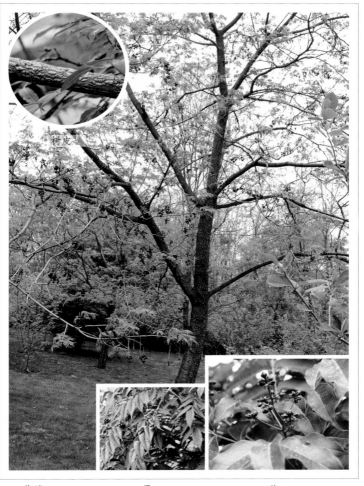

树皮

黄檗 ▲   果 △   花 △

功劳木

└─┘ 1cm

【植物别名】刺黄柏。

【植物基原】小檗科植物阔叶十大功劳 *Mahonia bealei* (Fort.) Carr. 的干燥茎。

识别要点 【植株】常绿灌木，高达 4m，全体无毛。根粗大，黄色，茎粗壮，直立，木材黄色。【叶片】单数羽状复叶互生，有叶柄；小叶 9~15，厚革质，侧生小叶无柄，宽卵形或卵状长圆形，大小不一，长 4~12cm，宽 3~8cm，顶生叶较大，具柄，先端渐尖，基部宽楔形或近圆形，边缘反卷，每边有 2~8 个刺状锐齿，上面蓝绿色，下面黄绿色。【花果】花褐黄色，芳香，总状花序顶生，长 5~10cm，6~9 个簇生；花序柄粗壮，扁状，花密聚；苞片 1，卵圆披针形；萼片 9；花瓣 6；雄蕊 6；雌蕊 1，子房上位，1 室。浆果卵形，暗蓝色，被白粉。【花果期】花期 7-8 月，果熟期 11 月至翌年 3 月。

分布区域 生于山坡林下及灌木丛中。分布于陕西、河南、湖北、湖南、安徽、江西、浙江、福建、广东、广西、四川等地。

采收加工 全年均可采收，切块片，干燥。

性味功用 苦，寒。清热燥湿，泻火解毒。用于湿热泻痢，黄疸尿赤，目赤肿痛，胃火牙痛，疮疖痈肿。煎服，9~15g。外用适量。

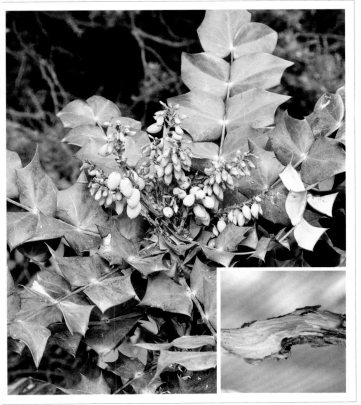

阔叶十大功劳 ▲   茎断面 △

附注　小檗科植物细叶十大功劳 *Mahonia fortunei* (Lindl.) Fedde 的干
燥茎同等入药。

黄柏

└─┘ 1cm

【植物别名】川黄柏。

【植物基原】芸香科植物黄皮树 *Phellodendron chinense* Schneid. 的干燥树皮。

识别要点　【植株】乔木，高10~12m。树皮外层暗灰棕色，内层薄，鲜黄色。小枝通常暗红棕色或紫棕色，无毛。【叶片】奇数羽状复叶，对生；小叶7~15，有短柄，长圆状披针形至长圆状卵形，长9~15cm，宽3~5cm，先端渐尖，基部宽楔形或圆形，全缘，下面有长柔毛。【花果】花序圆锥状；花小，5数，雌雄异株。核果，球形，熟时紫黑色，直径1~1.2cm。【花果期】花期5-6月，果期10月。

分布区域　生于杂木林中。分布于湖北、四川、云南等地。

采收加工　剥取树皮后，除去粗皮，晒干。

性味功用　苦，寒。清热燥湿，泻火除蒸，解毒疗疮。用于湿热泻痢，黄疸尿赤，带下阴痒，热淋涩痛，脚气痿躄，骨蒸劳热，盗汗，遗精，疮疡肿毒，湿疹湿疮。盐黄柏滋阴降火，用于阴虚火旺，盗汗骨蒸。煎服，3~12g。外用适量。

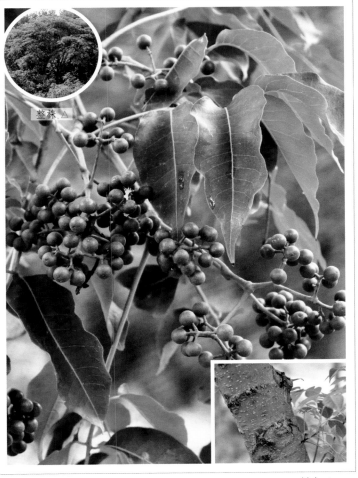

整株 △

黄皮树 ▲

树皮 △

龙胆

└─┘ 1cm

【植物别名】龙胆草。

【植物基原】龙胆科植物龙胆 *Gentiana scabra* Bge. 的干燥根和根茎。

识别要点 【植株】多年生草本，高 30~60cm。【叶片】枝下部叶鳞片形，长 4~6mm；中部叶无柄，卵形或卵状披针形至线状披针形，长 2~7cm，宽 2~3cm，基部圆形或近心形，边缘微外卷，粗糙，先端急尖，叶脉 3~5 条；上部叶较花小、短，包围于花基部。【花】花 1 至多数，簇生枝顶和叶腋；无花梗；苞片披针形或线状披针形；花萼筒长 10~12mm，裂片常开展，线形，先端急尖，边缘粗糙；花冠蓝紫色，有时喉部具多数黄绿色斑点，筒状钟形，裂片卵形或卵圆形，先端圆形或有尾尖，褶偏斜，狭三角形，先端急尖或 2 浅裂；雄蕊着生冠筒中部，花药狭矩圆形。【花期】5-11 月。

分布区域 生于海拔 400~1700m 的河边、山坡草丛或灌丛、林缘。分布于黑龙江、吉林、辽宁、内蒙古、河北、山西、陕西、宁夏、河南、湖北、安徽、山东、江苏、浙江、福建等地。

采收加工 春、秋二季采挖，洗净，干燥。

性味功用 苦，寒。清热燥湿，泻肝胆火。用于湿热黄疸，阴肿阴痒，带下，湿疹瘙痒，肝火目赤，耳鸣耳聋，胁痛口苦，强中，惊风抽搐。煎服，3~6g。

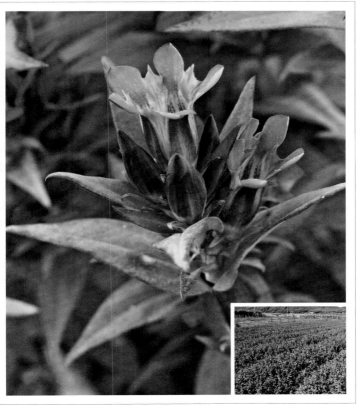

龙胆 ▲   生境 △

附注　龙胆科植物条叶龙胆 *G. manshurica* Kitag.、三花龙胆 *G. triflora* Pall. 或滇龙胆 *G. rigescens* Franch. 的干燥根和根茎同等入药。

秦皮

【植物别名】花曲柳、大叶芩。

【植物基原】木樨科植物苦枥白蜡树 *Fraxinus rhynchophylla* Hance 的干燥枝皮或干皮。

识别要点 【植株】落叶大乔木，高 12~15m。当年生枝淡黄色，无毛，二年生枝暗褐色，皮孔散生。【叶片】单数羽状复叶；小叶 5~7 枚，叶阔卵形、倒卵形或卵状披针形，先端渐尖、聚尖或尾尖，基部钝圆，阔楔形至心形，叶缘呈不规则粗锯齿，有时也呈波状，上面深绿色，脉上有时疏被柔毛，下面色淡，沿脉腋被白色柔毛，渐秃净。【花果】圆锥花序顶生或腋生当年生枝梢；苞片长披针形，早落；花梗长约 5mm；雄花与两性花异株；花萼浅杯状；无花冠；两性花具雄蕊 2；花药椭圆形；雌蕊具短花柱，柱头二叉深裂；雄花花萼小，花丝细长。翅果线形，先端钝圆，急尖或微凹，翅下延至坚果中部，坚果长约 1cm，略隆起；具宿存萼。【花果期】花期 4~5 月，果期 9~10 月。

分布区域 生于山坡、山沟和丛林中。分布于东北及河北、内蒙古、河南等地。

采收加工 春、秋二季剥取，晒干。

性味功用 苦、涩，寒。清热燥湿，收涩止痢，止带，明目。用于湿热泻痢，赤白带下，目赤肿痛，目生翳膜。煎服，6~12g。外用适量，煎洗患处。

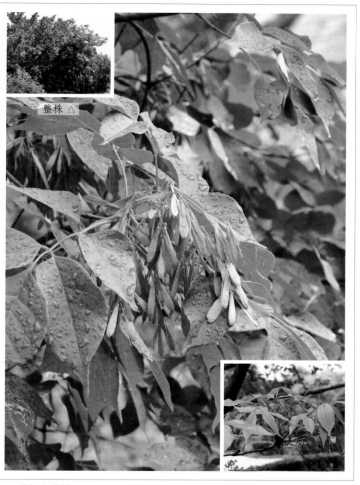

整株 △

苦枥白蜡树 ▲

花枝 △

苦参

└─┘ 1cm

【植物别名】野槐、山槐。

【植物基原】豆科植物苦参 *Sophora flavescens* Ait. 的干燥根。

识别要点 【植株】亚灌木或多年生草本。高 60~130cm 或更高。枝绿色、暗绿色或灰褐色，密生黄色细毛。老枝常无毛。【叶片】奇数羽状复叶，长 11~25cm，有小叶 15~25；小叶线状披针形或窄卵形，长 2~4cm，宽 7~15mm，先端渐尖，基部圆形，下面有伏柔毛。【花果】总状花序，顶生，长 10~20cm；花黄白色，长 15~18mm；萼具 5 短齿，有短伏毛；旗瓣匙形，无爪，翼瓣无耳。荚果，圆柱形，呈不明显的念珠状，长 5~10cm，先端有长喙；种子 1~5 粒，近球形，黑色。【花果期】花期 6-7 月，果期 8-9 月。

分布区域 生于山地、平原、沙质地。分布于除新疆、青海以外的全国各地。

采收加工 春、秋二季采挖，除去根头及小支根，洗净，干燥，或趁鲜切片，干燥。

性味功用 苦，寒。清热燥湿，杀虫，利尿。用于热痢，便血，黄疸尿闭，赤白带下，阴肿阴痒，湿疹，湿疮，皮肤瘙痒，疥癣麻风；外用于滴虫性阴道炎。煎服，4.5~9g。外用适量，煎汤洗患处。

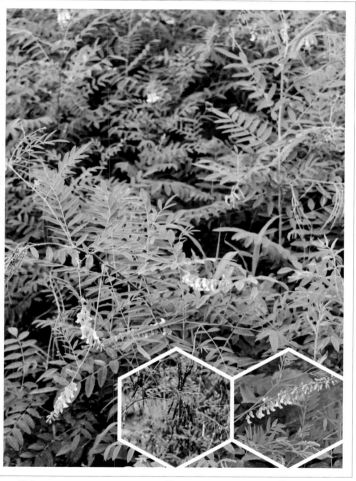

苦参 ▲ 　　　　　　　　　　果 △ 　　　　　　　　　花 △

白鲜皮

【植物别名】八股牛、八挂牛。

【植物基原】芸香科植物白鲜 *Dictamnus dasycarpus* Turcz. 的干燥根皮。

识别要点 【植株】多年生草本，高 40~100cm，全株被柔毛或疏柔毛，小叶片具透明的油腺点。【叶片】具小叶，通常 9~13 片；叶轴有狭翼；小叶片卵状椭圆形至椭圆形，长 3~12cm，宽 1~5cm，侧生小叶互生，无柄，顶生小叶有短柄，边缘具细锯齿。【花果】花序、花、果实均密被不透明的黑棕色球形或椭圆形有柄或无柄腺体；复总状花序长达 30cm；花梗长 1~1.5cm；萼片长 6~8mm，宽 2~3mm；花瓣淡红色或白色，带淡红紫色的脉纹，倒披针形，长 2~2.5cm，宽 0.5~0.8cm；雄蕊伸出花冠。蒴果长 1~2cm，瓣片先端有一离轴的针尖。【花果期】花期 5 月，果期 8~9月。

分布区域 生于阳坡疏林或灌木丛中，开阔的多石山坡及平原草地。分布于东北、河北、河南、山东、山西、内蒙古、江苏、安徽、江西、湖北、陕西、甘肃、四川、贵州等地。

采收加工 春、秋二季采挖根部，除去泥沙及粗皮，剥取根皮，干燥。

性味功用 苦，寒。清热燥湿，祛风解毒。用于湿热疮毒，黄水疮，湿疹，风疹，疥癣疮癞，风湿痹，黄疸尿赤。煎服，5~10g。外用适量，煎汤洗或研粉敷。

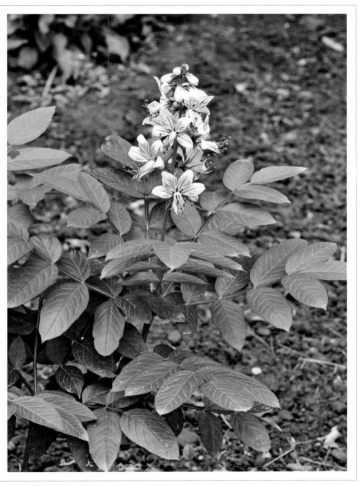

白鲜 ▲

三颗针

【植物别名】小檗、刺黄柏、针雀。

【植物基原】小檗科植物细叶小檗 *Berberis poiretii* Schneid. 的干燥根。

识别要点 【植株】落叶灌木，高达 2m。小枝紫红色，具条棱；刺单一，短小或 3 分叉，微弱，长 4~9mm。【叶片】叶纸质，窄披针形至倒披针形，长 1.5~4cm，宽 3~6mm，顶端急尖，具一小短尖，基部窄楔形，全缘。【花果】总状花序，下垂，有花 8~20；苞片钻形，长 1~2mm。浆果鲜红色，长圆形，长 9mm，直径 4~5mm；种子 1~2。【花果期】花期 5-6 月，果期 7-8 月。

分布区域 生于丘陵山地、山沟河边。分布于黑龙江、吉林、辽宁、河北、河南、山东、山西、内蒙古、陕西等地。

采收加工 春、秋二季采挖，除去泥沙和须根，晒干或切片晒干。

性味功用 苦，寒；有毒。清热燥湿，泻火解毒。用于湿热泻痢，黄疸，湿疹，咽痛目赤，聤耳流脓，痈肿疮毒。煎服，9~15g。

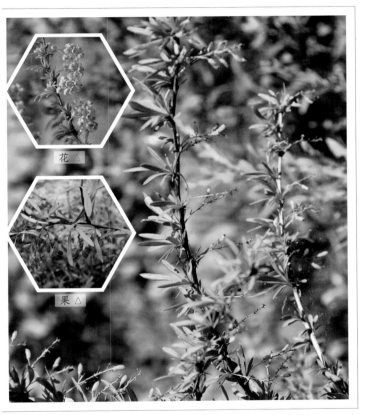

花 △

果 △

细叶小檗 ▲

附注　小檗科植物拟豪猪刺（猫刺小檗）*B. soulieana* Schneid.、小黄连刺 *B. wilsonae* Hemsl. 或匙叶小檗 *B. vernae* Schneid. 等同属种植物的干燥根同等入药。

马尾连

└┘ 1cm

【植物别名】马尾黄连。

【植物基原】毛茛科植物多叶唐松草 *Thalictrum foliolosum* DC. 的干燥根。

识别要点 【植株】多年生草本，无毛。茎高 90~150cm，上部生长分枝。【叶片】茎中部叶为三回三出或近羽状复叶；叶片长达 28cm；小叶卵形、宽卵形或近圆形，长 1~2.5cm，宽 0.5~1.5cm，不明显 3 浅裂，具疏圆齿，脉几不隆起。【花果】花序圆锥状，多分枝；花梗细，长 0.7~1.5cm；花直径 7mm；萼片白色或带淡黄色，椭圆形，长 3~4.5mm，早落；无花瓣；雄蕊多数，长 6~7mm，花药顶端具短尖，花丝丝形；心皮 4~6，柱头条形，具狭翅。瘦果纺锤形，稍扁，长约 3mm，纵肋 8，明显。【花果期】花期 8~9 月，果期 9~10 月。

分布区域 生于海拔 1500~2000m 的山地草坡或灌丛中。分布于云南和四川西南部。

采收加工 春、秋季挖出根部，剪去地上茎叶，洗去泥土，晒干。

性味功用 苦，寒。清热燥湿，泻火解毒。用于湿热泻痢，黄疸，肺热咳嗽，目赤肿痛，痈肿疮疖。煎服，9~15g。外用适量，研末撒，或鲜品捣敷。

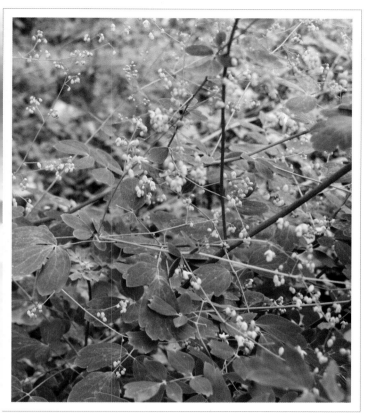

多叶唐松草 ▲

附注　毛茛科植物高原唐松草 *T.cultratum* Wall. 的干燥根同等入药。

金银花

└─┘ 1cm

【植物别名】二花、金银花。

【植物基原】忍冬科植物忍冬 *Lonicera japonica* Thunb. 的干燥花蕾或带初开的花。

识别要点 【植株】落叶攀缘灌木。幼枝密生柔毛和腺毛。【叶片】叶宽披针形至卵状椭圆形，长 3~8cm，幼时两面被毛。【花果】花成对生于叶腋；苞片叶状，边缘具纤毛；萼筒无毛，5 裂；花冠二唇形，长 3~4cm，先白色略带紫色后变黄色，具芳香，外面被柔毛和腺毛；上唇具 4 裂片，直立；下唇反转；雄蕊 5，和花柱均稍长于花冠。浆果，球形，黑色。【花果期】花期 6-8 月，果期 8-10月。

分布区域 生于山坡灌丛、疏林、乱石堆、田埂、路旁。分布于吉林、辽宁、河北、山西、陕西、甘肃、河南、湖北、湖南、江西、山东、江苏、安徽、浙江、福建、台湾、广东、广西、贵州、四川、云南。

采收加工 夏初花开放前采收，干燥。

性味功用 甘，寒。清热解毒，疏散风热。用于痈肿疔疮，喉痹，丹毒，热毒血痢，风热感冒，温病发热。煎服，6~15g。

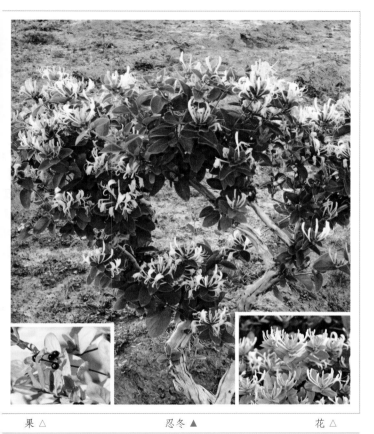

果 △   忍冬 ▲   花 △

附注　忍冬藤为忍冬科植物忍冬的干燥茎枝，具有清热解毒、疏风通
络的功效。山银花为忍冬科植物灰毡毛忍冬 *L. macranthoides* Hand.-
Mazz.、红腺忍冬 *L. hypoglauca* Miq.、华南忍冬 *L. confusa* DC. 或黄
褐毛忍冬 *L. fulvotomentosa* Hsu et S. C. Cheng 的干燥花蕾或带初开的
花，可同等入药。

连翘

└─┘ 1cm

【植物别名】空壳、黄花条。

【植物基原】木樨科植物连翘 *Forsythia suspense* (Thunb.) Vahl 的干燥果实

识别要点 【植株】落叶灌木，高 2~3m。茎丛生，枝条细长，开展或下垂。小枝稍四棱，节间中空，仅在节部具实髓。【叶片】通常为单叶，或 3 裂至三出复叶，叶柄长 1~2cm；叶片卵形、宽卵形或椭圆状卵形，先端锐尖，基部圆形或宽楔形，叶缘除基部外具锐锯齿或粗锯齿，上面深绿色，下面黄绿色，两面无毛。【花果】花先叶开，常单生或 2 至数朵着生于叶腋；花梗长 5~6mm；花萼绿色，基部合生呈管状，上部 4 深裂；花冠黄色，裂片 4，卵圆形，花冠管内有橘红色条纹；雄蕊 2，着生于花冠基部；花柱细长，柱头 2 裂。蒴果狭卵形，稍扁，木质，外有散生瘤点，长约 2cm，2 室。种子多数，棕色，扁平。【花果期】花期 3-5 月，果期 7-9 月。

分布区域 生于山坡灌丛、山谷疏林或草丛中。分布于辽宁、河北、山西、宁夏、陕西、甘肃、河南、山东、江苏、江西、湖北、四川、云南等地。

采收加工 秋季果实初熟尚带绿色时采收，除去杂质，蒸熟，晒干，习称"青翘"；果实熟透时采收，晒干，除去杂质，习称"老翘"。

性味功用 苦，微寒。清热解毒，消肿散结，疏散风热。用于痈疽，瘰疬，乳痈，丹毒，风热感冒，温病初起，温热入营，高热烦渴，神昏发斑，热淋涩痛。煎服，6~15g。

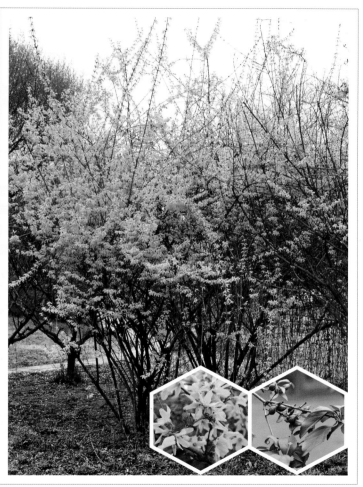

连翘 ▲   花 △   果 △

穿心莲

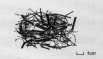

【植物别名】一见喜。

【植物基原】爵床科植物穿心莲 *Andrographis paniculata* (Burm. F.) Nees 的干燥地上部分。

识别要点 【植株】一年生直立多分枝草本。茎高 50~80cm，四棱形，节部膨大。【叶片】叶卵状长圆形或长圆状披针形，两面无毛。【花果】总状花序顶生或腋生，集成大型的圆锥花序；苞片和小苞片小；花萼裂片为三角状披针形，被腺毛和微毛；花冠淡紫色或白色，二唇形，上唇微 2 裂，下唇 3 深裂，在下唇内侧常带紫色斑纹，外被腺毛和短柔毛；雄蕊 2，花药 2 室。蒴果，扁，中有 1 沟，长 10~15mm，疏生腺毛；种子 12 粒，四方形，具皱纹。【花果期】花期 9 月，果期 10 月。

分布区域 生于湿热的平原和丘陵地区。分布于江西、福建、湖南、广东、广西、四川等地。

采收加工 秋初茎叶茂盛时采割，晒干。

性味功用 苦，寒。清热解毒，凉血消肿。用于感冒发热，咽喉肿痛，口舌生疮，顿咳劳嗽，泄泻痢疾，热淋涩痛，痈肿疮疡，蛇虫咬伤。煎服，6~9g。外用适量。

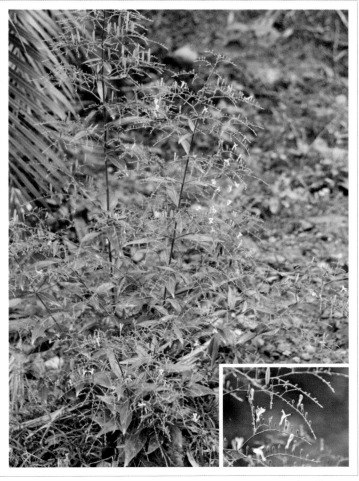

穿心莲 ▲   花、果 △

板蓝根

1cm

【植物别名】北板蓝、大靛。

【植物基原】十字花科植物菘蓝 *Isatis indigotica* Fort. 的干燥根。

识别要点 【植株】二年生草本。主根圆柱形。茎直立，上部多分枝，无毛或稍有柔毛，稍有粉霜。【叶片】基生叶莲座丛状，倒卵形至长圆状倒披针形，长 5~15cm，先端稍尖，通常全缘，蓝绿色，有长柄；茎生叶长圆形至长圆状披针形，长 2~9cm，基部箭形，叶耳锐形，抱茎，全缘或稍有不明显锯齿。【花果】总状花序呈圆锥状，疏松；花黄色；萼片长圆状椭圆形，长 2~2.5mm；花瓣倒披针形，长 3~4mm，具细长爪；雄蕊 6，花丝扁平，子房 1 室。短角果，不开裂，长圆形。种子 1 个，椭圆形，棕色。【花果期】4-6 月。

分布区域 生于海拔 600~2800m 的农田、路边、荒地。分布于全国各地。

采收加工 秋季采挖，除去泥沙，晒干。

性味功用 苦，寒。清热解毒，凉血利咽。用于瘟疫时毒，发热咽痛，温毒发斑，痄腮，烂喉丹痧，大头瘟疫，丹毒，痈肿。煎服，9~15g。

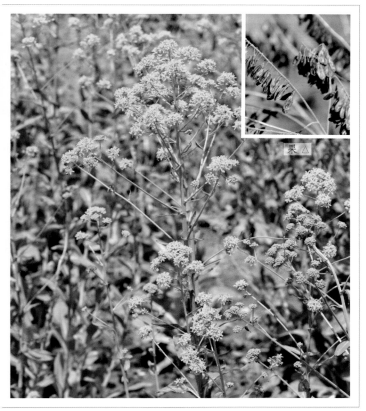

果 △

菘蓝 ▲

附注 菘蓝的干燥叶为大青叶，具有清热解毒、凉血消斑的功效。菘蓝的叶或茎叶经加工制得的干燥粉末、团块或颗粒为青黛，具有凉血消斑、泻火定惊的功效。

青黛

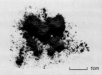

【植物别名】板蓝。

【植物基原】爵床科植物马蓝 *Baphicacanthus cusia* (Nees) Bremek. 的叶或茎叶经加工制得的干燥粉末、团块或颗粒。

识别要点 【植株】多年生草本。茎直立，多分枝，茎节明显，幼嫩部分及花序被褐色柔毛。【叶片】叶对生；叶片倒卵状长圆形至卵状长圆形，先端渐尖，基部稍狭，边缘有粗齿，两面无毛，幼叶时叶脉上有柔毛。【花果】穗状花序着生小枝顶；苞片叶状，对生，早落；花萼 5 裂，4 个裂片小，1 片较大；花冠筒状漏斗形，淡紫色，花冠筒近中部弯曲，下部弯细，先端 5 裂，裂片短阔，顶端微凹；雄蕊 4，2 强，着生于花冠筒的上方；子房上位，花柱细长。蒴果棒状，稍具 4 棱。种子 4 粒，卵形，褐色。【花果期】花期 9-11 月，果期 10-12 月。

分布区域 生于林下潮湿处或溪旁阴湿地。分布于浙江、江苏、福建、广东、广西、湖南、湖北、云南、贵州、四川等地。

采收加工 夏、秋采收茎叶，置缸内，加清水浸泡 2~3 天，捞出枝条，每 5kg 叶加入 0.5kg 石灰，充分搅拌，掏出液面蓝色朵状物，晒干即为青黛，质量最好。当泡沫减少时，停止搅拌，使其沉淀 2~3 小时，放出上清液，将沉淀过筛除去碎渣，此沉淀物为靛蓝。然后再倒入上清液，再搅拌，又会产生泡沫，捞出晒干，仍为青黛，但质量较次。

性味功用 咸，寒。清热解毒，凉血消斑，泻火定惊。用于温毒发斑，血热吐衄，胸痛咳血，口疮，疹腮，喉痹，小儿惊痫。内服，1~3g，宜入丸散用。外用适量。

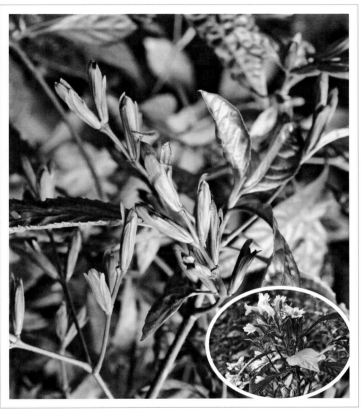

马蓝 ▲ 花 △

附注 蓼科植物蓼蓝 *Polygonum tinctorium* Ait. 或十字花科植物菘蓝 *Isatis indigotica* Fort. 的叶或茎叶经加工制得的干燥粉末、团块或颗粒同等入药。

蒲公英

【植物别名】蒙古蒲公英、婆婆丁。

【植物基原】菊科植物蒲公英 *Taraxacum mongolicum* Hand.-Mazz. 的干燥全草。

识别要点 【植株】多年生草本。高 10~25cm。【叶片】叶长圆状倒披针形或倒披针形，长 5~15cm，逆向羽状分裂，侧裂片 4~5对，长圆状披针形或三角形，具齿，顶裂片较大，戟状长圆形，羽状浅裂或仅具波状齿，基部渐狭成短柄，疏被蛛丝状毛或几无毛。【花果】花葶数个，与叶近等长，被蛛丝状毛；头状花序单一；总苞淡绿色，外层总苞片卵状披针形或披针形，边缘膜质，被白色长柔毛，顶端有或无小角状突起，内层苞片线状披针形，长于外层苞片 1.5~2 倍，顶端具小角状突起；舌状花黄色，长 1.5~1.7mm。瘦果，褐色，全部有刺状突起，喙长 6~8mm。【花果期】花期 4-9 月，果期 5-10 月。

分布区域 生于山坡、草地、路旁、河岸沙地及田野。分布于东北、华北及山东、安徽、江苏、浙江、湖南、湖北、陕西、甘肃、青海、云南、贵州、四川等地。

采收加工 春至秋季花初开时采挖，除去杂质，洗净，晒干。

性味功用 甘、苦，寒。清热解毒，消肿散结，利尿通淋。用于疔疮肿毒，乳痈，瘰疬，目赤，咽痛，肺痈，肠痈，湿热黄疸，热淋涩痛。煎服，10~15g。

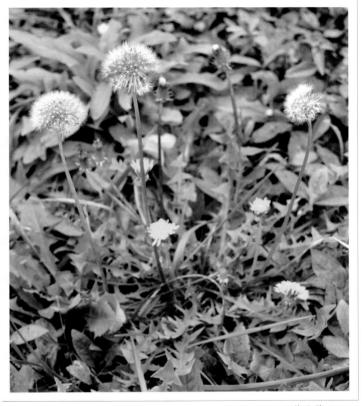

蒲公英 ▲

附注　菊科植物碱地蒲公英 *T. borealisinense* Kitam. 及同属数种植物的干燥全草同等入药。

紫花地丁

└─┘ 1cm

【植物别名】光瓣地丁。

【植物基原】董菜科植物紫花地丁 *Viola yedoensis* Makino 的干燥全草。

识别要点　【植株】多年生草本。无地上茎。根茎粗短，根白色至黄褐色。【叶片】叶片舌形、长圆形或长圆状披针形，先端钝，叶基截形或楔形，叶缘具圆齿，中上部尤为明显。果期叶大，长达 10cm，宽 4cm，基部常呈微心形。托叶基部与叶柄合生，苞片生于花梗的中部。【花果】萼片 5，卵状披针形，边缘具膜质狭边，基部附属物短。花瓣 5，紫堇色或紫色，侧瓣无须毛或稍有须毛，下瓣连距长 14~18cm；距细，长 4~6mm。子房无毛，花柱基部膝曲。蒴果，长圆形，无毛。【花果期】4 月中旬至 8 月。

分布区域　生于路边、林缘、草地、灌丛、荒地。分布于东北及河北、河南、山东、陕西、山西、江苏、安徽、浙江、江西、湖北、湖南、福建。

采收加工　春、秋二季采收，除去杂质，晒干。

性味功用　苦、辛，寒。清热解毒，凉血消肿。用于疔疮肿毒，痈疽发背，丹毒，毒蛇咬伤。煎服，15~30g。

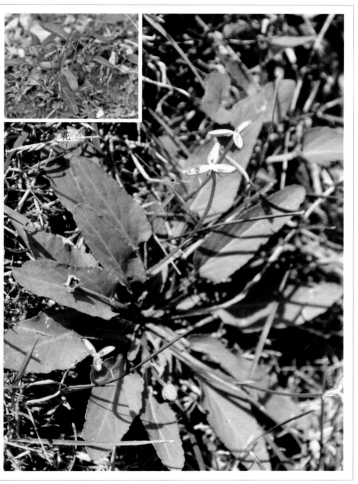

花 △

紫花地丁 ▲

野菊花

⊢—⊣ 1cm

【植物别名】山菊花。

【植物基原】菊科植物野菊 Chrysanthemum indicum L. 的干燥头状花序。

识别要点 【植株】多年生草本，具长短不等的匍匐根茎。茎直立或散生，高 0.25~1m，多分枝，疏被毛。【叶片】基生及近基部叶花期凋落；中部茎生叶叶柄长 1~2cm；叶片卵圆形，长卵形，或椭圆状卵形，长 3~7（~10）cm，宽 2~4（~7）cm，羽状深裂、浅裂或不明显分裂，基部截形，有时心形或宽楔形，两面有毛，下面较密。【花果】头状花序排成稀疏聚伞状；总苞片 5 层，边缘具宽的白色或棕色膜质，顶端圆或钝圆，外层总苞片卵形或卵状三角形，中层总苞片卵形，内层总苞片长椭圆形，长约 1.1cm；舌状花黄色，顶端全缘或 3 小齿。瘦果。【花果期】6-11 月。

分布区域 生于山坡、河边湿地、路旁。全国大部分地区均有分布。

采收加工 秋、冬二季花初开放时采摘，晒干，或蒸后晒干。

性味功用 苦、辛，微寒。清热解毒，泻火平肝。用于疔疮痈肿，目赤肿痛，头痛眩晕。煎服，9~15g。外用适量，煎汤外洗或制膏外涂。

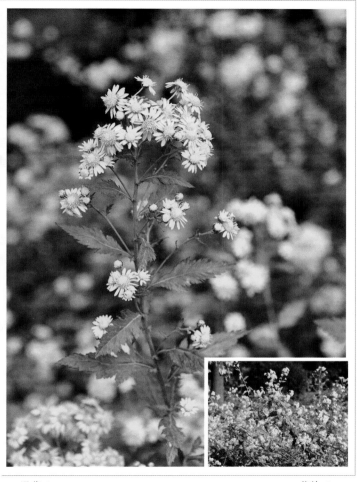

野菊 ▲

整株 △

重楼

【植物别名】滇重楼。

【植物基原】百合科植物云南重楼 *Paris polyphylla* Smith var. *yunnanensis* (Franch.) Hand. –Mazz. 的干燥根茎。

识别要点 【植株】高 30~100cm。根茎肥厚，直径 1~2.5cm。【叶片】叶 5~9；叶柄长（0.5~）1~6cm，叶片形状多变，通常长圆形或披针形，长 6~15（~30）cm，宽 0.5~5cm，基部圆形或楔形。【花果】花梗长 5~24（~65）cm；外层花被片（3~）4~6（~7）绿色或黄绿色，狭卵状披针形或披针形，长（3~）4.5~7（~11）cm，宽 1~4cm；内层花被片上部较宽，通常较外层花被片短，宽（2~3~5mm；雄蕊数目约为外层花被片的 2 倍，花丝长 4~7mm，花药长 7~12mm，子房近球形，具棱，1 室；花柱短，基部较粗，紫色或白色，柱头（4~）5 裂。蒴果球形。【花果期】3~11 月。

分布区域 生于海拔 1400~3100m 的阔叶林、针叶林、竹林、灌丛或沟谷旁。分布于贵州、四川、西藏、云南。

采收加工 秋季采挖，除去须根，洗净，晒干。

性味功用 苦，微寒；有小毒。清热解毒，消肿止痛，凉肝定惊。用于疔疮痈肿，咽喉肿痛，蛇虫咬伤，跌仆伤痛，惊风抽搐。煎服 3~9g。外用适量，研末调敷。体虚、无实火热毒者、孕妇、患阴证疮疡者均忌服。

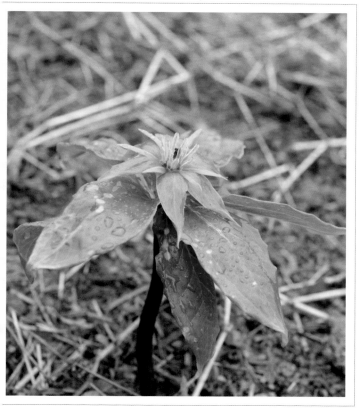

云南重楼 ▲

附注 百合科植物七叶一枝花 *P. polyphylla* Smith var. *chinensis* (Franch.) Hara 的干燥根茎同等入药。

清热解毒药

拳参

【植物别名】倒根草、虾参。

【植物基原】蓼科植物拳参 *Polygonum bistorta* L. 的干燥根茎。

识别要点　【植株】多年生草本。根茎粗大，黑褐色，内部紫
色。茎常 1。【叶片】基生叶具长柄，披针形或宽披针形，长
5~18cm，宽 1~5cm，先端锐尖，基部心形或截形，沿叶柄下延成翅，
叶柄长 20cm；茎生叶渐小，具短柄，披针形或线形。托叶鞘膜质，
棕色，开裂。【花果】穗状花序顶生，圆柱形，花密集；苞片卵形，
膜质，无毛，每苞片内常生 4 朵白色或粉红色的小花；花被 5 裂，
裂至近花被的基部；雄蕊 8；花柱 3。瘦果三棱形，长约 3mm，红
褐色，具光泽，上半部不包在宿存的花被内。【花果期】花期 6~
月，果期 8~10 月。

分布区域　生于较高的山坡、草丛、林间。分布于辽宁、河北、山西、
内蒙古、陕西、甘肃、新疆、山东、江苏、安徽、浙江、河南、湖北、
湖南。

采收加工　春初发芽时或秋季茎叶将枯时采挖，除去泥沙，晒干，
去须根。

性味功用　苦、涩，微寒。清热解毒，消肿，止血。用于赤痢热泻，
肺热咳嗽，痈肿瘰疬，口舌生疮，血热吐衄，痔疮出血，蛇虫咬伤。
煎服，5~10g。外用适量。

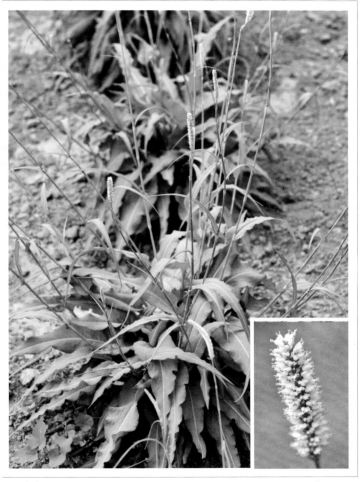

拳参 ▲   花 △

漏芦

【植物别名】大烟袋花。

【植物基原】菊科植物祁州漏芦 *Rhaponticum uniflorum* (L.) DC. 的干燥根。

识别要点　【植株】多年生草本。高 30~80cm。根肥厚，木质。茎直立，不分枝，具纵沟棱，被绵毛或短柔毛。【叶片】基生叶与茎下部叶羽状深裂至浅裂，长 10~20cm；裂片长圆形、卵状披针形或线状披针形，长 2~3cm，先端尖或钝，边缘具不规则牙齿，两面被软毛；叶柄被厚绵毛。【花果】头状花序，单生茎顶，直径约 5cm；总苞宽钟状，基部凹，总苞片多层，具干膜质的苞片；外层苞片很短，卵形；中层苞片宽，呈掌状分裂；内层苞片披针形，顶端尖锐；管状花花冠淡紫色，下部线形，上部稍扩张成圆筒形，裂片狭长。瘦果，倒圆锥形；冠毛淡褐色，不等长。【花果期】花期 5-6 月，果期 6-7 月。

分布区域　生于山丘、向阳旱坡、草地、路旁。分布于东北、华北及陕西、甘肃等地。

采收加工　春、秋二季采挖，除去须根和泥沙，晒干。

性味功用　苦，寒。清热解毒，消痈，下乳，舒筋通脉。用于乳痈肿痛，痈疽发背，瘰疬疮毒，乳汁不通，湿痹拘挛。煎服，5~9g。孕妇慎用。

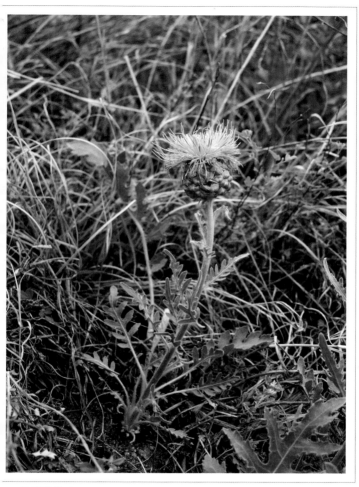

祁州漏芦 ▲

土茯苓

【植物别名】羊舌藤、千尾根、山遗粮。
【植物基原】百合科植物光叶菝葜 *Smilax glabra* Roxb. 的干燥根茎。

识别要点　【植株】攀缘灌木，无刺。茎具分枝，圆柱形，光滑，长 1~4m。【叶片】叶柄长 5~15（~30）mm，约占全长的 1/4~3/5，具狭鞘，有卷须，脱落点位于近顶端；叶片椭圆形至卵状披针形，长 6~15cm，宽 1~7cm。【花果】单个伞形花序；总花梗长 1~5（~8）mm，通常明显短于叶柄；花序具 10~30（~60）朵花；小苞片多数。雄花：花被绿白色，稍六棱状球形，外花被片宽卵状圆形，宽约 2mm，兜状；内花被片宽约 1mm，边缘有不规则的齿。雌花：内花被片边缘无齿，具 3 枚退化雄蕊。浆果直径 7~10mm，熟时紫黑色，具粉霜。【花果期】花期 7~11 月，果期 11 月至次年 4 月。

分布区域　生于海拔 300~1800m 以下的林中、灌丛、河岸或山谷中，分布于长江流域及以南地区。

采收加工　夏、秋二季采挖，除去须根，洗净，干燥；或趁鲜切成薄片，干燥。

性味功用　甘、淡、平。解毒，除湿，通利关节。用于梅毒或因梅毒服汞剂中毒所致的肢体拘挛，筋骨疼痛；湿热淋浊，带下；痈肿，瘰疬，疥癣。煎服，15~60g。外用适量。

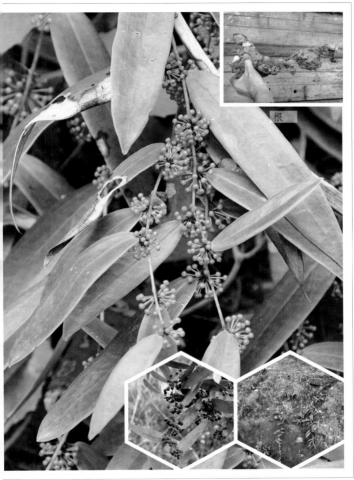

光叶菝葜 ▲   果 △   整株 △

鱼腥草

└─┘ 1cm

【植物别名】狗腥草。

【植物基原】三白草科植物蕺菜 *Houttuynia cordata* Thunb. 的新鲜全草或干燥地上部分。

识别要点 【植株】多年生草本，高 15~50cm，有腥臭味；茎下部伏地，生根，上部直立，通常无毛。【叶片】叶互生，心形或宽卵形，长 3~8cm，宽 4~6cm，有细腺点，两面脉上有柔毛，下面常紫色；叶柄长 1~3cm，常有疏毛；托叶膜质，条形，长 1~2cm，下部常与叶柄合生成鞘状。【花果】穗状花序生于茎上端，与叶对生，长约 1~1.5cm，基部有 4 片白色花瓣状苞片；花小，两性，无花被；雄蕊 3，花丝下部与子房合生；雌蕊由 3 个下部合生的心皮组成，子房上位，花柱分离。蒴果顶端开裂。【花果期】花期 4-9 月，果期 6-10 月。

分布区域 生于海拔 2500m 以下的沟边、塘边、田埂或林下湿地。分布于陕西、甘肃、河南、湖北、湖南、江西、安徽、浙江、福建、台湾、广东、广西、海南、云南、贵州、四川、西藏等地。

采收加工 鲜品全年均可采割；干品于夏季茎叶茂盛、花穗多时采割，除去杂质，晒干。

性味功用 辛，微寒。清热解毒，消痈排脓，利尿通淋。用于肺痈吐脓，痰热喘咳，热痢，热淋，痈肿疮毒。煎服，15~25g，不宜久煎；鲜品煎服加倍，水煎或捣汁服。外用适量，捣敷或煎汤熏洗患处。

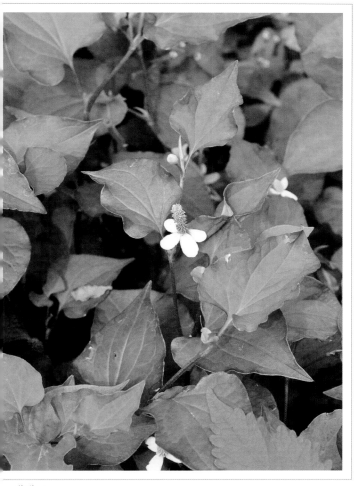

蕺菜 ▲

金荞麦

【植物别名】野荞麦、金锁银开。
【植物基原】蓼科植物金荞麦 *Fagopyrum dibotrys* (D. Don) Hara 的干燥根茎

识别要点 【植株】多年生草本。主根粗大，呈结节状，横走
红棕色。茎直立，常微带红色。【叶片】叶互生，具长柄，托
鞘筒状，膜质，灰棕色；叶片戟状三角形，先端长渐尖或尾尖状
基部戟状心形。【花果】花小，聚伞花序顶生或腋生；花被片5
白色；雄蕊8；花药红色；花柱3，向下弯曲。小坚果卵状三角棱形
表面平滑，角棱锐利。【花果期】花期7-9月，果期10-11月。

分布区域 生于海拔300~3200m的荒地、路旁、河边阴湿地。分
布于河南、江苏、安徽、浙江、江西、湖北、湖南、广东、广西、
陕西、甘肃、西藏等地。

采收加工 冬季采挖，除去茎及须根，洗净，晒干。

性味功用 微辛、涩，凉。清热解毒，排脓祛瘀。用于肺痈吐脓
肺热喘咳，乳蛾肿痛。煎服，15~45g，也可用水或黄酒隔水密
炖服。

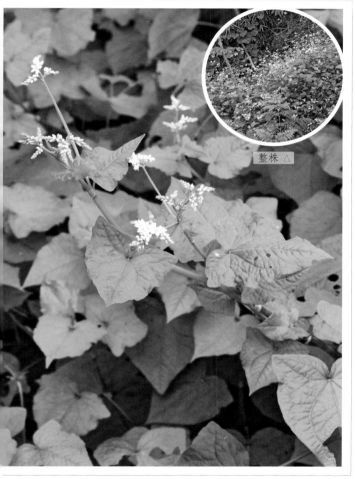

整株 △

金荞麦 ▲

大血藤

【植物别名】血藤、血通、红藤。

【植物基原】木通科植物大血藤 *Sargentodoxa cuneata* (Oliv.) Rehd.et Wils. 干燥藤茎。

识别要点　【植株】落叶木质藤本，茎长可达 10m，茎粗可达 4.5c〔外皮红褐色，老茎有厚木栓层。【叶片】叶互生，三出复叶，长柄，叶柄长 4.5~10cm；中央小叶片菱状倒卵形至椭圆形，7~12cm，宽 3~7cm，先端钝尖，基部楔形，全缘，小叶柄短，侧小叶较大，斜卵形，全缘，基部甚偏斜，两侧不对称，近无柄上面绿色，下面淡绿色。【花果】总状花序腋生，下垂；花单性雌雄异株；雄花的花梗长 10~15mm，基部有 1 苞片，梗上有 2 苞片；花萼 6，花瓣状，长圆形，黄绿色；花瓣 6，退化呈腺体雄蕊 6，花丝粗短，花药长圆形；雌花与雄花同，有退化雄蕊 6心皮多数，螺旋状排列。浆果卵圆形，长 8~10mm，成熟时蓝黑色〔【花果期】花期 3-5 月，果期 7-9 月。

分布区域　生于山野灌木丛及疏林中。分布于长江流域及以南各地区

采收加工　秋、冬二季采收，除去侧枝，截段，干燥。

性味功用　苦，平。清热解毒，活血，祛风，止痛。用于肠痈腹痛热毒疮疡，经闭，痛经，跌仆肿痛，风湿痹痛。煎服，9~15g。

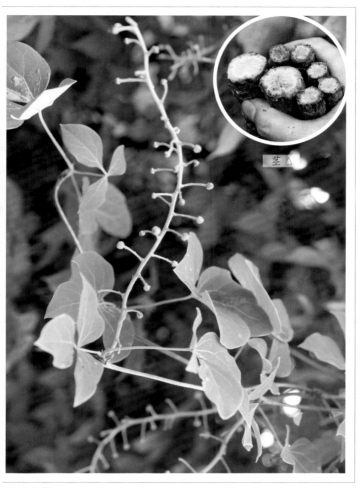

茎 △

大血藤 ▲

败酱草

⌐ 1cm

【植物别名】遏蓝草。

【植物基原】十字花科植物菥蓂 *Thlaspi arvense* L. 的干燥地上部分。

识别要点　【植株】一年生草本，高 20~40cm，全株光滑无毛。茎直立，有分枝，表面粉绿色。【叶片】单叶互生；基生叶有短柄，茎生叶无柄，基部抱茎；叶片椭圆形、倒卵形或披针形，先端尖，基部箭形，边缘具稀疏浅齿或粗齿，两面粉绿色。【花果】总状花序腋生及顶生；花萼 4，卵形，绿色，边缘白色膜质；花瓣 4，白色；雄蕊 6，4 强，花药卵形；雌蕊 1，子房卵圆形而扁，先端微凹，绿色，2 室。短角果扁平，卵圆形，具宽翅，先端深裂，熟时淡黄色。种子小，卵圆形而扁。【花果期】花期 4-7 月，果期 5-月。

分布区域　生于山坡、草地、路旁或田畔。我国大部分地区均有分布。

采收加工　夏季果实成熟时采割，除去杂质，干燥。

性味功用　辛、苦，微寒。清热解毒，消痈排脓，祛瘀止痛。用于肠痈，肺痈，痈肿疮毒，产后瘀阻腹痛。煎服，9~15g。

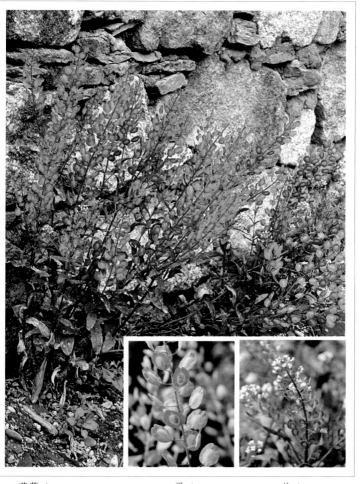

菥蓂 ▲   果 △   花 △

射干

└─┘ 1cm

【植物别名】乌扇、蝴蝶花。

【植物基原】鸢尾科植物射干 *Belamcanda chinensis* (L.) DC. 的干燥根茎。

识别要点　【植株】多年生直立草本。根状茎匍匐。茎高 30~90cm。【叶片】叶无柄，2 列，扁平，剑形，多脉，叶基抱茎。【花果】聚伞花序顶生，花柄及分枝的基部均具膜质苞片；花被片 6，2 轮内轮 3 片较外轮 3 片稍短小，唯外轮者先端向外反卷，橘黄色，具紫红色斑点；雄蕊着生于外轮花被片的基部，外向开裂，子房下位，3 室，倒卵形；花柱 1，上部稍扁，先端 3 裂，裂片上缘略向外卷，带赤黄色，具细短毛。蒴果，长椭圆形或倒卵形；种子黑色，近圆形，具光泽。【花果期】花期 7~8 月，果期 9~10 月。

分布区域　生于山地、干草地、沟谷、河滩。分布于山西、河南、山东、甘肃及长江以南地区。

采收加工　春初刚发芽或秋末茎叶枯萎时采挖，除去须根及泥沙，干燥。

性味功用　苦，寒。清热解毒，消痰，利咽。用于热毒痰火郁结，咽喉肿痛，痰涎壅盛，咳嗽气喘。煎服，3~10g。

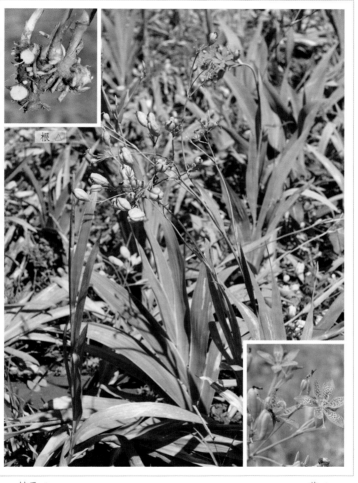

根 △

射干 ▲ 花 △

山豆根

└─┘ 1cm

【植物别名】广豆根。

【植物基原】豆科植物越南槐 Sophora tonkinensis Gagnep. 的干燥根和根茎。

识别要点 【植株】小灌木，直立或平卧，高 1~2m。根圆柱状，少分枝，根皮黄褐色。茎密被短柔毛。【叶片】奇数羽状复叶，小叶片 11~19，椭圆形或长圆状卵形，长 1~2.5cm，顶端小叶较大，先端急尖或短尖，基部圆形，上面疏被短柔毛，下面密被灰棕色短柔毛。【花果】总状花序顶生，长 12~15cm，密被短毛；小花梗长约 1cm，被细毛；花萼阔钟状，先端 5 齿；花冠黄白色，旗瓣卵圆形，先端凹缺，基部具短爪，翼瓣较旗瓣长；雄蕊 10，离生，基部稍宽扁；子房具柄，圆柱形，密被长柔毛，花柱弯曲，柱头圆形，其上簇生长柔毛。荚果长 2~5cm，密被长柔毛，于种子间缢缩成念珠状。种子 3~5。【花果期】花期 5-6 月，果期 7-8 月。

分布区域 生于海拔 1000~2000m 的向阳石灰岩山地或岩石缝中。分布于广西、贵州、云南等地。

采收加工 秋季采挖，除去杂质，洗净，干燥。

性味功用 苦，寒；有毒。清热解毒，消肿利咽。用于火毒蕴结，乳蛾喉痹，咽喉肿痛，齿龈肿痛，口舌生疮。煎服，3~6g。

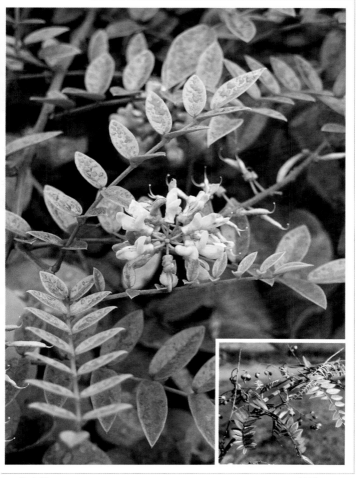

越南槐 ▲   果枝 △

北豆根

└─┘ 1cm

【植物别名】山地瓜秧、蝙蝠藤。

【植物基原】防己科植物蝙蝠葛 *Menispermum dauricum* DC. 的干燥根茎。

识别要点 【植株】缠绕藤本。茎木质化，长达数米，无毛。根茎粗黄褐色。茎圆形，具纵条纹。【叶片】叶盾状三角形至七角形，长宽均 7~10cm，先端尖或短渐尖，基部心形，裂片钝圆或三角形，上面绿色，下面灰白色，两面无毛；叶柄长 6~10cm。【花果】花单性异株，呈腋生圆锥花序；雄花黄绿色；萼片 6，狭倒卵形，膜质；花瓣 6~8，较萼片小，卵圆形，带肉质；雄蕊 12~18，花药球形。核果，扁球形，径约 0.9cm，黑色。【花果期】花期 5~6 月，果期 7~8 月。

分布区域 生于山地、灌丛中。分布于黑龙江、吉林、辽宁、河北、河南、山东、山西、内蒙古、江苏、安徽、浙江、江西、陕西、宁夏、四川等地。

采收加工 春、秋二季采挖，除去须根及泥沙，干燥。

性味功用 苦，寒；有小毒。清热解毒，祛风止痛。用于咽喉肿痛，热毒泻痢，风湿痹痛。煎服，3~9g。

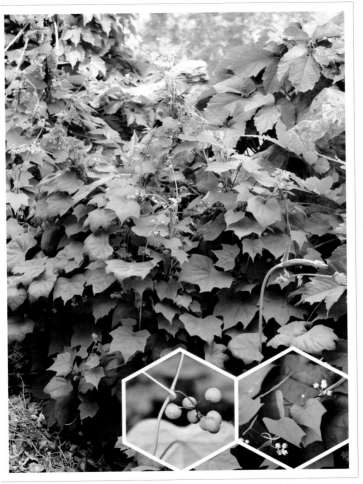

蝙蝠葛 ▲　　　　　　　　　果 △　　　　　　　　　花 △

青果

—— 1cm

【植物别名】黄榄、白榄。

【植物基原】橄榄科植物橄榄 *Canarium album* Raeusch. 的干燥成熟果实。

识别要点 【植株】常绿乔木，高 10~20m。树干直立，树皮灰褐色，有胶黏性芳香树脂。【叶片】单数羽状复叶，互生，小叶 9~15，对生，有短柄；小叶片革质，椭圆状披针形，先端渐尖，基部偏斜，全缘，上面深绿色，光滑，下面黄绿色，网脉上有小窝点。【花果】圆锥花序顶生或腋生；花小，两性或杂性；花萼杯状，通常 3 裂，少有 5 裂；花瓣 3~5，白色或绿白色，先端钝，花盘明显；雄蕊 6，着生于花盘边缘，花丝短粗，花药箭状；子房上位，3 室，每室 2 胚珠。核果卵状纺锤形，长约 3cm，青绿色或黄绿色，光滑，两端钝；种子 1~3。【花果期】花期 5~7 月，果期 8~11 月。

分布区域 生于杂木林中或山坡上。分布于福建、台湾、广东、广西、海南、四川及云南等地。

采收加工 秋季果实成熟时采收，干燥。

性味功用 甘、酸，平。清热解毒，利咽，生津。用于咽喉肿痛，咳嗽痰黏，烦热口渴，鱼蟹中毒。煎服，5~10g，鲜品尤佳。

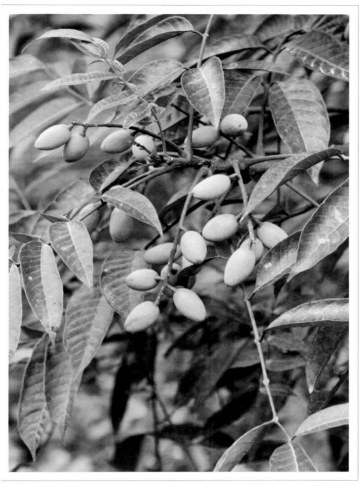

橄榄 ▲

锦灯笼

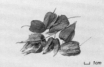

【植物别名】红姑娘。

【植物基原】茄科植物酸浆 *Physalis alkekengi* L. var. *franchetii* (Mast.) Makino 的干燥宿萼或带果实的宿萼。

识别要点 【植株】多年生草本，高 20~100cm。茎直立，不分枝，有纵棱，茎节略膨大。【叶片】叶在茎下部者互生；茎上部者为假对生，长卵形、宽卵形或菱状卵形，长 5~15cm，宽 2~8cm，先端渐尖，基部楔形，叶缘具不整齐的缺刻状粗锯齿或呈浅波状，仅叶缘有短毛；叶柄长 1~3cm。【花果】花单生于叶腋；花梗细；花萼钟状，5 深裂，绿色，裂片长 5~6mm，密生柔毛，筒部毛稀疏；花冠广钟形，白色，直径 1.5~2cm，裂片 5；雄蕊 5，短于花冠，花药椭圆形，黄色；雌蕊短于花冠，花柱细长，柱头 2 浅裂。浆果球形，红色，直径 10~15mm，被膨大成灯笼状的宿存花萼所包；宿萼橙红色，光滑无毛。【花果期】花期 6-10 月，果期 7-11 月。

分布区域 生于田野、沟边、山坡草地、林下、路旁。分布于除西藏外的全国各地。

采收加工 秋季果实成熟、宿萼呈红色或橙红色时采收，干燥。

性味功用 苦，寒。清热解毒，利咽化痰，利尿通淋。用于咽痛喑哑，痰热咳嗽，小便不利，热淋涩痛；外治天疱疮，湿疹。煎服，5~9g。外用适量，捣敷患处。

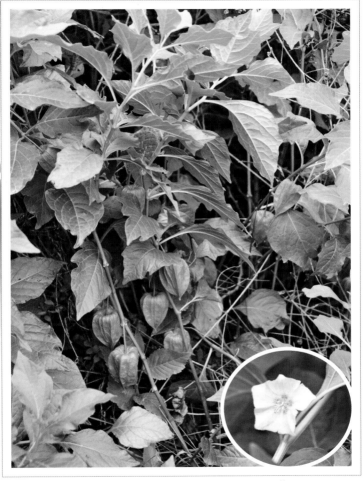

酸浆 ▲　　　　　　　　　　　　　　　花 △

金果榄

【植物别名】苦地胆。

【植物基原】防己科植物青牛胆 *Tinospora sagittata* (Oliv.) Gagnep. 的干燥块根。

识别要点　【植株】草质藤本。具连珠状块根，膨大部分不规则球形，断面黄色。枝纤细，有条纹，常被毛。【叶片】叶纸质或薄纸质，披针状箭形或披针状戟形，偶有卵形或椭圆状箭形，长7~15（~20）cm，宽2.4~5cm，顶端渐尖，有时尾尖，基部弯缺常很深，裂片圆或钝，向后或微向外伸。【花果】花序腋生，疏散，通常有花少数或多数簇生，或组成聚伞花序、假圆锥花序，花序长2~10（~15）cm或更长；总梗、花梗均丝状；小苞片2，紧贴花萼；雄花，萼片6，外轮小，内轮倒卵形或阔倒卵形，顶端钝或圆，花瓣6；雌花，萼片与雄花相似；花瓣常楔形。核果红色，近球形，宽6~8mm。【花果期】花期4月，果期秋季。

分布区域　生于疏林下、山坡草丛。分布于山西、湖北、湖南、江西、福建、广东、广西、海南、云南、贵州、四川、西藏等地。

采收加工　秋、冬二季采挖，除去须根，洗净，晒干。

性味功用　苦，寒。清热解毒，利咽，止痛。用于咽喉肿痛，痈疽疗毒，泄泻，痢疾，脘腹疼痛。煎服，3~9g。外用适量，研末吹喉或醋磨涂敷患处。

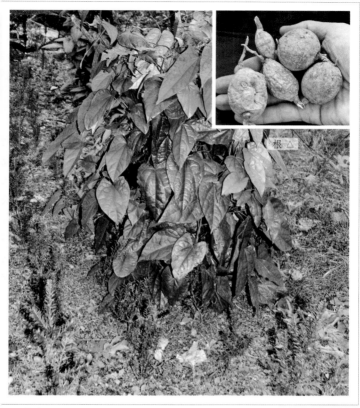

根△

青牛胆 ▲

附注　*Flora of China*、《中国植物志》等文献记录金果榄 *T. capillipes* Gagnep. 为青牛胆 *T. sagittata* (Oliv.) Gagnep. 的异名。

木蝴蝶

└┘ 1cm

【植物别名】千张纸、白故纸。

【植物基原】紫葳科植物木蝴蝶 Oroxylum indicum (L.) Vent. 的干燥成熟种子。

识别要点　【植株】乔木，高 7~12m。【叶片】叶极大，对生，三至四回羽状复叶，长 40~160cm；小叶多数，小叶片厚纸质，椭圆形至阔卵形，长 6~14cm，先端短尖或渐尖，基部圆形或斜形，全缘，上面绿色，下面浅绿色，两面无毛。【花果】总状花序顶生；总花梗长约 30cm；花萼钟形，长 25mm，宿存；花冠橙红色，钟形，长约 6.5cm，顶端 5 浅裂，裂片大小不等；雄蕊 5，稍伸出花冠外，花柱长约 6cm，柱头 2 裂，为 2 个半圆形薄片。蒴果扁平，阔线形，长 30~90cm。种子多数，除基部外全被翅包围。【花果期】花期 8-10 月，果期 10-12 月。

分布区域　生于低海拔山坡、溪边、山谷或灌木丛中。分布于福建、广东、广西、云南、贵州、四川。

采收加工　秋、冬二季采收成熟果实，曝晒至果实开裂，取出种子，晒干。

性味功用　苦、甘，凉。清肺利咽，疏肝和胃。用于肺热咳嗽，喉痹，喑哑，肝胃气痛。煎服，1~3g。

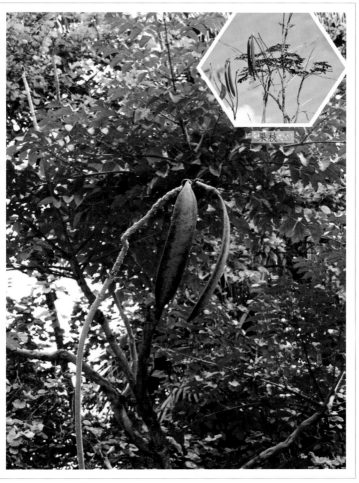

果枝 △

木蝴蝶 ▲

白头翁

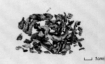

1cm

【植物别名】毛姑朵花、老公花。

【植物基原】毛茛科植物白头翁 *Pulsatilla chinensis* (Bge.) Regel 的干燥根。

识别要点 【植株】多年生草本。全株密被白色柔毛。【叶片】基生叶 4~5；叶柄长达 20cm，密被长柔毛；叶片宽卵形，长 4.5~14cm，宽 8.5~16cm，下面有柔毛，三出复叶；中央小叶具短柄，宽卵形，长 4~6cm，基部楔形，3 深裂，裂片顶端具 2~3 圆齿。【花果】花葶 1~2；总苞片 3，基部合生成筒，3 深裂，裂片线形或披针形，外面密被白色长柔毛；花梗长 2.5~5cm；花单生；萼片 6 蓝紫色，花瓣状，长圆状卵形，长 2.8~4.4cm，背面有密柔毛；雄蕊多数；心皮多数。聚合果，直径 9~12cm；瘦果长 3.5~4mm；宿存花柱羽毛状，长 3.5~6.5cm。【花果期】花期 3~5 月，果期 6~7 月。

分布区域 生于山坡、田野间，喜生阳坡。分布于黑龙江、吉林、辽宁、河北、河南、山东、山西、内蒙古、江苏、安徽、浙江、湖北、陕西、甘肃、青海、四川。

采收加工 春、秋二季采挖，除去泥沙，干燥。

性味功用 苦，寒。清热解毒，凉血止痢。用于热毒血痢，阴痒带下。煎服，9~15g。

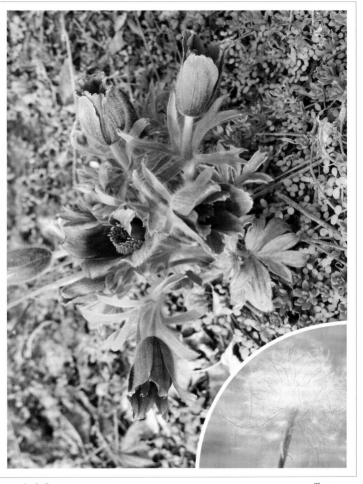

白头翁 ▲

果 △

土贝母

【植物别名】大贝母、假贝母。

【植物基原】葫芦科植物土贝母 *Bolbostemma paniculatum* (Maxim.) Franque 的干燥块茎。

识别要点 【植株】多年生攀缘草本。鳞茎肥厚，肉质，扁球形或不规则球形，直径达 3cm。茎细弱。【叶片】叶片轮廓心形或卵形，长 5~8cm，宽 4~7cm；掌状 5 深裂，裂片再 3~5 浅裂，先端尖，基部心形，两面被极短硬毛，基部小裂片顶端有 2 腺体。叶柄长 1~2cm。【花果】花单性，雌雄异株，呈腋生疏散的圆锥花序，有时单生；雄花直径约 1.5cm；花萼淡绿色，基部合生，上部 5 深裂；裂片卵状披针形，顶端有长丝状尾；花冠和花萼相似，淡绿色，裂片较宽；雄蕊 5，离生；雌花子房卵形或近球形，3 室每室 2 胚珠；花柱 3，下部合生，每个柱头 2 裂。蒴果，长圆形，长 1.5~2.3cm，具 4~6 粒种子；种子斜方形，棕黑色。【花果期】花期 6~8 月，果期 8~9 月。

分布区域 生于阴坡、林下。分布于辽宁、河北、河南、山东、山西、陕西、甘肃、云南等地。

采收加工 秋季采挖，洗净，掰开，煮至无白心，取出，晒干。

性味功用 苦，微寒。解毒，散结，消肿。用于乳痈，瘰疬，痰核。煎服，5~10g。

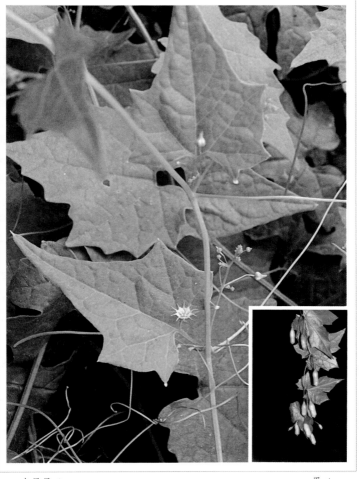

土贝母 ▲

果 △

马齿苋

└─┘ 1cm

【植物别名】猪母菜、瓜子菜。

【植物基原】马齿苋科植物马齿苋 *Portulaca oleracea* L. 的干燥地上部分。

识别要点 【植株】一年生草本。植物体肉质。茎多分枝,平卧地面,淡绿色,有时呈暗红色。【叶片】单叶,互生,有时为对生,扁倒卵形,先端钝圆或截形,全缘,肉质,长 1~2.5cm,光滑,无毛。【花果】花 3~8 朵,黄色,顶生枝端;总苞片 4~5,三角状卵形,先端具细尖;萼片 2,绿色,基部与子房合生;花瓣 5,倒卵状长圆形,具凹头,下部结合;雄蕊 8~12,基部合生;子房半下位,卵形;花柱单 1,柱头 5 裂,花柱连同柱头长于雄蕊。果为盖裂的蒴果。种子多数,黑褐色,肾状卵圆形。【花果期】花期 5-8 月,果期 7-9月。

分布区域 生于田野、路旁及荒地。分布于全国各地。

采收加工 夏、秋二季采收,除去残根及杂质,洗净,略蒸或烫后晒干。

性味功用 酸,寒。清热解毒,凉血止血,止痢。用于热毒血痢,痈肿疔疮,湿疹,丹毒,蛇虫咬伤,便血,痔血,崩漏下血。煎服,9~15g。外用适量,捣敷患处。

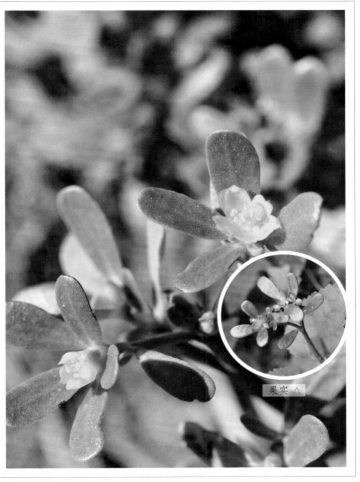

果实 △

马齿苋 ▲

鸦胆子

└─┘ 1cm

【植物别名】苦参子、老鸦胆。

【植物基原】苦木科植物鸦胆子 *Brucea javanica* (L.) Merr. 的干燥成熟果实

识别要点 【植株】灌木或小乔木，高达 3m，全体均被黄色柔毛。【叶片】单数羽状复叶，互生，长 20~40cm；小叶 5~11，通常 7，卵状披针形，长 5~10cm，宽 2~4cm，基部宽楔形而常偏斜，顶端短渐尖，边缘有粗锯齿。【花果】圆锥花序腋生，雌雄异株，雄花序长 15~25cm，雌花序长为雄花序的 1/2 左右；花小，暗紫色；萼 4 裂，裂片卵形；花瓣 4，长椭圆状披针形；雄蕊 4，着生于花盘之外；子房 4 深裂。核果椭圆形，黑色，具突起的网纹。【花果期】花期 6-7 月，果期 8-10 月。

分布区域 生于平原、丘陵地区，灌木林以及沟边、林缘、草地中。分布于福建、台湾、海南、广西、云南。

采收加工 秋季果实成熟时采收，除去杂质，晒干。

性味功用 苦，寒；有小毒。清热解毒，截疟，止痢，外用腐蚀赘疣。用于痢疾，疟疾；外治赘疣，鸡眼。用量 0.5~2g，用龙眼肉包裹或装入胶囊吞服；外用适量。

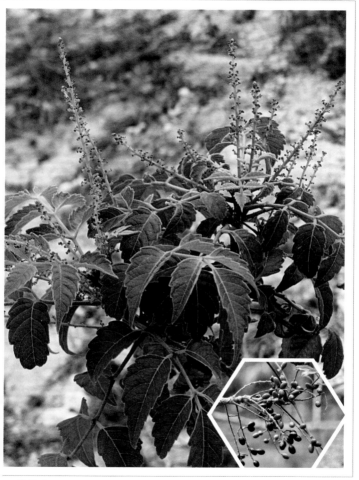

鸦胆子 ▲   果 △

地锦

└─┘1cm

【植物别名】血见愁、铺地锦。

【植物基原】大戟科植物地锦 *Euphorbia humifusa* Willd. 的干燥全草。

识别要点 【植株】一年生草本。茎纤细，多分枝，平卧，常带红色，具疏柔毛或无毛。【叶片】叶对生，长圆形，长 5~10mm，宽 3~7mm，先端钝圆，基部偏斜，叶缘具细齿；叶柄短；托叶锥形，羽状细裂。【花果】杯状聚伞花序，单生于分枝的叶腋；总梗短或无梗；总苞倒圆锥形，长约 1mm，顶端 4 裂；裂片膜质，长三角形，裂片间有腺体；腺体扁椭圆形，具花瓣状附属物；子房 3 室；花柱 3，顶端 2 裂。蒴果，近球形，径约 2mm，无毛；种子卵形，长约 1mm，具灰白色细毛。【花果期】花期 6-9 月，果期 7-10 月。

分布区域 生于原野荒地、路旁、田间。分布几遍全国。

采收加工 夏、秋二季采收，除去杂质，晒干。

性味功用 辛，平。清热解毒，凉血止血，利湿退黄。用于痢疾，泄泻，咯血，尿血，便血，崩漏，疮疖痈肿，湿热黄疸。煎服，9~20g。外用适量。

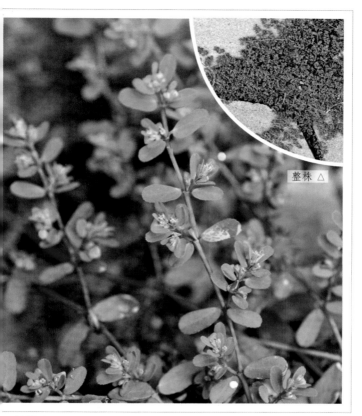

整株 △

地锦 ▲

注 大戟科植物斑地锦 *E. maculata* L. 的干燥全草同等入药。

委陵菜

【植物别名】一白草、天青地白。

【植物基原】蔷薇科植物委陵菜 *Potentilla chinensis* Ser. 的干燥全草。

识别要点 【植株】多年生草本。根茎粗壮，木质化。茎粗壮高 50~60cm，多直立，密被白色茸毛。【叶片】羽状复叶。基叶丛生，小叶 15~31；小叶长圆状倒卵形或长圆形，羽状深裂小裂片三角状披针形，边缘稍外卷；上面绿色，有短柔毛或无毛下面密生白色绵毛；托叶披针形或椭圆状披针形，基部与叶柄生。茎生叶与基生叶相似，但较小，小叶 7~15。【花果】伞房聚伞花序，多花；花梗长 0.5~1.5cm，被柔毛；花直径约 1cm；萼片条状披针形或线形，稍短于萼片；萼片三角状卵形，外被柔毛花瓣黄色。瘦果，肾状卵形。【花果期】花期 5~9 月，果期 6~10 月

分布区域 生于海拔 400~3200m 的向阳山坡或荒地中。分布于北及河北、河南、山东、山西、江苏、安徽、福建、湖北、湖南陕西、甘肃、青海、四川、贵州、云南。

采收加工 春季未抽茎时采挖，除去泥沙，晒干。

性味功用 苦，寒。清热解毒，凉血止血。用于赤痢腹痛，久痢不止痔疮出血，痈肿疮毒。煎服，9~15g。外用适量。

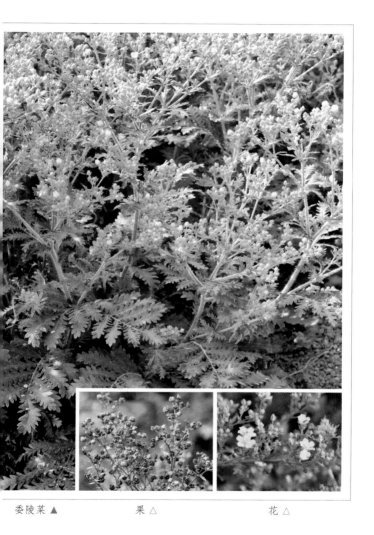

委陵菜 ▲　　　　　　　　　果 △　　　　　　　　　花 △

半边莲

【植物别名】长虫草、细米草。

【植物基原】桔梗科植物半边莲 *Lobelia chinensis* Lour. 的干燥全草。

识别要点　【植株】多年生草本。具白色乳汁。茎平卧，在节上生根，分枝常直立，无毛。【叶片】叶狭披针形，长 8~25mm，顶端急尖，全缘或具波状小齿，无毛。【花果】花通常 1 朵生于分枝上部叶腋内；花萼无毛，裂片 5，狭三角形，长 3~6mm；花冠粉红色，近一唇形，长约 12mm，裂片 5，无毛；雄蕊 5；下面 2 花药顶端具束毛；子房下位，柱头 2 裂。蒴果，2 瓣裂。【花果期】花期 7~8月，果期 9~10 月。

分布区域　生于水田边、路沟旁及潮湿的阴坡、荒地中。分布于江苏、浙江、安徽、四川、湖南、湖北、江西、福建、台湾、广东、广西。

采收加工　夏季采收，除去泥沙，洗净，晒干。

性味功用　辛，平。清热解毒，利尿消肿。用于痈肿疔疮，蛇虫咬伤，臌胀水肿，湿热黄疸，湿疹湿疮。煎服，9~15g。

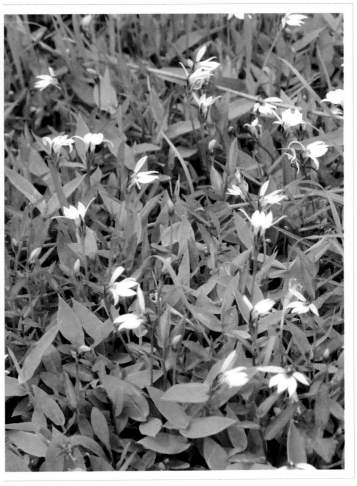

半边莲 ▲

白花蛇舌草

└─┘ 1cm

【植物别名】蛇舌草、蛇总管。

【植物基原】茜草科植物白花蛇舌草 *Hedyotis diffusa* Willd. 的干燥全草。

识别要点　【植株】一年生草本，全株无毛。茎圆柱形、细弱，绿色或稍带紫色，由基部分枝，节间长 0.5~6cm。【叶片】叶对生无柄；托叶 2，膜质，长 1~2mm，基部合生成鞘，顶端有小齿；叶革质，条形至条状披针形，长 1~3.5cm，宽 1~3mm，先端渐尖基部渐窄，全缘，上面深绿色，下面淡绿色，中脉突起。【花果】花单生或成对生于叶腋，有短花梗；花萼筒状，4 裂，裂片边缘有短刺毛；花冠筒状，白色，先端 4 深裂；雄蕊 4，与花冠裂片互生，花丝扁；花柱线状，柱头 2 裂，半球形，子房下位，2 室。蒴果扁球形，灰褐色，室背开裂；种子淡棕黄色，细小，有 3 棱角。【花果期】花期 7-9 月。果期 8-10 月。

分布区域　生于旷野、潮湿的田边、沟边草丛中。分布于安徽、浙江、江苏、福建、广东、广西、云南等地。

采收加工　夏、秋二季采收，洗净，鲜用或晒干。

性味功用　苦、甘，寒。清热解毒，利尿消肿，活血止痛。用于肺热咳嗽，扁桃体炎，咽喉炎，阑尾炎，痢疾，黄疸，盆腔炎，附件炎，痈肿疔疮，泌尿系统感染，支气管炎，跌仆损伤，毒蛇咬伤。煎服，15~60g；鲜品 60~120g，煎汤或捣汁饮。外用适量捣敷。孕妇忌服。

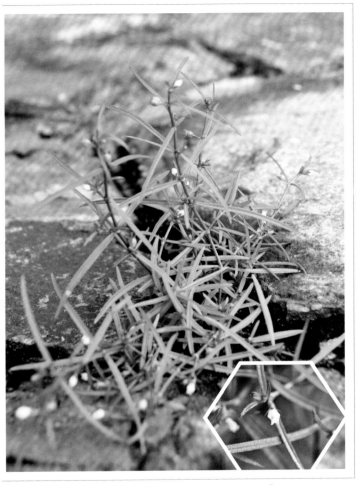

白花蛇舌草 ▲   花 △

山慈菇

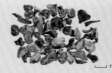

【植物别名】金扣子、一粒珠。

【植物基原】兰科植物独蒜兰 *Pleione bulbocodioides* (Franch.) Rolfe 的干燥假鳞茎。

识别要点　【植株】半附生草本。假鳞茎卵形或卵状圆锥形，顶端有颈，顶端 1 叶。【叶片】花期叶幼嫩。叶窄椭圆状披针形或近倒披针形，纸质，长 10~25cm；叶柄长 2~6.5cm。【花果】花葶生于无叶假鳞茎基部，长 7~20cm，顶端具 1（~2）花。苞片长于花梗和子房；花粉红至淡紫色，唇瓣有深色斑；中萼片近倒披针形，侧萼片与中萼片等长；花瓣倒披针形，稍斜歪，唇瓣倒卵形，3 微裂，上部边缘撕裂状，基部楔形稍贴生于蕊柱，常具 4~5 褶片，褶片啮蚀状。蒴果近长圆形。【花果期】花期 4-6 月，果期 8-9 月。

分布区域　生于海拔 900~3600m 的常绿阔叶林下、林缘或苔藓覆盖的岩石上。分布于陕西、甘肃、安徽、浙江、江西、河南、湖北、湖南、广西、贵州、四川、云南及西藏。

采收加工　夏、秋二季采挖，除去地上部分及泥沙，分开大小，置沸水锅中蒸煮至透心，干燥。

性味功用　甘、微辛，凉。清热解毒，化痰散结。用于痈肿疔毒，瘰疬痰核，蛇虫咬伤，癥瘕痞块。煎服，3~9g。外用适量。

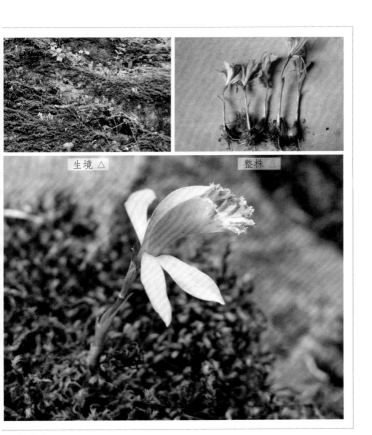

生境 △ 整株 △

独蒜兰 ▲

附注 兰科植物杜鹃兰 *Cremastra appendiculata* (D. Don) Makino 及
云南独蒜兰 *Pleione yunnanensis* Rolfe 的干燥假鳞茎也作山慈菇入
药。

千里光

【植物别名】九里明、九里光。

【植物基原】菊科植物千里光 *Senecio scandens* Buch.-Ham. 的干燥地上部

识别要点 【植株】多年生草本。茎圆柱形，曲折呈攀缘状，上部多分枝。【叶片】叶互生，具短柄，椭圆状三角形或卵状针形，长 6~12cm，顶端渐尖，茎部截形或戟形，边缘有浅或深裂，有时基部有 2~4 对深裂片，稀近全缘，两面被细毛，以背面主脉上较多。【花果】头状花序顶生，多数，直径约 1cm，排列成复总状伞房花序；花梗细，长 1~2cm，密被白毛，具细条形苞叶；总苞筒状，基部有数个条形小苞片；总苞片 1 层；舌状花黄色，雌性，8~9 朵；管状花黄色，多数，两性，先端 5 齿裂，雄蕊 5；雌蕊 1，子房下位，柱头 2 裂。瘦果圆柱形，冠毛白色，长约 7mm。【花果期】花期 9-10 月，果期 10-11 月。

分布区域 生于山坡、林缘、灌丛、沟边、路旁。分布于我国西北部至西南部、中部、东南部地区。

采收加工 全年均可采收，除去杂质，阴干。

性味功用 苦，寒。清热解毒，明目，利湿。用于痈肿疮毒，感冒发热，目赤肿痛，泄泻痢疾，皮肤湿疹。煎服，15~30g。外用适量，煎水熏洗。

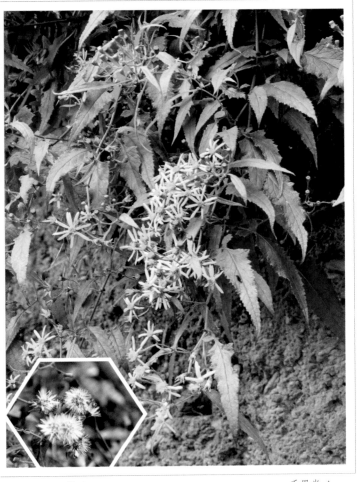

果 △

千里光 ▲

白蔹

└─┘ 1cm

【植物别名】猫儿卵、山地瓜。

【植物基原】葡萄科植物白蔹 *Ampelopsis japonica* (Thunb.) Makino 的干燥块根。

识别要点　【植株】藤本。茎草质或带木质。卷须与叶对生，常单一，枝端卷须常渐变成花序。具块根，呈纺锤形。【叶片】叶为掌状复叶；小叶 3~5，一部分羽状分裂，一部分为羽状缺刻；裂片卵形至披针形，中间裂片最大，两侧的较小，常不分裂；叶轴和小叶柄有狭翅，裂片基部有关节，两面无毛；叶柄长 2~6cm，无毛。【花果】聚伞花序小，花序梗长 3~8cm，细长；花小，黄绿色；花萼 5 浅裂，花瓣 5；雄蕊 5，与花瓣对生；花盘边缘稍分裂。浆果，球形，直径 5~7mm，熟时蓝色或白色，有凹点。【花果期】花期 5~6 月，果期 7~9 月。

分布区域　生于荒山灌木丛中。分布于黑龙江、吉林、辽宁、河北、河南、山东、山西、内蒙古、江苏、安徽、浙江、江西、湖南、湖北、陕西、宁夏、四川等地。

采收加工　春、秋二季采挖，除去泥沙及细根，切成纵瓣或斜片，晒干。

性味功用　苦，微寒。清热解毒，消痈散结，敛疮生肌。用于痈疽发背，疔疮，瘰疬，烧烫伤。煎服，5~10g。外用适量，煎汤洗或研成极细粉敷患处。不宜与乌头、附子同用。

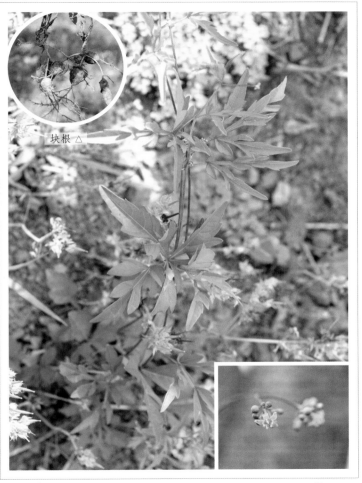

块根 △

白蔹 ▲

花 △

半枝莲

1cm

【植物别名】并头草、牙刷草。

【植物基原】唇形科植物半枝莲 *Scutellaria barbata* D.Don 的干燥全草。

识别要点 【植株】多年生直立草本，高可达 50cm。茎四棱形，分枝多，下部略呈紫色，无毛。【叶片】叶交互对生，有短柄，叶片三角状长卵形至披针形，长 1.5~2.5cm，宽 0.7~1.5cm，顶端略钝，边缘具疏钝齿，基部截形，叶上面深绿色，被稀柔毛，下面淡绿色，仅叶脉及边缘有稀柔毛。【花果】花顶生于茎及分枝的上部，每轮有花 2 朵，并生，集成偏一侧的总状花序；花萼紫色，萼筒外面密被短柔毛，内面无毛，上唇背部附有盾片，高约 1mm，果时增大；花冠蓝紫色，长约 1.3cm，外面密被长柔毛，内面无毛；雄蕊 4，2 强；柱头 2 裂。果实成熟时上萼筒开裂而脱落，下萼筒宿存，露出 4 个扁球形小坚果。【花果期】花期 5-10 月，果期 6-11 月。

分布区域 生于溪滩边、田埂及林区路旁。分布于河北、河南、山西、安徽、江苏、江西、浙江、福建、台湾、湖北、陕西、云南、贵州及四川等地。

采收加工 夏、秋二季茎叶茂盛时采挖，洗净，晒干。

性味功用 辛、苦、寒。清热解毒，化瘀利尿。用于疔疮肿毒，咽喉肿痛，跌仆伤痛，水肿，黄疸，蛇虫咬伤。煎服，15~30g。

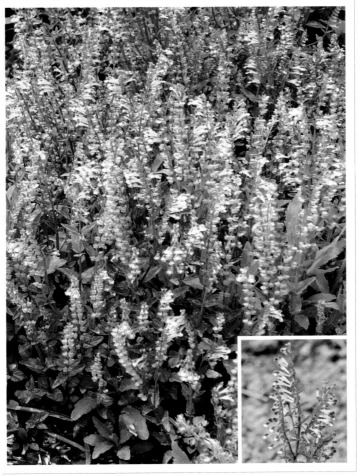

半枝莲 ▲   花 △

苦地丁

【植物别名】布氏地丁、紫堇。

【植物基原】罂粟科植物紫堇 *Corydalis bungeana* Turcz. 的干燥全草。

识别要点　【植株】多年生（栽培为二年生）草本。高 10~40cm，无毛，微被白粉。【叶片】基生叶和茎下部叶长 3~10cm，具长柄，叶片轮廓卵形，长 2~4cm，二回羽状全裂，一回裂片 2~3 对，二回裂片狭卵形至线形，宽 0.5~1.2mm，先端钝圆或呈短突尖，两面灰绿色，无毛。【花果】总状花序，上有花数朵。苞片叶状，羽状深裂。花梗长 1~2mm。萼片小，2 枚，近三角形，鳞片状，早落。花瓣 4，淡紫色，倒卵状长椭圆形；外 2 片大，前面 1 片平展，倒卵状匙形，先端兜状，背面具宽翅；后 1 片先端兜状，基部延伸成距；内 2 瓣较小，先端连合。蒴果，长圆形。种子黑色，有光泽。【花果期】花期 4-5 月，果期 5-6 月。

分布区域　生于山沟、旷地、林缘。分布于辽宁、河北、内蒙古、山东、山西、陕西、甘肃、宁夏等地。

采收加工　夏、秋二季花果期采收，除去杂质，晒干。

性味功用　苦，寒。清热解毒，散结消肿。用于时疫感冒，咽喉肿痛，疔疮肿痛，痈疽发背，痄腮丹毒。煎服，9~15g。外用适量煎汤洗患处。

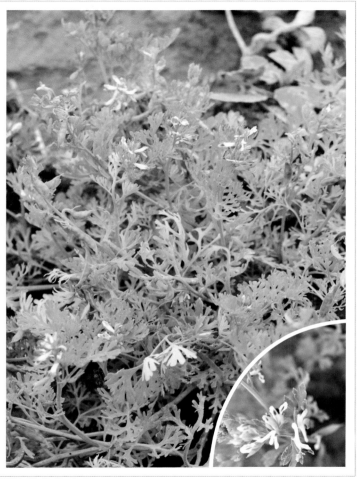

紫堇 ▲   花 △

绵马贯众

└ 1cm

【植物别名】贯众、野鸡膀子。

【植物基原】鳞毛蕨科植物粗茎鳞毛蕨 *Dryopteris crassirhizoma* Nakai 的干燥根茎和叶柄残基。

识别要点　【植株】多年生草本植物。根茎粗大，块状，斜生，有许多坚硬的叶柄残基及黑色细根，密被锈色或深褐色大鳞片。【叶片】叶簇生于根茎顶端，具长柄，二回羽状全裂或深裂，中轴及叶脉上被有一些褐色鳞片。【孢子囊】孢子囊群着生于叶中部以上的羽片上，囊群近肾形或圆肾形。

分布区域　生于林下湿地。分布于东北、河北及内蒙古等地。

采收加工　秋季采挖，削去叶柄、须根，除去泥沙，晒干。

性味功用　苦，微寒；有小毒。清热解毒，止血，杀虫。用于时疫感冒，风热头痛，温毒发斑，疮疡肿毒，崩漏下血，虫积腹痛。煎服，5~10g。绵马贯众炭具有收涩止血的功效。

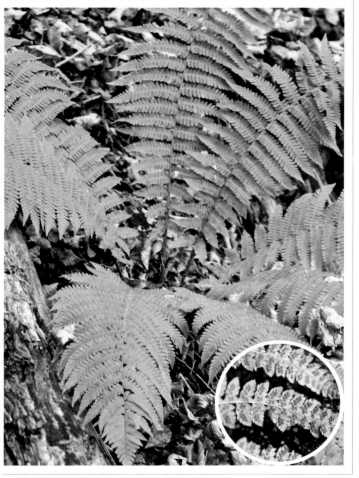

粗茎鳞毛蕨 ▲

孢子囊 △

瓦松

【植物别名】瓦塔、石塔花。

【植物基原】景天科植物瓦松 *Orostachys fimbriata* (Turcz.) Berg. 的干燥地上部分。

识别要点　【植株】基生叶莲座状排列，线形，先端增大，为色软骨质，半圆形，边缘有流苏状软骨片和 1 针状尖头。【叶片】茎生叶线形至倒卵形，长 1.9~3cm，先端长尖。花茎高 10~（~40）cm。【花果】总状花序或圆锥状花序；苞片线形；花梗达 1cm；萼片长圆形，长 1~3mm；花瓣红色或白色，长卵状披形或披针形；雄蕊短于花瓣或几与花瓣等长，花药紫色。蓇葖长圆形，种子多数，卵形。【花果期】花期 8-9 月，果期 9-10 月。

分布区域　生于海拔 1600m（青海及甘肃可达 3500m）以下的屋瓦缝、墙头、山坡石缝上。分布于全国各地。

采收加工　夏、秋二季花开时采收，除去根及杂质，晒干。

性味功用　酸、苦，凉。凉血止血，解毒，敛疮。用于血痢，便血，痔血，疮口久不愈合。煎服，3~9g。外用适量，研末涂敷患处。

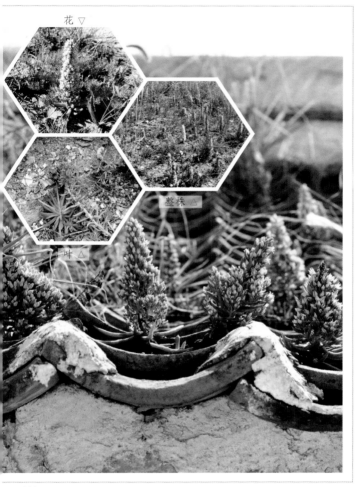

花 ▽

整株 △

叶 △

瓦松 ▲

水飞蓟

【植物别名】奶蓟。

【植物基原】菊科植物水飞蓟 *Silybum marianum* (L.) Gaertn. 的干燥成熟果实。

识别要点 【植株】一年或二年生草本，高 30~200cm。【叶片】基生叶大型，莲座状，具柄，长椭圆状披针形，长 40~80cm，羽状深裂或浅裂，边缘有锯齿，齿尖具硬尖刺，叶面光滑，具乳白色斑点，叶背疏生白柔毛；茎生叶较小，顶端渐尖，基部抱茎，无柄。【花果】头状花序顶生或腋生，直径 4~6cm；总苞近球形，总苞片多层，约 40~50 片，质硬，具长刺；花托肉质，具硬托毛；花全为管状花，两性，淡红色至紫红色，少有白色；花冠管纤细，顶端 5 裂。瘦果椭圆状卵形，长约 7mm，棕色至黑褐色，表面有纵棱及凸出的腺体；冠毛多数，刚毛状，不等长，基部合生成环，白色。【花果期】花期 5-7 月，果期 6-8 月。

分布区域 生于通风、凉爽、干燥和阳光充足的荒滩地、盐碱地等处。原产于欧洲，我国引种栽培。

采收加工 秋季果实成熟时采收果序，晒干，打下果实，除去杂质，晒干。

性味功用 苦，凉。清热解毒，疏肝利胆。用于肝胆湿热，胁痛，黄疸。供配制成药用。

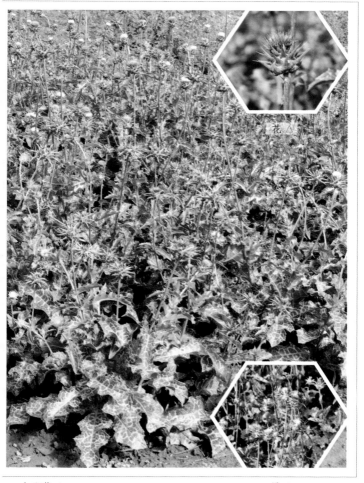

花 △

水飞蓟 ▲   果 △

亚麻子

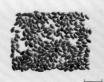

1cm

【植物别名】野胡麻、胡麻仁。

【植物基原】亚麻科植物亚麻 *Linum usitatissimum* L. 的干燥成熟种子。

识别要点　【植株】一年生草本。高40~100cm。茎直立，分枝，无毛。【叶片】叶互生，线形或线状披针形，长2~4cm，宽2~5mm，基部渐窄，先端锐尖，无叶柄，具3脉。【花果】聚伞花序，顶生或生于上部叶腋；花梗长1.5~3cm，直立；萼片5，卵形或卵状披针形，先端尖，具3脉，边缘膜质，无腺点；花瓣倒卵形，蓝色或蓝紫色，易脱落；雄蕊5，花丝基部结合；退化雄蕊5，三角形；子房5室；花柱5，分离，柱头线形。蒴果，球形，顶端尖，裂瓣渐尖；种子10粒，扁平，棕褐色。【花果期】花期5-7月，果期7-8月。

分布区域　原产地中海地区，全国各地有栽培。主要分布于东北及河北、河南、山西、内蒙古、山东、湖北、陕西、四川、云南等地。

采收加工　秋季果实成熟时采收植株，晒干，打下种子，除去杂质，再晒干。

性味功用　甘，平。润燥通便，养血祛风。用于肠燥便秘，皮肤干燥瘙痒，脱发。煎服，9~15g。大便滑泻者禁用。

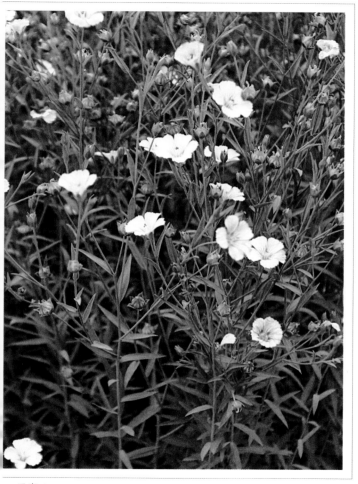

亚麻 ▲

地黄

【植物别名】蜜蜜罐。

【植物基原】玄参科植物地黄 *Rehmannia glutinosa* Libosch. 的新鲜或干燥块根。

识别要点　【植株】多年生草本，支根数条，纺锤形或胡萝卜状，外皮灰黄褐色。茎直立，四棱形。【叶片】叶对生，最上部叶有时互生，卵形至卵状披针形，长 10~20cm，宽 4~15cm，先端渐尖，基部楔形、圆形或心形，边缘具细锯齿，稀为重锯齿。【花果】圆锥花序大而疏散，被腺毛；花萼 5 深裂，长约 3mm，裂片卵圆形；花冠褐紫色，长 3~4.5cm，上唇长于下唇；雄蕊 4，略短于下唇，退化雄蕊近圆形。蒴果，卵圆形，长 8~9mm，近无毛。【花果期】花期 4~5 月，果期 5~6 月。

分布区域　生于山坡、路旁或栽培。分布于辽宁、河北、内蒙古、陕西、甘肃、山东、河南、江苏、安徽、湖北等地。

采收加工　秋季采挖，除去芦头、须根及泥沙，鲜用；或缓缓炉焙至约八成干。前者习称"鲜地黄"，后者习称"生地黄"。

性味功用　甘，寒。清热凉血，养阴生津。用于热入营血，温毒发斑，吐血衄血，热病伤阴，舌绛烦渴，津伤便秘，阴虚发热，骨蒸劳热，内热消渴。煎服，10~15g。熟地黄为生地黄的炮制加工品，具有补血滋阴、益精填髓的功效。

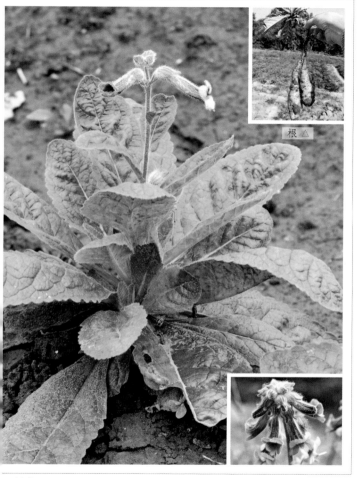

根 △

地黄 ▲   花 △

玄参

⊢1cm

【植物别名】元参、浙玄参。
【植物基原】玄参科植物玄参 *Scrophularia ningpoensis* Hemsl. 的干燥根。

识别要点　【植株】多年生草本。根肥大，近圆柱形，外皮灰
黄色或灰褐色。茎直立，棱形，有沟纹。【叶片】茎下部叶对
生，上部的叶有时互生，均具柄，叶片卵形或卵状椭圆形，长
7~20cm，宽3.5~12cm，先端尖，基部圆形或近截形，边缘具细锯齿
【花果】聚伞花序疏散开展，呈圆锥状，花序轴及花梗均被腺毛
花萼长2~3mm，5裂几达基部，裂片近圆形，边缘膜质；花冠
紫色，长8~9mm，管部斜壶状，顶端5裂，上面2裂片较长而大，
侧面2裂片次之，下面1片裂片最小；能育雄蕊4枚，退化雄
1枚；子房上位，2室，花柱细长。蒴果卵形。【花果期】花期7~
月，果期8-9月。

分布区域　生于溪边、山坡、林下及草丛。分布于江苏、安徽、浙江
江西、福建、湖北、湖南、广东北部、陕西、四川、贵州等地。

采收加工　冬季茎叶枯萎时采挖，除去根茎、幼芽、须根及泥沙
晒或烘至半干，堆放3~6天，反复数次至干燥。

性味功用　甘、苦、咸，微寒。清热凉血，滋阴降火，解毒散结
用于热入营血，温毒发斑，热病伤阴，舌绛烦渴，津伤便秘，
蒸劳嗽，目赤，咽痛，白喉，瘰疬，痈肿疮毒。煎服，9~15g
不宜与藜芦同用。

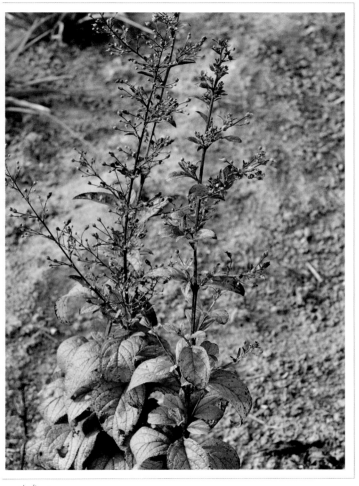

玄参 ▲

牡丹皮

└─ 1cm ─┘

【植物别名】丹皮。

【植物基原】毛茛科植物牡丹 *Paeonia suffruticosa* Andr. 的干燥根皮。

识别要点　【植株】灌木。高约 2m，分枝短而粗。【叶片】叶二回三出复叶，长 20~25cm；顶生小叶宽卵形，长 7~8cm，宽 5.5~7cm，3 裂至中部，无毛；侧生小叶狭卵形或长圆状卵形，长 4.5~6cm，具不等的 2~3 浅裂或不裂，近无柄。【花果】花单生枝顶，直径 10~17cm；萼片 5，绿色，宽卵形，大小不等；花瓣 5，常为重瓣，玫瑰色、红紫色、粉红色至白色，顶端呈不规则波状；雄蕊多数；花盘革质，杯状，紫红色；心皮 5，密生柔毛。蓇葖果，长圆形，密生黄褐色硬毛。【花果期】花期 5-6 月，果期 6-7 月。

分布区域　生于向阳山坡及土壤肥沃处。分布于山东、安徽、陕西、甘肃、四川、贵州、湖北、湖南等地。

采收加工　秋季采挖根部，除去细根和泥沙，剥取根皮，晒干。

性味功用　苦、辛，微寒。清热凉血，活血化瘀。用于热入营血，温毒发斑，吐血衄血，夜热早凉，无汗骨蒸，经闭痛经，跌仆伤痛，痈肿疮毒。煎服，6~12g，孕妇慎用。

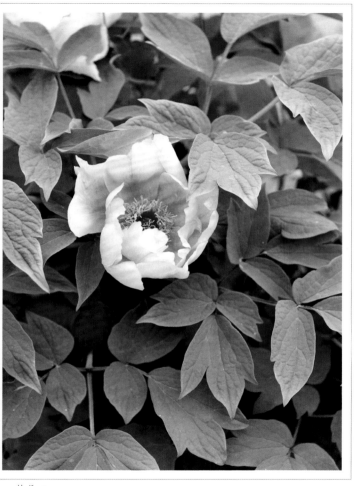

牡丹 ▲

赤芍

⌊___⌋ 1cm

【植物别名】条赤芍。

【植物基原】毛茛科植物川赤芍 *Paeonia veitchii* Lynch 的干燥根。

识别要点 【植株】多年生草本，高达 100cm。根粗大，单一或有分枝。茎直立，无毛。【叶片】叶互生，小叶为二回三出复叶，长达 30cm；小叶常羽状深裂，小裂片条状或披针形，宽 0.6~1.8cm，先端急尖或锐尖，沿脉疏生短毛。【花果】花（1~）2~4 朵，顶生或腋生，直径 6~9cm；萼片 5，绿色；花瓣 6~9，紫红色或粉红色，宽倒卵形；雄蕊多数，花丝淡黄色或淡红色，心皮 2~5，离生；蓇葖果 2~5，密生黄色毛。【花果期】花期 4-6 月，果期 8-9 月。

分布区域 生于海拔 1800~3900m 的山坡林下、林缘、灌丛或草坡中。分布于山西、陕西、甘肃、青海、四川、西藏、云南等地。

采收加工 春、秋二季采挖，除去根茎、须根及泥沙，晒干。

性味功用 苦，微寒。清热凉血，散瘀止痛。用于热入营血，温毒发斑，吐血衄血，目赤肿痛，肝郁胁痛，经闭痛经，癥瘕腹痛，跌仆损伤，痈肿疮疡。煎服，6~12g。不宜与藜芦同用。

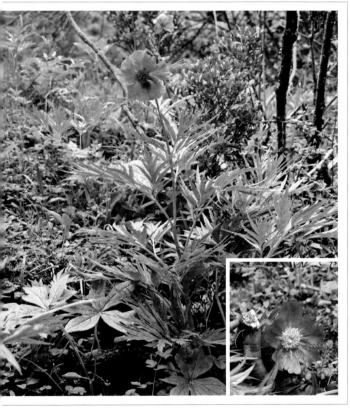

川赤芍 ▲ 花 △

注　毛茛科植物芍药 *P. lactiflora* Pall. 的干燥根同等入药。

紫草

【植物别名】软紫草。

【植物基原】紫草科植物新疆紫草 *Arnebia euchroma* (Royle) Johnst. 的干燥

识别要点 【植株】多年生草本。根粗壮，富含紫色物质。茎条或2条，直立，被开展的白色或淡黄色长硬毛。【叶片】叶柄，两面均疏生半贴状的硬毛；基生叶线形至线状披针形，7~20cm，先端短渐尖，基部扩展成鞘状；茎生叶披针形至线披针形，较小，无鞘状基部。【花果】镰状聚伞花序顶生；苞披针形；花萼裂片线形；花冠筒状钟形，深紫色，有时淡黄色紫红色，外面无毛或稍有短毛，筒部直，长1~1.4cm，檐部直6~10mm，裂片卵形，开展；花药长约2.5mm；花柱先端浅2裂柱头2，倒卵形。小坚果宽卵形，黑褐色。【花果期】6-8月。

分布区域 生于海拔2500~4200m的砾石山坡、洪积扇、草地及甸等处。分布于新疆及西藏西部。

采收加工 春、秋二季采挖，除去泥沙，干燥。

性味功用 甘、咸，寒。清热凉血，活血解毒，透疹消斑。用血热毒盛，斑疹紫黑，麻疹不透，疮疡，湿疹，水火烫伤。煎服5~10g。外用适量，熬膏或用植物油浸泡涂擦。

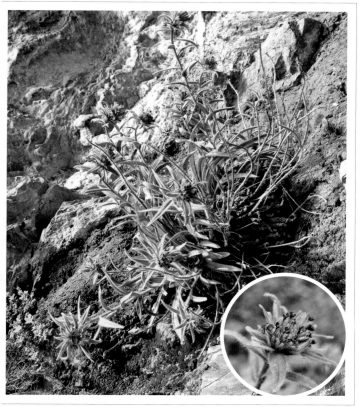

新疆紫草 ▲   花 △

付注　紫草科植物内蒙紫草 *A. guttata* Bunge 的干燥根同等入药。

天葵子

【植物别名】紫背天葵。

【植物基原】毛茛科植物天葵 *Semiaquilegia adoxoides* (DC.) Makino 的干燥块根。

识别要点 【植株】块根外皮棕黑色，长 1~2cm，直径 3~6mm。茎 1~5，高 10~32cm，被白色细柔毛。【叶片】基生叶多数，为一回三出复叶；小叶扇状菱形或倒卵状菱形，长 0.6~2.5cm，宽 1~2.8cm，3 深裂，裂片疏生粗齿；叶柄长 3~12cm。【花果】花梗细长 1~2.5cm，具白色细柔毛；花萼小，白色，常带淡紫色；花瓣 5，匙形，先端平截；雄蕊 8~14；退化雄蕊 2，线状披针形。蓇葖果 2~4，长约 6mm。【花果期】花期 3-4 月，果期 4-5 月。

分布区域 生于海拔 100~1100m 的林下、路边。分布于陕西、河南、湖北、湖南、江西、江苏、浙江、福建、贵州、四川、云南、广西

采收加工 夏初采挖，洗净，干燥，除去须根。

性味功用 甘、苦，寒。清热解毒，消肿散结。用于痈肿疔疮，乳痈瘰疬，蛇虫咬伤。煎服，9~15g。

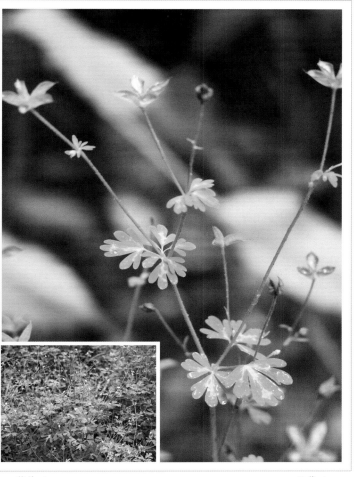

整株 △

天葵 ▲

马鞭草

└─┘ 1cm

【植物别名】铁马鞭、马鞭子。

【植物基原】马鞭草科植物马鞭草 *Verbena officinalis* L. 的干燥地上部分。

识别要点　【植株】多年生草本，高 30~120cm。茎方形，节及棱上被硬毛。【叶片】叶对生，近无柄，叶片卵圆形至倒卵形或长圆状披针形，长 2~8cm，基生叶的边缘常有粗锯齿及缺刻，茎叶多数 3 深裂，裂片边缘有不规则的粗锯齿，两面均被硬毛，尤以下面的脉上为多。【花果】穗状花序细长，顶生及腋生；每朵花下有 1 枚卵状钻形的苞片；花萼管状，长约 2mm，膜质，5 齿裂；花冠管状，淡紫色至蓝色，长 4~8mm，5 裂，近二唇形；雄蕊 4，2 强，花丝短；子房上位，4 室。蒴果长圆形，外果皮薄，成熟时四瓣裂。【花果期】花期 6~8 月，果期 7~11 月。

分布区域　生于路旁、田野、山坡、溪边或村落附近。分布于全国大部分地区。

采收加工　6~8 月花开时采割，除去杂质，晒干。

性味功用　苦、凉。活血散瘀，解毒，利水，退黄，截疟。用于癥瘕积聚，痛经经闭，喉痹，痈肿，水肿，黄疸，疟疾。煎服，5~10g。

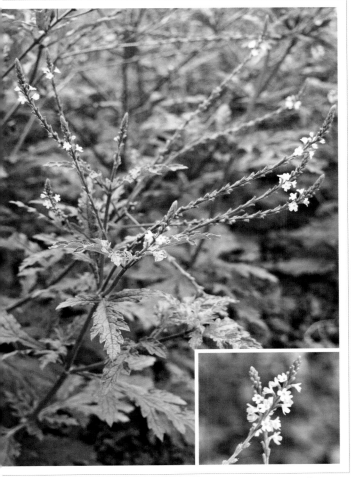

马鞭草 ▲

花 △

青蒿

└ 1cm ┘

【植物别名】臭蒿、臭青蒿。

【植物基原】菊科植物黄花蒿 *Artemisia annua* L. 的干燥地上部分。

识别要点　【植株】一年生草本，高40~100cm。茎直立，具纵沟槽，无毛，多分枝。【叶片】基部叶及茎下部叶花时常枯萎；中部叶卵形，二至三回羽状全裂，呈栉齿状，小裂片长圆状线形或线形，先端锐尖，全缘或具1~2锯齿，两面无毛或被微毛，密布腺点；上部叶小，常一至二回羽状全裂。【花果】头状花序，球形，直径1.5~2mm；有短梗，下垂；苞叶线形，极多数密集成扩展而呈金字塔形的圆锥状。总苞无毛，2~3层；外层苞片狭长圆形，绿色，边缘狭膜质；内层苞片卵形或近圆形，边缘宽膜质。花筒状，黄色，边花雌性，10~20朵；中央花两性，10~30朵，均结实。瘦果长圆形，无毛。【花果期】8~10月。

分布区域　生于旷野、山坡、路边、河岸。分布于全国各地。

采收加工　秋季花盛开时采割，除去老茎，阴干。

性味功用　苦、辛，寒。清虚热，除骨蒸，解暑热，截疟，退黄。用于温邪伤阴，夜热早凉，阴虚发热，骨蒸劳热，暑邪发热，疟疾寒热，湿热黄疸。煎服，6~12g，后下。

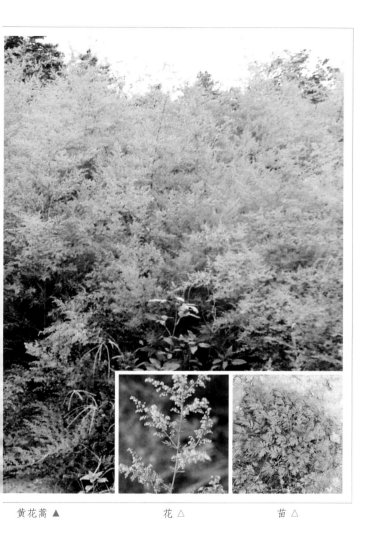

黄花蒿 ▲   花 △   苗 △

白薇

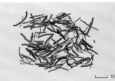

【植物别名】白马尾。
【植物基原】萝藦科植物白薇 *Cynanchum atratum* Bge. 的干燥根和根茎。

识别要点 【植株】多年生草本，高30~70cm。有香气。茎直立，密生细柔毛。【叶片】叶对生，宽卵形或卵状椭圆形，长3~10cm，宽2~7cm，先端短渐尖或急尖，基部圆形，两面有毛。【花果】伞形聚伞花序簇生于上部叶腋；花萼裂片披针形，绿色，外面有毛，里面基部有腺体；花冠黑紫色，直径8~10mm；副花冠裂片盾状，先端圆；花粉块每药室1枚，下垂，长圆形；子房上位，柱头扁平。蓇葖果，单生，角状，长6~9cm，顶端渐尖，中部膨大，直径5~10mm。种子卵形，顶端有白色绢毛。【花果期】花期5-7月，果期6-8月。

分布区域 生于河边、草地、林缘。分布于黑龙江、吉林、辽宁、河北、山东、河南、陕西、山西及长江以南地区。

采收加工 春、秋二季采挖，洗净，干燥。

性味功用 苦、咸，寒。清热凉血，利尿通淋，解毒疗疮。用于温邪伤营发热，阴虚发热，骨蒸劳热，产后虚热，热淋，血淋，疮痈肿毒，毒蛇咬伤。煎服，5~10g。

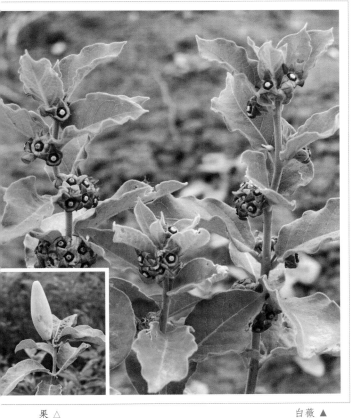

果 △   白薇 ▲

注　萝藦科植物蔓生白薇 *C. versicolor* Bge. 的干燥根和根茎同等入
药。

银柴胡

【植物别名】叉岐繁缕。

【植物基原】石竹科植物银柴胡 *Stellaria dichotoma* L. var. *lanceolata* Bge. 干燥根。

识别要点 【植株】多年生草本，高 20~40cm，密被腺毛或柔毛，茎直立，细长，节略膨大，由基部明显多次二歧分枝。【叶片】叶对生，无柄，披针形或线状披针形，长 0.5~3cm，宽 1.5~4mm，全缘。【花果】花单生于叶腋，直径约 3mm；花梗长约 2cm，萼片5，长约 4mm，绿色，边缘白膜质；花瓣 5，白色，全缘，顶端 2 裂；雄蕊 10，排成 2 列，花丝基部连合，黄色；子房上位，花柱 3，蒴果近球形，成熟时顶端 6 齿裂。种子常 1~2，椭圆形，黑褐色。【花果期】花期 6-7 月，果期 8-9 月。

分布区域 生于干燥草原及山坡、悬崖石缝中。分布于甘肃、陕西、内蒙古等地。

采收加工 春、夏间植株萌发或秋后茎叶枯萎时采挖；栽培品种植后第三年 9 月中旬或第四年 4 月中旬采挖，除去残茎、须根及泥沙，晒干。

性味功用 甘，微寒。清虚热，除疳热。用于阴虚发热，骨蒸劳热，小儿疳热。煎服，3~10g。

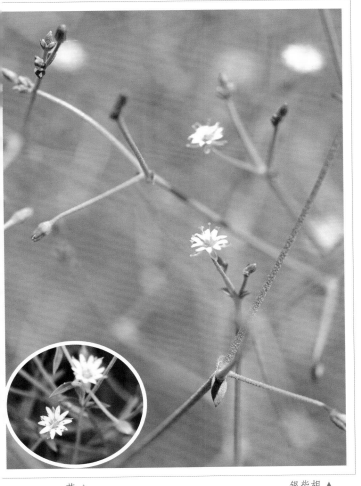

花 △

银柴胡 ▲

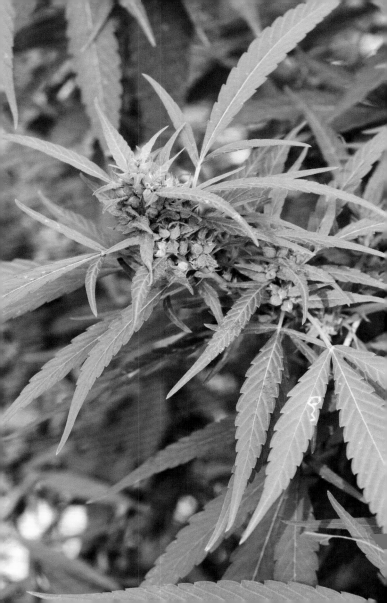

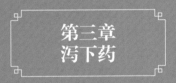

第三章
泻下药

攻下药

大黄

【植物别名】北大黄。

【植物基原】蓼科植物掌叶大黄 *Rheum palmatum* L. 的干燥根和根茎。

识别要点 【植株】多年生高大草本,高达 1.5~2m。根状茎及根肥大。【叶片】基生叶有肉质粗壮的长柄,约与叶片等长;叶宽卵形或圆形,直径达 40cm,掌状半裂,裂片 3~5(~7),每一裂片有时羽状裂或有粗齿,基部稍心形;茎生叶较小,互生,有短叶柄;叶鞘状,膜质,密生短柔毛。【花果】圆锥花序,大型,顶生,花小,紫红色或带红紫色;花梗纤细;花被片 6,2 轮,椭圆形,长约 1.5mm;雄蕊 9;花柱 3,柱头头状。果枝多聚拢,瘦果有 3 棱,棱上生翅。【花果期】花期 6-7 月,果期 7-8 月。

分布区域 生于海拔 1500~4400m 的山地林缘或草地。分布于陕西、甘肃、青海、四川、云南、西藏。

采收加工 秋末茎叶枯萎或次春发芽前采挖,除去细根,刮去外皮,切瓣或段,干燥。

性味功用 苦,寒。泻下攻积,清热泻火,凉血解毒,逐瘀通经,利湿退黄。用于实热积滞便秘,血热吐衄,目赤咽肿,痈肿疔疮,肠痈腹痛,瘀血经闭,产后瘀阻,跌仆损伤,湿热痢疾,黄疸尿赤,淋证,水肿;外治烧烫伤。煎服,3~15g;用于泻下不宜久煎。外用适量,研末敷于患处。孕妇及月经期、哺乳期慎用。酒大黄、熟大黄、大黄炭为大黄的炮制品。

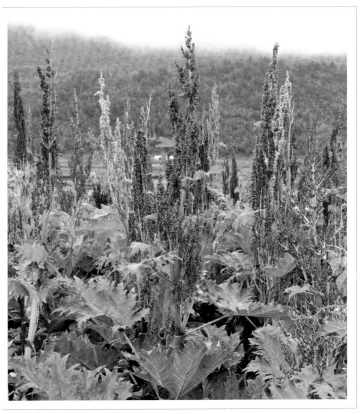

掌叶大黄 ▲

附注　蓼科植物唐古特大黄 *Rheum tanguticum* Maxim.ex Balf. 或药用大黄 *Rheum officinale* Baill. 的干燥根和根茎也作大黄入药。

番泻叶

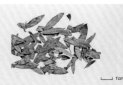

【植物别名】印度番泻叶。

【植物基原】豆科植物狭叶番泻 *Cassia angustifolia* Vahl 的干燥小叶。

识别要点　【植株】小灌木，高达 1m。【叶片】羽状复叶，具 5~8 对小叶，小叶具短柄。小叶片披针形，长 23~46mm，宽 3.5~9mm，先端渐尖，基部稍不对称，两面疏被毛至近无毛；托叶卵状披针形，长 2~4mm。【花果】总状花序腋生，具花 6~14 朵；萼片 5，长卵形，不等大；花瓣 5，黄色，倒卵形，下面 2 瓣较大；雄蕊 10，上部 3 枚不育且小型，中部 4 枚等长，下部 3 枚向下弯曲，花药略呈四方形，基部箭形；雌蕊弯曲呈镰刀状，子房具柄，疏被毛。荚果呈扁平长方形，长 4~6cm。种子 4~7，略呈长方形而扁。【花果期】花期 9-12 月，果期翌年 3 月。

分布区域　原产于东非。在印度及巴基斯坦有大量栽培。我国云南也有少量引种栽培。

采收加工　开花前摘下叶片，阴干。

性味功用　甘，苦，寒。泻热行滞，通便，利水。用于热结积滞，便秘腹痛，水肿胀满。煎服，2~6g，后下，或开水泡服。孕妇慎用。

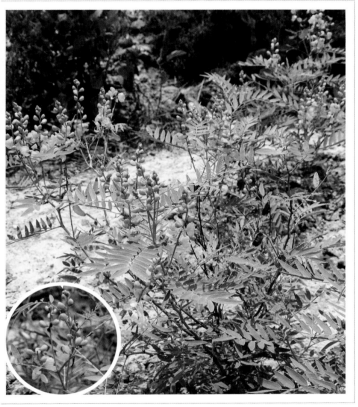

花 △   狭叶番泻 ▲

附注　豆科植物尖叶番泻 *C. acutifolia* Delile 的干燥小叶同等入药。

芦荟

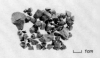

【植物别名】斑纹芦荟。

【植物基原】百合科植物库拉索芦荟 *Aloe barbadensis* Miller 叶的汁液浓缩干燥物。习称"老芦荟"。

识别要点 【植株】肉质草本，有短茎，多分枝形成密的丛生。【叶片】叶片近基生，在幼苗期或新枝上呈二列状排列，直立，粉绿色，幼小植株上有时两面具白色斑纹，线状披针形，长15~35（~50）cm，宽4~5（~7）cm，边缘疏生齿状刺，顶端具2或3齿尖。【花】花葶直立，长60~90cm；花梗粗达2cm；花序长30~40cm，有时具1或2向上的分枝，花多数；苞片近白色，宽披针形，长约10cm，具脉纹5~7，顶端急尖；花下垂，花梗长为苞片一半；花被浅黄色或具红色斑点，一侧略肿胀；外层花被离生部分长约1.8cm，顶端略内弯；花柱明显突出。【花期】7-9月

分布区域 喜生于湿热地区，广泛栽培于温室中。云南可能有归化植物分布。

采收加工 全年可采。自基部割取叶片，收集流出的汁液于容器中蒸发浓缩至适当的浓度，任其逐渐冷却凝固。

性味功用 苦，寒。泻下通便，清肝泻火，杀虫疗疳。用于热结便秘，惊痫抽搐，小儿疳积；外治癣疮。入丸散服，每次2~5g。外用适量研末敷患处。

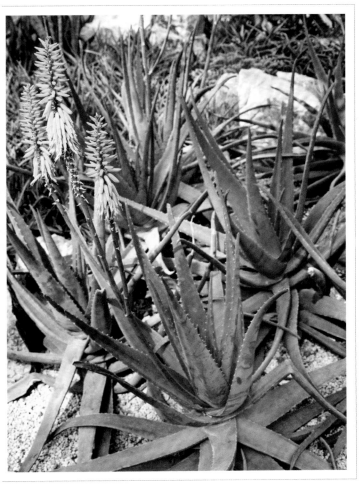

库拉索芦荟 ▲

火麻仁

└─ 1cm ─┘

【植物别名】线麻。

【植物基原】桑科植物大麻 *Cannabis sativa* L. 的干燥成熟种子。

识别要点　【植株】一年生直立草本。茎灰绿色，具纵沟，密生柔毛。【叶片】叶互生或下部的叶为对生；掌状全裂，裂片 3~9，披针形，长 7~15cm，先端渐尖，基部渐窄；叶缘具锯齿；上面深绿色，被短毛；下面淡绿色，被长毛；叶柄长 4~13cm，被糙毛。【花】花单性，雌雄异株。雄花序圆锥形，花被片 5，雄蕊 5。雌花序短，腋生，球形或穗状；每苞片内生 1 朵雌花；花被退化，膜质，紧包子房；子房为球形，柱头 2。瘦果扁卵形，质硬，灰色。【花果期】花期 6-8 月，果期 9-10 月。

分布区域　生长于排水良好的砂质土壤。全国各地均有栽培。

采收加工　秋季果实成熟时采收，除去杂质，晒干。

性味功用　甘，平。润肠通便。用于血虚津亏，肠燥便秘。煎服，10~15g。

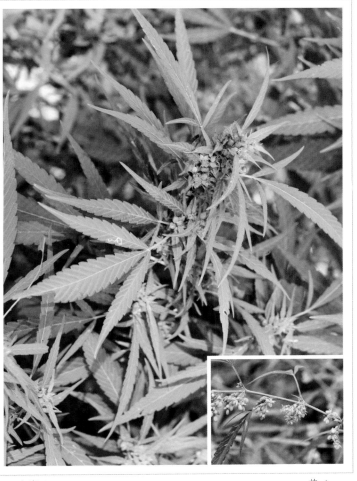

大麻 ▲

花 △

郁李仁

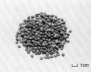

└┘ 1cm

【植物别名】小李仁、爵梅。
【植物基原】蔷薇科植物郁李 *Prunus japonica* Thunb. 的干燥成熟种子。

识别要点　【植株】落叶灌木，高约 1.5m。树皮灰褐色，有规则
纵条纹，小枝细，光滑，幼枝黄棕色，无毛。【叶片】叶互生，
托叶 2，线形，早落；叶长卵形或卵圆形，少有卵状披针形，先
端渐尖，基部圆形，边缘有不整齐锐重锯齿；上面深绿色，无毛，
下面浅绿色，沿叶脉生短柔毛。【花果】花先叶开放或与叶同时
开放，2~3 朵簇生，粉红色或白色；花萼钟形，萼片 5，反卷，
先端渐尖，边缘疏生乳突状锯齿；花瓣 5，倒卵形，浅红色或近
白色，具浅褐色的网纹，边缘疏生浅齿；雄蕊多数；子房长圆形，
1 室。核果近球形，深红色，光滑无沟；核圆形或近圆形，黄白色。
【花果期】花期 4-5 月，果期 5-6 月。

分布区域　生于海拔 100~200m 的向阳山坡、路旁或小灌木丛中。
分布于华北、华东、中南等地。

采收加工　夏、秋二季采收成熟果实，除去果肉及核壳，取出种子
干燥。

性味功用　辛、苦、甘，平。润肠通便，下气利水。用于津枯肠燥
食积气滞，腹胀便秘，水肿，脚气，小便不利。煎服，6~10g。
孕妇慎用。

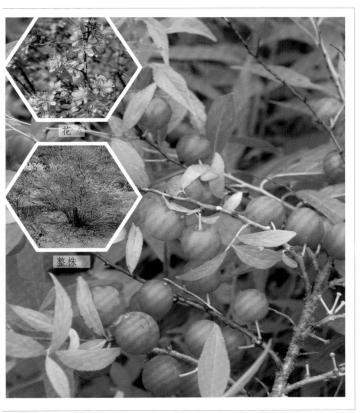

花 ▲

整株 ▲

郁李 ▲

附注 蔷薇科植物欧李 *P. humilis* Bge. 或长柄扁桃 *P. pedunculata* Maxim. 的干燥成熟种子同等入药。

甘遂

—— 1cm

【植物别名】猫儿眼。

【植物基原】大戟科植物甘遂 *Euphorbia kansui* T. N. Liou ex T. P. Wang 的干燥块根。

识别要点 【植株】多年生肉质草本。根细长而微弯曲，部分呈连珠状或棒状。茎直立。【叶片】叶互生；无柄或有短柄；叶片狭披针形或线状披针形，长 3~5cm，宽 6~10mm，先端钝，基部阔楔形，全缘；总苞叶 3~6，倒卵状椭圆形，长 1~2.5cm，宽 4~6mm，先端钝或尖，基部渐狭。【花果】花序单生于二歧分枝顶端；总苞杯状；裂片半圆形，边缘及内侧具白色柔毛；腺体 4，新月形两角不明显，暗黄色至浅褐色；雄花多数，明显伸出总苞外；雌花 1；子房柄长 3~6mm，子房光滑无毛；花柱 3，2/3 以下合生；柱头 2 裂，不明显。蒴果三棱状球形，长与直径均为 3.5~4.5mm。【花果期】花期 4~6 月，果期 6~8 月。

分布区域 生于农田、路旁、低山坡等处。分布于河北、山西、宁夏、陕西、甘肃、河南。

采收加工 春季开花前或秋末茎叶枯萎后采挖，撞去外皮，晒干。

性味功用 苦，寒；有毒。泻水逐饮，消肿散结。用于水肿胀满，胸腹积水，痰饮积聚，气逆咳喘，二便不利，风痰癫痫，痈肿疮毒。煎服 0.5~1.5g，炮制规范后多入丸散用。外用适量，生用。虚弱者及孕妇禁用；不宜与甘草同用。

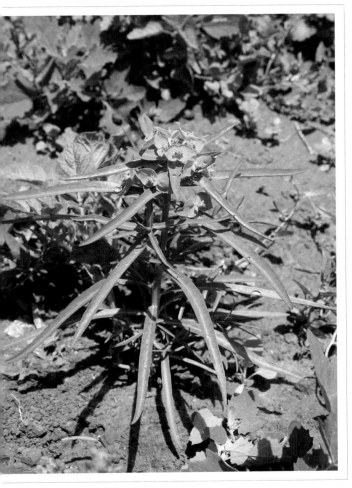

甘遂 ▲

京大戟

【植物别名】龙虎草、九头猫儿眼。

【植物基原】大戟科植物大戟 *Euphorbia pekinensis* Rupr. 的干燥根。

识别要点 【植株】多年生草本，高 30~80cm，有白色乳汁。圆锥状。茎直立，被白色短柔毛，上部分枝。【叶片】叶互生几无柄，长圆状披针形至披针形，长 3~8cm，宽 5~13mm，全缘下面稍被白粉。【花果】顶生伞形聚伞花序，通常有 5 伞梗，生者多只 1 梗，伞梗顶端着生一杯状聚伞花序，其基部有卵形卵状披针形苞片，5 片轮生，杯状花序总苞坛形，顶端 4 裂，腺椭圆形；雄花多数，雄蕊 1；雌花 1，子房球形，3 室，花柱顶2 浅裂。蒴果三棱状球形，表面具疣状突起；种子卵形，灰褐色【花果期】花期 4~5 月，果期 6~7 月。

分布区域 生于山坡、路旁、荒地、草丛、林缘及疏林下。除疆及西藏外，分布几遍全国。

采收加工 秋、冬二季采挖，洗净，晒干。

性味功用 苦，寒；有毒。泻水逐饮，消肿散结。用于水肿胀满痰饮积聚，气逆喘咳，二便不利，痈肿疮毒，瘰疬痰核。煎服，1.5~3入丸散服，每次 1g；内服醋制用。外用适量，生用。虚弱者及妇忌用。不宜与甘草同用。

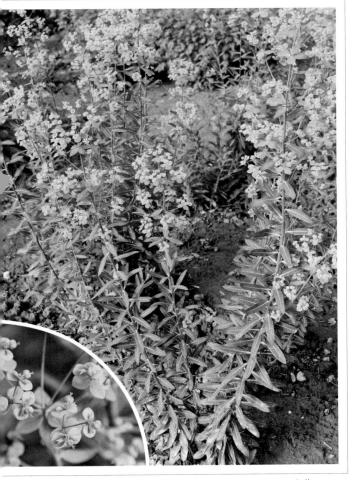

花 △

大戟 ▲

芫花

【植物别名】药鱼草、闹鱼花。

【植物基原】瑞香科植物芫花 *Daphne genkwa* Sieb. et Zucc. 的干燥花蕾

识别要点 【植株】落叶灌木，高 0.3~1m。枝条稍带紫褐色，时有绢状柔毛。【叶片】叶对生、近对生或偶互生，叶柄短，约 2mm，有灰色短柔毛；叶卵圆形、椭圆形、长椭圆形或卵状针形，纸质，下面有绢状柔毛；基部宽楔形或圆形，先端尖，脉 5~7 对。【花果】花先叶开放，以侧生为多，常具 3~7(~15)，花序梗短；花无味；花梗短，被灰黄色柔毛；花萼淡紫色，筒状先端 4 裂，裂片卵形或长圆形；雄蕊 8，生于花被筒内面，上下 2 轮，下面一轮生于萼筒中部，上面 1 轮生于萼筒喉部，花丝短；子倒卵形，外密生黄色柔毛；花柱极短或无花柱，柱头头状。核白色。【花果期】花期 3-5 月，果期 6-7 月。

分布区域 生于海拔 300~1000m 的山坡灌木丛中、路旁或疏林也有栽培于庭园中。分布于河北、山西、陕西、甘肃、河南、湖湖南、江西、山东、江苏、安徽、浙江、福建、台湾、贵州、四川

采收加工 春季花未开放时采收，除去杂质，干燥。

性味功用 苦、辛，温；有毒。泻水逐饮，外用杀虫疗疮。用于肿胀满，胸腹积水，痰饮积聚，气逆咳喘，二便不利；外治疥癣秃痈肿，冻疮。煎服，1.5~3g；醋芫花研末吞服，每次 0.6~0.9每日 1 次。外用适量。虚弱者及孕妇禁用。不宜与甘草同用。

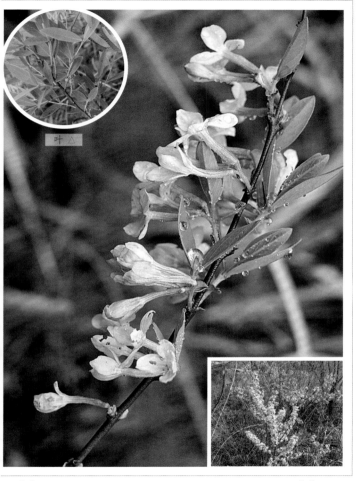

叶 △

芫花 ▲　　　　　　　　　　　　　　　　整株 △

商陆

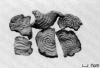

└ 1cm

【植物别名】水萝卜。

【植物基原】商陆科植物商陆 *Phytolacca acinosa* Roxb. 的干燥根。

识别要点　【植株】多年生草本。无毛。根肥大，肉质，圆锥形。茎直立，圆柱形，具纵沟，绿色或紫红色。【叶片】单叶，互生，具柄，柄长约3cm；叶椭圆形或长椭圆形，长10~30cm，宽4.5~15cm，顶端锐尖或渐尖，基部楔形，全缘。【花果】总状花序顶生或与叶对生，花序长达15cm。花柄基部的苞片线形，膜质；花柄上部的2枚小苞片为线状披针形，膜质。花两性。萼片5裂，黄绿色或淡红色。雄蕊8~10，有时为10个以上。心皮通常为8，分离。花柱短。浆果扁球形，熟时黑色。种子肾形，黑褐色。【花果期】花期4~7月，果期7~10月。

分布区域　生于山沟边、林下、林缘、路边。分布于全国大部分地区。

采收加工　秋季至次春采挖，除去须根及泥沙，切成块或片，晒干或阴干。

性味功用　苦，寒；有毒。逐水消肿，通利二便；外用解毒散结。用于水肿胀满，二便不通；外治痈肿疮毒。煎服，3~9g。外用适量，煎汤熏洗。孕妇忌用。

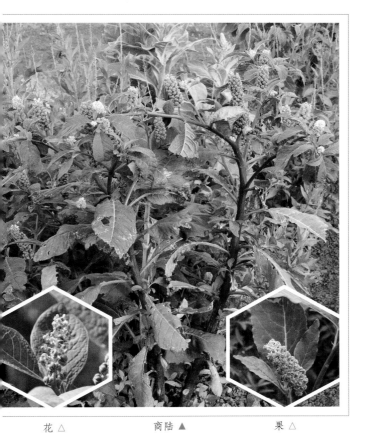

花 △   商陆 ▲   果 △

注 商陆科植物垂序商陆 *P. americana* L. 的干燥根同等入药。

牵牛子

【植物别名】牵牛。

【植物基原】旋花科植物裂叶牵牛 *Pharbitis nil* (L.) Choisy 的干燥成熟种子。

识别要点　【植株】一年生缠绕性草本。茎左旋，长 2m 以上，倒生短毛。【叶片】叶互生，有长柄，叶柄常比总花梗长；叶广卵形，通常 3 裂，基部心形，中裂片较长，长卵形，先端长尖，基部不收缩，侧裂片底部阔圆，两面均被毛。【花果】花 1~3 朵腋生，具总花梗；苞片 2；萼 5 深裂，裂片线状披针形，先端尾状长尖；花冠漏斗状，紫色或淡红色、淡蓝色、蓝紫色，上部色深，下部色浅或为白色，早晨开放，日中花冠收拢；雄蕊 5，贴生于花冠基部，长不及花冠之半，花丝基部有毛；雌蕊 1，比雄蕊稍长，无毛，柱头头状，3 裂。蒴果球形。【花果期】花期 6~9 月，果期 7~月。

分布区域　生于灌丛、墙脚、路旁等。分布于黑龙江、辽宁、吉林、河北、河南、山东、山西、江苏、浙江、台湾、广东、广西、贵州、四川等地。

采收加工　秋末果实成熟、果壳未开裂时采割植株，晒干，打种子，除去杂质。

性味功用　苦，寒；有毒。泻水通便，消痰涤饮，杀虫攻积。于水肿胀满，二便不通，痰饮积聚，气逆喘咳，虫积腹痛。煎服3~6g；入丸散服，每次 1.5~3g。孕妇禁用。不宜与巴豆同用。

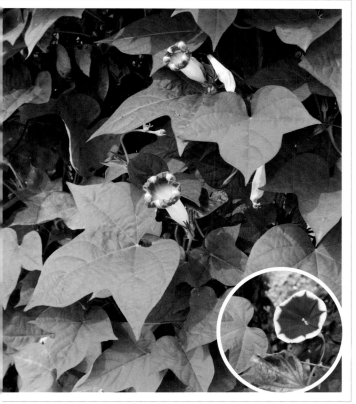

裂叶牵牛 ▲   花 △

注 旋花科植物圆叶牵牛 *P. purpurea* (L.) Voigt 的干燥成熟种子同
样入药。

巴豆

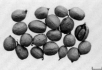

【植物别名】猛子仁、巴仁。

【植物基原】大戟科植物巴豆 *Croton tiglium* L. 的干燥成熟果实。

识别要点 【植株】灌木或小乔木，高 2~7m；幼枝绿色，稀疏的星状毛。【叶片】叶卵形至矩圆状卵形，顶端渐尖，5~13cm，掌状 3 出脉，两面被稀疏的星状毛，基部两侧近叶柄有 1 无柄的腺体；叶柄长 2~6cm。【花果】花小，单性，雌雄同株，顶生总状花序，长 8~14cm，雌花在下，雄花在上；萼片 5；雄花无退化子房；雄蕊多数，花丝在芽内弯曲；花盘腺体与萼片对生；雌花无花瓣，子房 3 室，密被星状毛，每室 1 胚珠。蒴果矩圆状，长 2cm。种子长卵形。【花果期】花期 7-10 月，果期 7-11 月。

分布区域 生于山谷、林缘、溪旁或密林中。主要分布于浙江、江苏、福建、台湾、湖南、湖北、广东、广西、云南、贵州、四川。

采收加工 秋季果实成熟时采收，堆置 2~3 天，摊开，干燥。

性味功用 辛，热；有大毒。峻下冷积，逐水退肿，祛痰利咽，外用蚀疮。用于寒积便秘，腹水臌胀，喉痹痰阻；外治痈肿脓未溃、疥癣恶疮。入丸散服，每次 0.1~0.3g。大多数制成巴豆霜用，以减低毒性。外用适量，研末涂患处，或捣烂以纱布包擦患处。孕妇禁用。不宜与牵牛子同用。

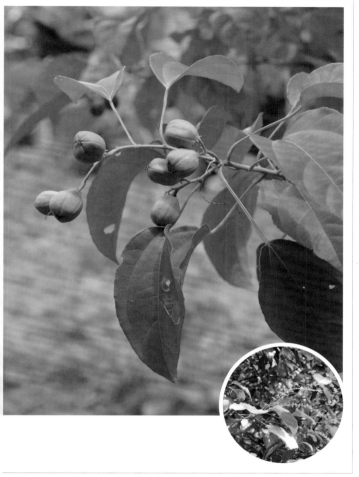

巴豆 ▲   花 △

千金子

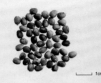

1cm

【植物别名】仙人对座草、百药解。

【植物基原】大戟科植物续随子 *Euphorbia lathyris* L. 的干燥成熟种子。

识别要点 【植株】二年生草本。全株无毛，灰绿色。茎粗壮、直立，多分枝，高 30~100cm。【叶片】叶交互对生，卵状披针形，长 5~12cm，先端锐尖，基部心形，抱茎。【花果】总花序顶生，具 2~4 伞梗，呈伞状，基部具轮生的苞叶 2~4；每伞梗再叉状分枝，顶端有 2 三角状卵形苞片。杯状聚伞花序钟状，顶端 4~5 裂，裂片间有腺体；腺体新月形，两端有短而钝的角。蒴果，近球形，无毛。种子长圆状球形。【花果期】花期 5~7 月，果期 6~9 月。

分布区域 生于向阳山坡。分布于除西北外的大部分地区。

采收加工 夏、秋二季果实成熟时采收，除去杂质，干燥。

性味功用 辛，温；有毒。泻下逐水，破血消癥；外用疗癣蚀疣。用于二便不通，水肿，痰饮，积滞胀满，血瘀经闭；外治顽癣，赘疣。煎服，1~2g；去壳，去油用，多入丸散服。外用适量，捣烂敷患处。孕妇禁用。千金子霜为千金子的炮制加工品。

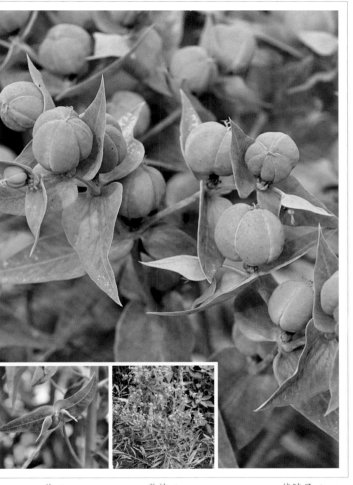

花 △　　　　　　　　整株 △　　　　　　　　续随子 ▲

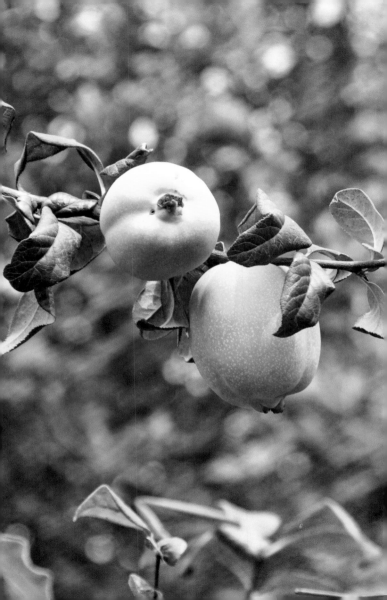

第四章
祛风湿药

祛风寒湿药

独活

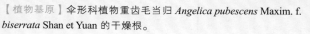

【植物别名】重齿当归。

【植物基原】伞形科植物重齿毛当归 *Angelica pubescens* Maxim. f. *biserrata* Shan et Yuan 的干燥根。

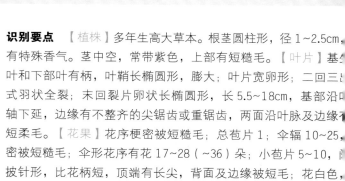

识别要点 【植株】多年生高大草本。根茎圆柱形，径 1~2.5cm，有特殊香气。茎中空，常带紫色，上部有短糙毛。【叶片】基生叶和下部叶有柄，叶鞘长椭圆形，膨大；叶片宽卵形；二回三出式羽状全裂；末回裂片卵状长椭圆形，长 5.5~18cm，基部沿叶轴下延，边缘有不整齐的尖锯齿或重锯齿，两面沿叶脉及边缘有短柔毛。【花果】花序梗密被短糙毛；总苞片 1；伞辐 10~25，密被短糙毛；伞形花序有花 17~28（~36）朵；小苞片 5~10，披针形，比花柄短，顶端有长尖，背面及边缘被短毛；花白色，无萼齿，花瓣倒卵形；花柱显著伸长。果实椭圆形，侧翅与果体等宽或略狭，背棱线形，隆起，棱槽间有油管 2~3，合生面油管2~4（~6）。【花果期】花期 8~9 月，果期 9~10 月。

分布区域 生于海拔 1000~1700m 的阴湿山坡、林下草丛中或稀疏灌丛中。分布于湖北、江西、安徽、浙江、四川等地。

采收加工 春初苗刚发芽或秋末茎叶枯萎时采挖，除去须根及泥沙，烘至半干，堆置 2~3 天，发软后再烘至全干。

性味功用 辛、苦，微温。祛风除湿，通痹止痛。用于风寒湿痹，腰膝疼痛，少阴伏风头痛，风寒夹湿头痛。煎服，3~10g。

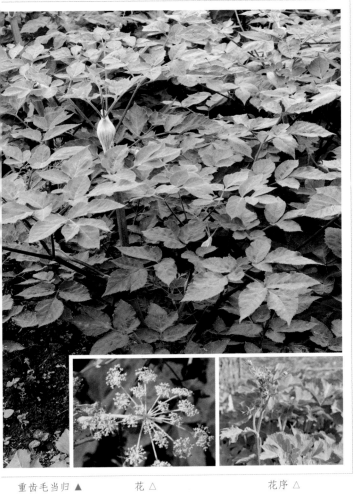

重齿毛当归 ▲   花 △   花序 △

威灵仙

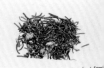

└ 1cm

【植物别名】老虎须。

【植物基原】毛茛科植物威灵仙 *Clematis chinensis* Osbeck 的干燥根和根茎

识别要点 【植株】藤本，长 3~10m，植物干时变黑。根丛生于块状根茎上，细长圆柱形。【叶片】叶对生，一回羽状复叶，小叶 5，略带革质，狭卵形或三角状卵形，先端钝或渐尖，基部圆形或宽楔形，全缘，主脉 3 条，上面沿叶脉有细毛，下面无毛。【花果】圆锥花序顶生或腋生；总苞片窄线形，密生细长毛；萼片 4，有时 5，花瓣状，长圆状倒卵形，白色或绿白色，外被白色柔毛；雄蕊多数，花丝扁平；心皮多数，离生，子房及花柱上密生白毛。瘦果扁平，花柱宿存延长呈白色羽毛状。【花果期】花期 5~6 月，果期 6~7 月。

分布区域 生于山谷、山坡林缘或灌木丛中。分布于江苏、浙江、江西、福建、台湾、湖北、湖南、广东、广西、四川、贵州、云南等地。

采收加工 秋季采挖，除去泥沙，晒干。

性味功用 辛、咸，温。祛风湿，通经络。用于风湿痹痛，肢体麻木，筋脉拘挛，屈伸不利。煎服，6~10g。

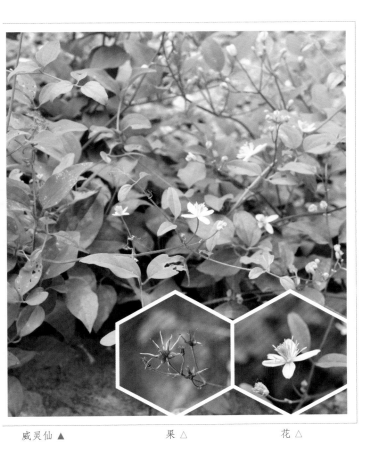

威灵仙 ▲   果 △   花 △

附注　毛茛科植物棉团铁线莲 *C. hexapetala* Pall. 和东北铁线莲 *C. manshurica* Rupr. 的干燥根和根茎同等入药。

川乌

└─┘ 1cm

【植物别名】鹅儿花、草乌。

【植物基原】毛茛科植物乌头 *Aconitum carmichaelii* Debx. 的干燥母根。

识别要点 【植株】多年生草本，高 60~120cm。块根通常 2 个连生。茎直立。【叶片】叶互生，具柄；叶片卵圆形，革质，掌状 3 裂几达基部，两侧裂片再 2 裂，中央裂片菱状楔形，上部再 3 浅裂，各裂片边缘有粗齿或缺刻，上面暗绿色，下面灰绿色。【花果】总状花序窄长；花青紫色，盔瓣盔形，侧瓣近圆形，外被短毛；雄蕊多数；心皮 3~5，离生。蓇葖果长圆形，长约 2cm，无毛。【花果期】花期 6-7 月，果期 7-8 月。

分布区域 生于山地、丘陵地。分布于辽宁、河南、山东、江苏、安徽、浙江、江西、广西、四川。

采收加工 6 月下旬至 8 月上旬采挖，除去子根、须根及泥沙，晒干。

性味功用 辛、苦，热；制川乌有毒，生川乌有大毒。祛风除湿，温经止痛。用于风寒湿痹，关节疼痛，心腹冷痛，寒疝作痛及麻醉止痛。一般炮制规范后用；制川乌煎服，1.5~3g，先煎、久煎；生品内服宜慎；孕妇禁用。不宜与半夏、瓜蒌、瓜蒌子、瓜蒌皮、天花粉、川贝母、浙贝母、平贝母、伊贝母、湖北贝母、白蔹、白及同用。制川乌为川乌的炮制加工品。

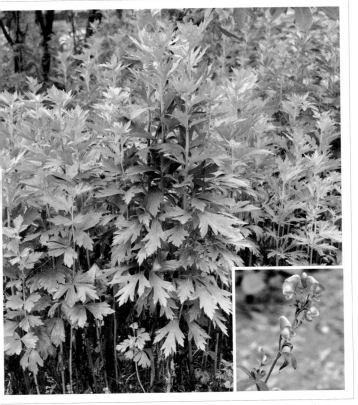

乌头 ▲ 花 △

附注 乌头 *Aconitum carmichaelii* Debx. 的子根的加工品为附子。

草乌

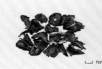

【植物别名】五毒根。

【植物基原】毛茛科植物北乌头 *Aconitum kusnezoffii* Reichb. 的干燥块根。

识别要点　【植株】多年生草本。无毛。块根倒圆锥形，暗黑色。茎下部叶具长柄，花时常枯萎。【叶片】茎中部叶五角形，长 5~12cm，基部心形，3 裂；中央裂片菱形，渐尖，近羽状深裂，小裂片披针形；侧全裂片斜扇形，不等 2 深裂；上面被微柔毛，下面无毛。【花果】花序常分枝，具 9~22 朵花，无毛，花梗长1.8~5cm，小苞片线形。萼片 5，紫蓝色，外面几无毛；上萼片盔形，高 1.5~2.5cm；侧萼片长 1.4~1.7cm，下萼片长圆形。花瓣 2，无毛，雄蕊多数，无毛；心皮 4~5，无毛。蓇葖果，长 1~2cm。【花果期】7~9 月。

分布区域　生于山地、丘陵草地、林下。分布于黑龙江、吉林、辽宁、河北、内蒙古、陕西。

采收加工　秋季茎叶枯萎时采挖，除去须根及泥沙，干燥。

性味功用　辛、苦，热；有大毒。祛风除湿，温经止痛。用于风寒湿痹，关节疼痛，心腹冷痛，寒疝作痛及麻醉止痛。一般炮制规范后用，用法用量与川乌同；生品内服宜慎；孕妇禁用；不宜与半夏、瓜蒌、瓜蒌子、瓜蒌皮、天花粉、川贝母、浙贝母、平贝母、伊贝母、湖北贝母、白蔹、白及同用。制草乌为草乌的炮制加工品。

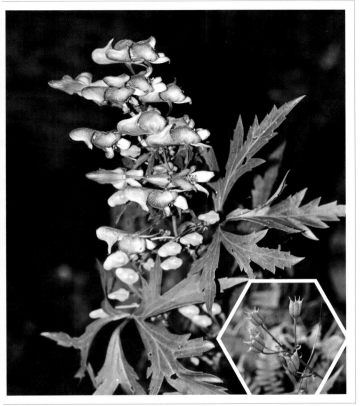

北乌头 ▲

果 △

附注 草乌叶系蒙古族习用药材，为北乌头的干燥叶，具有清热、解
毒、止痛的功效。孕妇慎用。

木瓜

【植物别名】皱皮木瓜、宣木瓜。

【植物基原】蔷薇科植物贴梗海棠 *Chaenomeles speciosa* (Sweet) Nakai 的干燥近成熟果实。

识别要点 【植株】灌木，高约 2m。枝条常具刺。小枝紫褐色或黑褐色，无毛。【叶片】叶卵形至椭圆形，长 3~8cm，先端急尖或圆钝，基部楔形，边缘具锯齿，较圆钝，尖有腺，两面光滑；叶柄长约 1cm，无腺体；托叶肾形或椭圆形，较大。【花果】花先叶开放，一般 3~5 朵簇生；花梗短；花直径 3~5cm；萼筒钟状，外面无毛；萼片直立，圆形，外面无毛，内面密生柔毛；花瓣猩红色，甚美丽；雄蕊 40~50；花柱 5，基部合生。果实球形或卵圆形，有芳香，萼片脱落；果梗甚短。【花果期】花期 3~5 月，果期 9~10 月。

分布区域 全国各地常见栽培。主要分布于陕西、甘肃、四川、贵州、云南、广东、湖南、湖北、福建、浙江、安徽和山东。

采收加工 夏、秋二季果实绿黄时采收，置沸水中烫至外皮灰白色，对半纵剖，晒干。

性味功用 酸，温。舒筋活络，和胃化湿。用于湿痹拘挛，腰膝关节酸重疼痛，暑湿吐泻，转筋挛痛，脚气水肿。煎服，6~9g。

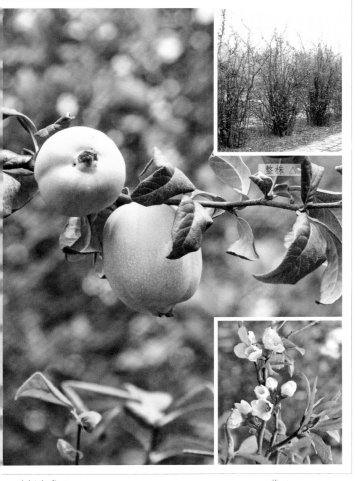

整株 △

贴梗海棠 ▲   花 △

伸筋草

【植物别名】筋骨草、过山龙。

【植物基原】石松科植物石松 *Lycopodium japonicum* Thunb. 的干燥全草

识别要点 【植株】多年生草本。主茎下部伏卧，生根，直立高 15~30cm，营养枝为多回分叉。【叶片】叶小，多列密生。线状钻形，长 3~7mm，宽约 1mm，顶端芒状，螺旋状排列，全或微锯齿。【孢子】孢子枝从第二或第三年营养枝上生出，高营养枝；孢子囊穗棒状，长 2~5cm，有柄，单生或 2~6 个着生孢子枝上部；孢子叶卵状三角形，边缘有不规则锯齿；孢子囊肾形淡黄褐色。【孢子期】6-8 月。

分布区域 生于疏林及溪边酸性土壤中。分布于吉林、内蒙古陕西、新疆、河南、山东及长江以南各地。

采收加工 夏、秋二季茎叶茂盛时采收，除去杂质，晒干。

性味功用 微苦、辛，温。祛风除湿，舒筋活络。用于关节酸痛屈伸不利。煎服，3~12g。

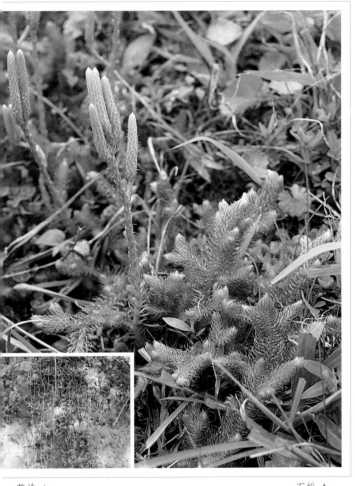

整株 △

石松 ▲

寻骨风

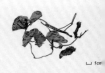

【植物别名】清骨风、白面风。
【植物基原】马兜铃科植物绵毛马兜铃 *Aristolochiamollissima* Hance 的干燥全草。

识别要点 【植株】多年生攀缘状半灌木，全株密被白色绵毛。根茎细圆柱形，棕黄色。【叶片】叶互生，叶片卵状心形或卵圆形，长 3~10cm，宽 3~8cm，先端短尖或钝圆，基部心形，全缘，叶柄长 2~5cm。【花果】花单生于叶腋；花下部具叶状苞片；花被弯曲呈烟斗状，内侧黄色，喉部紫色；雄蕊 6，与花柱合生；子房下位，6 室，花柱 6。蒴果椭圆形，长约 3cm，径约 1cm，成熟时室间 6 开裂，黑褐色。种子多数，扁平。【花果期】花期 5-7 月，果期 9-10 月。

分布区域 生于山地、路旁、田边及山坡向阳草丛中。分布于陕西、山西、河南、山东及长江以南各地。

采收加工 夏、秋或 5 月开花前采收，除去泥沙，晒干。

性味功用 苦，平。祛风，活络，止痛。用于风湿痹痛，关节酸痛。煎服，9~15g。

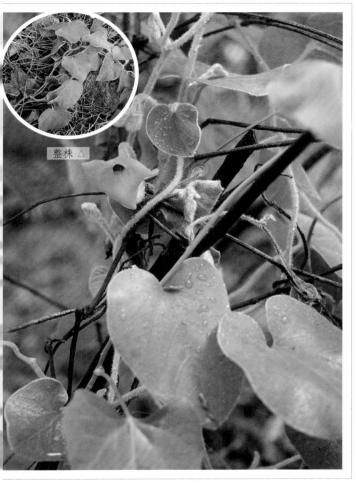

整株 △

绵毛马兜铃 ▲

海风藤

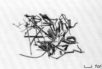

【植物别名】青蒌。

【植物基原】胡椒科植物风藤 *Piper kadsura* (Choisy) Ohwi 的干燥藤茎。

识别要点　【植株】木质藤本。茎有棱，节上生根，幼枝疏被柔毛。【叶片】叶柄长 1~1.5cm，有时被毛，基部叶具叶鞘；叶片卵形或长卵形，长 6~12cm，宽 3.5~7cm，近革质，背面常脉上被毛，上面无毛，具多型白色腺点，基部心形或圆形，对称，顶端短尖或钝；叶脉 5，最上一对叶脉离基 1.5cm 以上，其他叶脉基出，网脉清晰。【花果】花单性，雌雄异株，聚集成与叶对生的穗状花序，雄花序长，雌花序短于叶片。浆果球形，褐黄色，直径3~4mm。【花期】5~8 月。

分布区域　生于低海拔林中、攀缘于树上或石上。分布于台湾、福建、海南等沿海地区。

采收加工　夏、秋二季采割，除去根、叶，晒干。

性味功用　辛、苦，微温。祛风湿，通经络，止痹痛。用于风寒湿痹，肢节疼痛，筋脉拘挛，屈伸不利。煎服，6~12g。

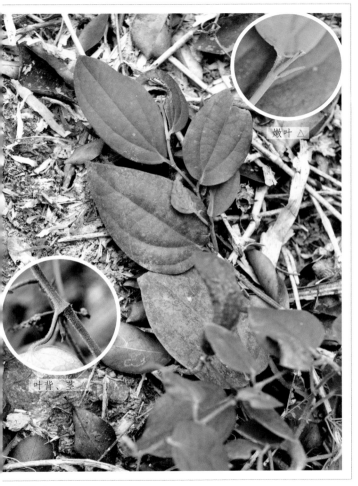

嫩叶 △

叶背、茎

风藤 ▲

青风藤

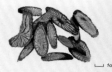

【植物别名】风龙。

【植物基原】防己科植物青藤 *Sinomenium acutum* (Thunb.) Rehd. et Wi
的干燥藤茎。

识别要点　【植株】木质大藤本。老茎灰色。树皮不规则纵裂，
枝圆柱状，有直线纹，被柔毛至近无毛。【叶片】叶柄长 5~15c
左右，无毛或被柔毛；叶革质或纸质，心状卵圆形至阔卵形，l
端渐尖或具短尖，基部常心形，有时近截平或微圆，边全缘，
角至 5~9 裂，裂片尖或钝圆，嫩叶被茸毛，老叶常两面无毛。
【花果】花序长可达 30cm，花序轴被柔毛或茸毛，苞片线状披针形
雄花：小苞片 2，紧贴花萼；萼片背面被柔毛，外轮长圆形至狭
圆形，内轮近卵形，与外轮近等长；花瓣稍肉质；雄蕊长 1.6~2mm
雌花：不育雄蕊丝状；心皮无毛。核果红色至暗紫色。【花果期
花期 6-7 月，果期 8-9 月。

分布区域　生于林中。分布于我国长江流域及其以南各地，北3
陕西南部，南至广东、广西北部及云南东南部。

采收加工　秋末冬初采割，扎把或切长段，晒干。

性味功用　苦、辛，平。祛风湿，通经络，利小便。用于风湿痹痛
关节肿胀，麻痹瘙痒。煎服，6~12g。

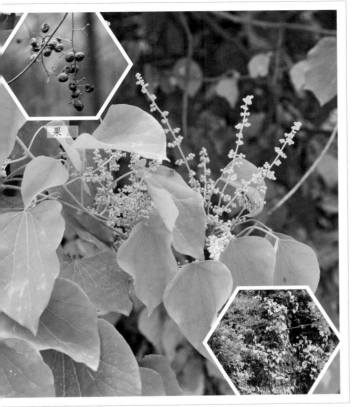

果 △

青藤 ▲   整株 △

注 *Flora of China*、《中国高等植物》等文献记录植物毛青藤 *S. utum* (Thunb.) Rehd. et Wils. var. *cinereum* Rehd. et Wils. 为青藤 *S. utum* (Thunb.) Rehd. et Wils. 的异名。

丁公藤

【植物别名】麻辣子藤、包公藤。

【植物基原】旋花科植物丁公藤 *Erycibe obtusifolia* Bentham. 的干燥藤茎

识别要点　【植株】高大木质藤本。小枝黄绿色，有棱，无毛
【叶片】叶互生，革质，椭圆形或倒长卵形，顶端钝或钝圆，
部渐狭成楔形，有毛；叶柄淡红色，无毛。【花果】聚伞花序
生和顶生，花序轴及梗被淡褐色柔毛；花萼球形，外被淡褐色柔毛
花冠白色，5 深裂；雄蕊 5；子房圆柱形。浆果卵状椭圆形。【花期
6~8 月。

分布区域　生于山谷湿润的密林中或路旁灌丛。分布于广东及
海岛屿。

采收加工　全年采藤茎，切段或切片，晒干。

性味功用　辛，温；有小毒。祛风除湿，消肿止痛。用于风湿痹痛
半身不遂，跌仆肿痛。煎服，3~6g；或配制酒剂，内服或外搽
虚弱者慎用，孕妇忌服。

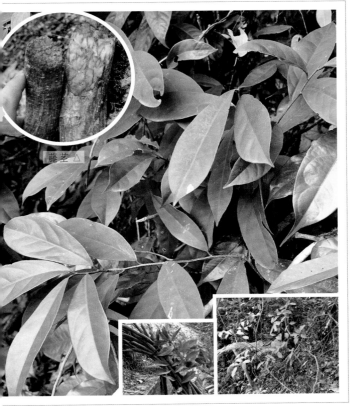

丁公藤 ▲   茎、叶 △   整株 △

注　旋花科植物光叶丁公藤 *E. schmidtii* Craib 的干燥藤茎同等入药。

雪上一枝蒿

【植物别名】铁棒槌、三转半。

【植物基原】毛茛科植物短柄乌头 *Aconitum brachypodum* Diels. 的干燥块根。

识别要点　【植株】多年生草本。茎高 40~80cm。块根胡萝卜形，长 5.5~7cm。【叶片】密生叶；茎下部叶在开花时枯萎，中部有短柄；叶片卵形或三角状宽卵形，3 全裂，中央全裂片宽菱形，基部突变狭成长柄，二回近羽状细裂，小裂片线形，两面无毛或背面沿脉疏被短毛。【花】总状花序有 7 至多朵密集的花；轴和花梗密被弯曲而紧贴的短柔毛；苞片叶状；花梗近直展；小苞生花梗中部或上部，2 或 3 浅裂，有时不分裂；萼片紫蓝色，外被短柔毛，上萼片盔形或盔状船形，具爪；花瓣无毛，上部弯曲；心皮 5，子房密被斜展的黄色长柔毛。【花果期】花期 8-9 月，果期 9-10 月。

分布区域　生于高山草丛中。分布于甘肃、四川、云南、青海等地。

采收加工　秋末冬初采挖，晒干。

性味功用　苦、辛，温，有大毒。祛风湿，活血止痛。用于风湿疼痛，跌仆损伤等痛症，疮疡肿毒，毒蛇咬伤。研末服，25~50mg。本品有剧毒，应在医师严格指导下服用。

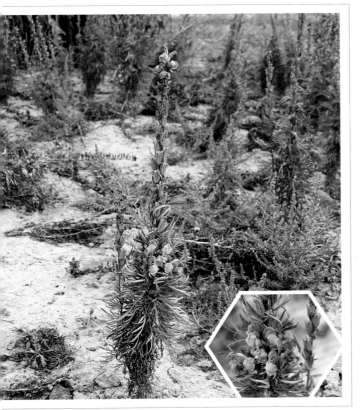

短柄乌头 ▲   花 △

注 毛茛科植物宣威乌头 *A. nagarum* Stapf var. *lasianduum* W. T.
~~T~~ang 的干燥块根同等入药。

路路通

【植物别名】枫树。

【植物基原】金缕梅科植物枫香树 *Liquidambar formosana Hance* 的干燥成熟果序。

识别要点 【植株】落叶乔木，高可达 40m。树皮幼时灰白，平滑，老时褐色，粗糙，有皮孔。【叶片】叶互生，叶柄长 3~7cm；叶线形，早落；叶片掌状 3 裂，长 6~12cm，宽 8~15cm，先端尖，基部心形，边缘有锯齿。【花果】花单性，雌雄同株；雄排成荑黄花序，无花被，雄蕊多数，花丝不等长；雌花排成球头状花序，有花 24~43 朵，花序梗细长；萼齿 5，钻形；无花瓣子房半下位，2 室，胚珠多数，花柱 2，先端常弯曲。蒴果多数长椭圆形，下半部藏于花序轴内，成熟时顶孔开裂。【花果期】花期 3-4 月，果熟期 9-10 月。

分布区域 喜生于温暖、湿润、土壤肥沃的平原及丘陵山区。布于秦岭及淮河以南各地。

采收加工 冬季果实成熟后采收，除去杂质，干燥。

性味功用 苦，平。祛风活络，利水通经。用于关节痹痛，麻木拘挛，水肿胀满，乳少，经闭。煎服，5~10g。

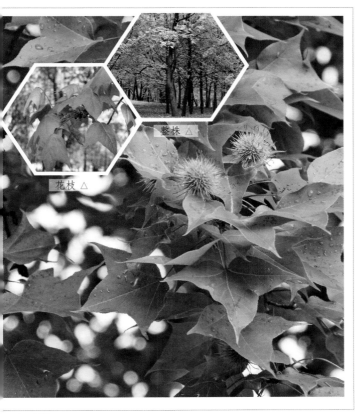

整株 △

花枝 △

枫香树 ▲

附注　植物枫香树的干燥树脂为枫香脂，具有活血止痛、解毒生肌、凉血止血的功效。

两面针

【植物别名】上山虎、入地金牛。

【植物基原】芸香科植物两面针 *Zanthoxylum nitidum* (Roxb.) DC. 的干燥根。

识别要点 【植株】木质藤本，长 3~5m。根皮棕黄色。茎、枝、叶轴、叶柄及叶主脉上均着生皮刺，老茎有皮孔。【叶片】单数羽状叶互生；叶柄长 2~4cm；小叶 7~11，叶轴上无翼或近无翼，小叶对生，小叶柄长 2~4mm；小叶卵形或卵状长圆形，长 4~11cm，先端短尾状，基部圆形或宽楔形，边缘有疏圆齿或近全缘。【花果】伞房状圆锥花序腋生，花单性，苞片细小，锥形；萼片 4，宽卵形，长不及 1mm；花瓣 4，卵状长圆形，长约 3mm；雄花有雄蕊 4，长约 4mm，退化心皮先端常呈四叉裂；雌花雄蕊退化，心皮 4，近离生，柱头头状。蓇葖果 1~4，通常为 2，紫红色，有粗大油腺，顶端有短喙。种子卵圆形，黑色光亮。【花果期】花期 3~4 月，果期 9~1 月。

分布区域 生于山野向阳的杂木林中。分布于福建、台湾、湖南、广东、海南、广西、贵州、云南等地。

采收加工 全年均可采挖，洗净，切片或段，晒干。

性味功用 苦、辛，平；有小毒。活血化瘀，行气止痛，祛风通络，解毒消肿。用于跌仆损伤，胃痛，牙痛，风湿痹痛，毒蛇咬伤；外治烧烫伤。煎服，5~10g。外用适量，研末调敷或煎水洗患处。不能过量服用，忌与酸味食物同服。孕妇禁用。

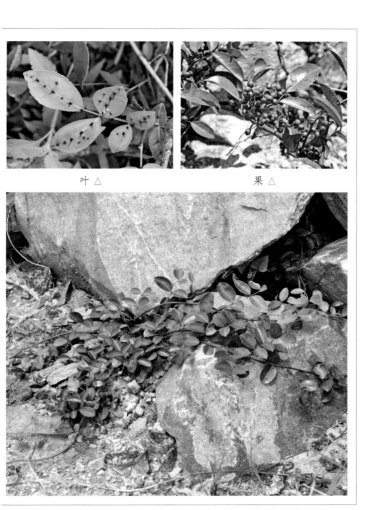

叶 △

果 △

两面针 ▲

徐长卿

【植物别名】寥子竹。

【植物基原】萝藦科植物徐长卿 *Cynanchum paniculatum* (Bge.) Kitag. 的干燥根和根茎。

识别要点　【植株】多年生直立草本，高达 1m，根细呈须状。茎不分枝，无毛或被微毛。【叶片】叶对生，纸质，披针形至线形，长 4~13cm，两端急尖，两面无毛或上面具疏柔毛，叶缘稍反卷有睫毛。【花果】圆锥聚伞花序腋生，长达 7cm，有花 10 余朵，花萼内面有或无腺体；花冠黄绿色，近辐状，副花冠裂片 5，顶端钝；基部增厚；花粉块每室 1 个，下垂，臂短，平伸；子房椭圆形，柱头 5 角形，顶端略突起。蓇葖果单生，披针状，长约 6cm；种子长圆形，长约 3mm，顶端具白绢质种毛，长 1cm。【花果期】花期 5-月，果期 9-12 月。

分布区域　生于阳坡草丛中。分布于东北、河北、河南、山东、内蒙古、江西、江苏、浙江、福建、湖北、湖南、广东、广西、陕西、甘肃、四川、贵州、云南等地。

采收加工　秋季采挖，除去杂质，阴干。

性味功用　辛，温。祛风，化湿，止痛，止痒。用于风湿痹痛，胃痛胀满，牙痛，腰痛，跌仆损伤，风疹，湿疹。煎服，3~12g，后下。

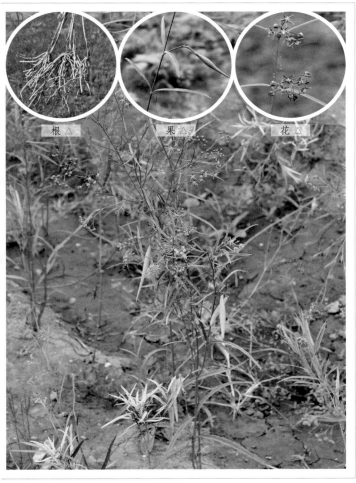

根△ 果△ 花△

徐长卿 ▲

菝葜

└─┘ 1cm

【植物别名】金刚兜。

【植物基原】百合科植物菝葜 *Smilax china* L. 的干燥根茎。

识别要点 【植株】落叶攀缘状灌木。根茎横走，粗大，坚硬，木质。茎圆柱形，坚硬，有疏刺，具少数分枝。【叶片】单叶互生，叶柄长 5~15mm，脱落点位于中部以上，两侧具卷须，下半部具鞘；叶片革质，有光泽，干后红褐色或古铜色，宽卵形或椭圆形，先端短尖或圆形，基部近圆形或心形，全缘，光滑，下面微白。【花果】伞形花序腋生，生于小枝上；总花梗长 1~2cm；花单性，雌雄异株，绿黄色，雄花外轮花被片 3，矩圆形；内轮花被片 3，稍窄；雄蕊 6；雌花具退化雄蕊 6，子房上位，长卵形，3 室，柱头 3 裂。浆果球形，成熟时红色。有种子 1~3 粒。【花果期】花期 4-5 月，果期 6-8 月。

分布区域 生于山坡林下、灌木丛中、路旁。分布于陕西、山东、安徽、江苏、浙江、江西、河南、湖北、湖南、四川、广西等地。

采收加工 秋末至次年春采挖，除去须根，洗净，晒干或趁鲜切片干燥。

性味功用 甘、微苦、涩，平。利湿去浊，祛风除痹，解毒散瘀。用于小便淋浊，带下量多，风湿痹痛，疔疮痈肿。煎服，10~15g。

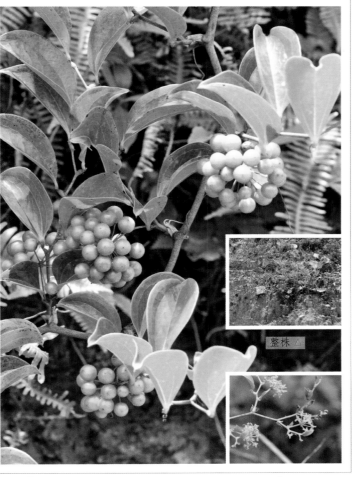

整株 △

菝葜 ▲   花 △

天山雪莲

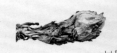

【植物别名】雪莲花。

【植物基原】菊科植物天山雪莲 *Saussurea involucrata* (Kar.et Kir.) Sch.-Bip. 的干燥地上部分。本品系维吾尔族习用药材。

识别要点 【植株】多年生草本，高 15~35cm。根茎粗壮，具褐色宿存叶柄。茎无毛，直径 2~3cm。【叶片】叶密集，基生叶及茎生叶无柄，叶椭圆形或卵状椭圆形，基部下延，顶端急尖，边缘有尖齿，两面无毛；最上部叶苞叶状，宽卵形，边缘有尖齿，膜质，淡黄色，包被总花序。【花果】头状花序无柄，10~20 个在茎顶密集成球形总花序；总苞半球形，径 1cm，总苞片 3~4 层，边缘或全部紫褐色，外层长圆形，疏被长柔毛，中层及内层披针形；小花紫色。瘦果长圆形；冠毛污白色，2 层。【花果期】7-9 月。

分布区域 生于海拔 2400~4100m 的山谷、石缝、水边、草甸中。分布于新疆。

采收加工 夏、秋二季花开时采收，阴干。

性味功用 微苦，温。温肾助阳，祛风胜湿，活血通经。用于风寒湿痹痛，小腹冷痛，月经不调。用量 3~6g，水煎或酒浸服。外用适量。孕妇忌用。

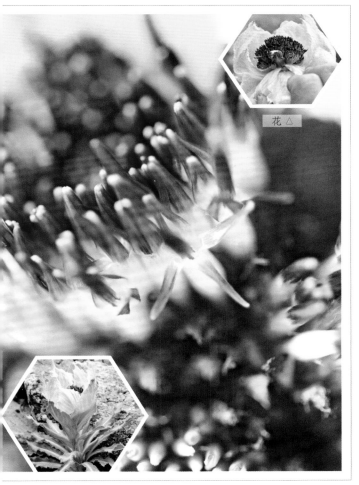

花 △

整株 △

天山雪莲 ▲

秦艽

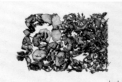

【植物别名】金刚兜。

【植物基原】龙胆科植物秦艽 *Gentiana macrophylla* Pall. 的干燥根。

识别要点 【植株】多年生草本，高 30~60cm。根长达 30cm，×达 2cm。茎粗壮，斜升或直立，无毛。【叶片】基生叶膜质，片长圆状披针形或长圆状卵形，长 6~28cm，宽 2.5~6cm，叶5~7。茎生叶 3~5 对；叶片长圆状披针形或狭长圆形，长 4.5~15cm宽 1.2~3.5cm。【花果】花多集成顶生及茎上部腋生轮伞花序花萼管状，一侧裂开，稍呈佛焰苞状，萼齿 4~5 浅裂，萼齿0.5~1mm；花冠管状，长约 2cm，深蓝紫色，先端 5 裂；雄蕊 5蒴果长圆形或椭圆形，长 1.5~1.7cm。种子椭圆形，光滑，深黄色【花果期】7-10 月。

分布区域 生于海拔 400~3700m 的山谷中或山坡上。分布于河北内蒙古、宁夏、陕西、山东、山西。

采收加工 春、秋二季采挖，除去泥沙，晒软，堆置"发汗"3表面呈红黄色或灰黄色时，摊开晒干，或不经"发汗"直接晒干。

性味功用 苦、辛，平。祛风湿，清湿热，止痹痛，退虚热。于风湿痹痛，中风半身不遂，筋脉拘挛，骨节酸痛，湿热黄疸，骨蒸潮热，小儿疳积发热。煎服，3~10g。

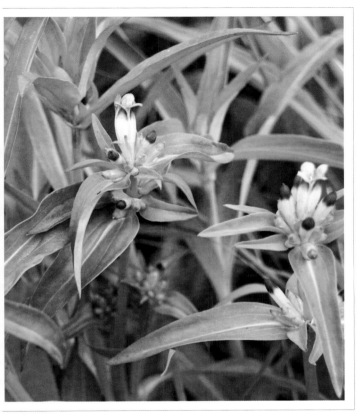

秦艽 ▲

附注　龙胆科植物麻花秦艽 *G. straminea* Maxim. 、粗茎秦艽 *G. crassicaulis* Duthie ex Burk. 或小秦艽 *G. dahurica* Fisch. 的干燥根同等入药。

防己

【植物别名】石蟾蜍、汉防己。

【植物基原】防己科植物粉防己 *Stephania tetrandra* S. Moore 的干燥根。

识别要点 【植株】多年生落叶缠绕藤本。根通常圆柱形或长块状，茎柔弱，纤细，有扭曲的细长纵条纹。【叶片】叶互生，叶柄⋯状着生，薄纸质，三角宽卵形，先端钝，具细小突尖，基部截形，或略呈心形，上面绿色，下面灰绿色至粉白色，两面均被短柔毛，以下面较密，全缘，掌状脉 5 条。【花果】花小，雌雄异株，⋯花聚集成头状聚伞花序，呈总状排列；雄花绿色，花萼 4，萼片是⋯形，基部楔形；花瓣 4 枚，倒卵形，肉质，边缘略向内弯，有时具短爪；雄蕊 4 枚，花丝愈合成柱状体，上部盘状，花药着生其⋯上；雌花呈缩短的聚伞花序，萼片、花瓣与雄花同数，子房椭圆形，花柱 3，乳头状。核果球形，熟时红色，内果皮骨质，呈扁平马蹄⋯形，两侧中央下陷，背部隆起，有小瘤状突起及横槽纹 15~17 条。【花果期】花期 5-6 月，果期 7-9 月。

分布区域 生于山坡、丘陵地带的草丛及灌木林的边缘。分布于江苏、安徽、浙江、江西、福建、台湾、湖北、湖南、广东、广西等地。

采收加工 秋季采挖，洗净，除去粗皮，晒至半干，切段，个大者再纵切，干燥。

性味功用 苦，寒。祛风止痛、利水消肿。用于风湿痹痛，水肿脚气，小便不利，湿疹疮毒。煎服，5~10g。

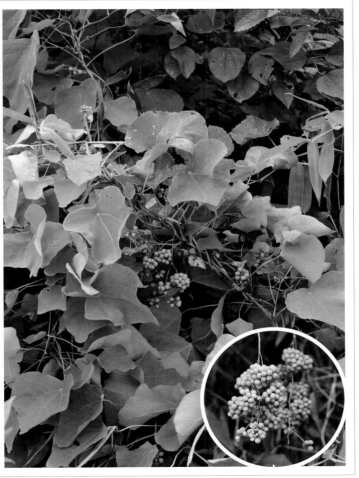

粉防己 ▲

果 △

豨莶草

【植物别名】肥猪菜。

【植物基原】菊科植物豨莶 *Siegesbeckia orientalis* L. 的干燥地上部分。

识别要点　【植株】一年生草本，高 30~100cm，被白色柔毛。茎直立，方形，常带紫色，枝上部密生短柔毛。【叶片】叶对生，茎中部叶三角状卵形或卵状披针形，长 4~10cm，宽 1.8~6.5cm，两面被毛，下面有腺点，边缘有不规则的锯齿，顶端渐尖，基部浅裂，并下延成翅柄。【花果】头状花序多数排成圆锥状；总苞片条状匙形，2 层，背面被紫褐色头状有柄腺毛；总花梗长不分枝，顶端一枝梗最短，被紫褐色头状有柄腺毛；舌状花黄色，雌性，稍短，长达 2.5mm；管状花两性。瘦果稍膨胀而常弯曲，长 3~3.5mm，无冠毛。【花果期】花期 5~7 月，果期 7~9 月。

分布区域　生于山坡、路边、林缘。分布于秦岭和长江流域以南。

采收加工　夏、秋二季花开前及花期均可采割，除去杂质，晒干。

性味功用　辛、苦，寒。祛风湿，利关节，解毒。用于风湿痹痛，筋骨无力，腰膝酸软，四肢麻痹，半身不遂，风疹湿疮。煎服，9~12g。

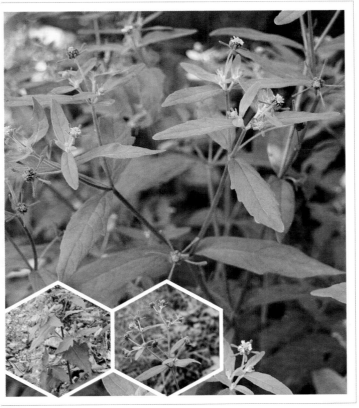

整株 △ 花、果 △ 豨莶 ▲

付注 菊科植物腺梗豨莶 *S. pubescens* Makino 或毛梗豨莶 *S. glabrescens* Makino 的干燥地上部分同等入药。

络石藤

【植物别名】爬墙虎、石龙藤。

【植物基原】夹竹桃科植物络石 Trachelospermum jasminoides (Lindl.) Le 的干燥带叶藤茎。

识别要点　【植株】常绿木质藤本，长可达 10m，具乳汁。茎 色，多分枝，嫩枝被柔毛。【叶片】叶对生，具短柄，幼时被 褐色柔毛，后脱落；叶片卵状披针形或椭圆形，长 2~10cm， 1~4.5cm，先端短尖或钝圆，基部宽楔形或圆形，全缘，表面 绿色，背面淡绿色，被细柔毛。【花果】聚伞花序腋生或顶生 花白色，高脚碟状，萼小，5 深裂；花管外被细柔毛，筒中部膨大 花冠反卷，5 裂，右向旋转排列，花冠外面和喉部也有柔毛；杜 蕊 5，着生在花冠筒中部，花药顶端不伸出花冠喉部外；心皮 2， 胚珠多数。蓇葖果长圆形，近于水平展开。种子线形而扁，顶 具种毛。【花果期】花期 4-5 月，果熟期 10 月。

分布区域　生于山野、荒地，常攀缘附生在石上、墙上或其他杵 物上。在我国，除新疆、青海、西藏及东北地区外，其他地区比 有分布。

采收加工　冬季至次春采割，除去杂质，晒干。

性味功用　苦，微寒。祛风通络，凉血消肿。用于风湿热痹，筋 脉拘挛，腰膝酸痛，喉痹，痈肿，跌仆损伤。煎服，6~12g。

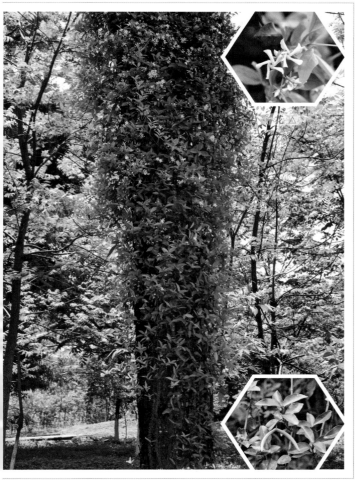

花 △

络石 ▲   果 △

老鹳草

【植物别名】长嘴老鹳草。

【植物基原】牻牛儿苗科植物牻牛儿苗 *Erodium stephanianum* Willd. 的干燥地上部分。

识别要点　【植株】一年生或二年生草本。高 10~50cm。茎卧或斜升，分枝多，具柔毛。叶对生。【叶片】叶柄长 4~8cm。托叶线状披针形，有缘毛。叶卵形或椭圆状三角形，长 6~7cm，二回羽状深裂；羽片 2~7 对，基部下延至叶轴。小羽片线形，有 1~3 粗齿，两面具柔毛。【花果】伞形花序，腋生，花序梗 5~15cm，有 2~5 花；萼片椭圆形或长圆形，长 6~7mm，先端具芒尖；花冠淡紫色或蓝紫色；花瓣倒卵形，比萼稍长或近等长；雄蕊丝较短，仅 5 枚有花药。蒴果，长 3~4cm，先端具长喙，成熟时个果瓣与中轴分离，喙部呈螺旋状卷曲。【花果期】花期 4-5 月，果期 6-8 月。

分布区域　生于草坡或沟边。分布于东北、华北及山东、安徽、江苏、浙江、湖南、江西、陕西、甘肃、青海、四川、云南、贵州、西藏。

采收加工　夏、秋二季果实近成熟时采割，捆成把，晒干。

性味功用　苦、辛，平。祛风湿，通经络，止泻痢。用于风湿痹痛，麻木拘挛，筋骨酸痛，泄泻痢疾。煎服，9~15g。

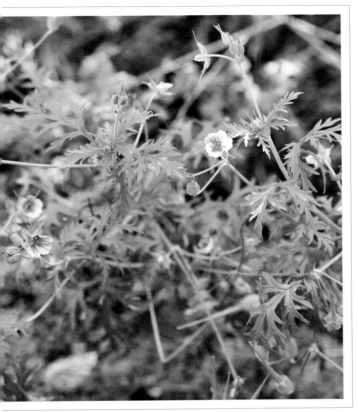

牦牛儿苗 ▲

注 牦牛儿苗科植物老鹳草 *Geranium wilfordii* Maxim.、野老鹳草 *G. rolinianum* L. 的干燥地上部分同等入药。

穿山龙

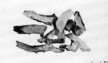

【植物别名】地龙骨、穿地龙。

【植物基原】薯蓣科植物穿龙薯蓣 *Dioscorea nipponica* Makino 的干燥根茎。

识别要点　【植株】多年生缠绕草本。根茎肉质圆柱状，横走，具分枝，外表呈薄片状剥落。茎圆柱形，具沟纹。【叶片】叶长柄；叶片广卵形或卵状心形，掌状 3~7 浅裂，叶脉隆起，密细毛，叶基心形。【花果】雌雄异株；雄花序穗状，生于叶腋，雄花具短柄，雄蕊 6；雌花序下垂，单生于叶腋；花小，黄绿色，花被片 6，椭圆形。蒴果，倒卵形至长圆形，具 3 翅。种子的顶，具长方形翅。【花果期】花期 7-8 月，果期 8-9 月。

分布区域　生于海拔 300~2000m 的山坡、林边、沟边或灌木丛中。分布于东北、华北及山东、江苏、安徽、浙江、陕西、宁夏、甘肃、青海、四川等地。

采收加工　春、秋二季采挖，洗净，除去须根及外皮，晒干。

性味功用　甘、苦，温。祛风除湿，舒筋通络，活血止痛，止咳平喘。用于风湿痹病，关节肿胀，疼痛麻木，跌仆损伤，闪腰岔气，咳嗽气喘。煎服，9~15g；也可制成酒剂用。

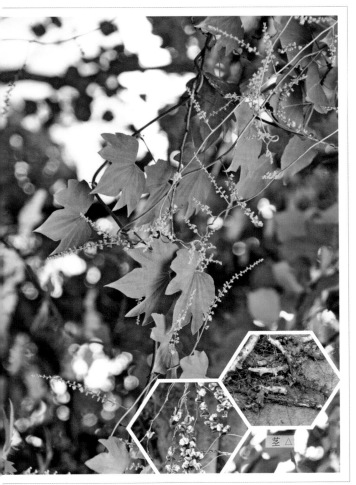

穿龙薯蓣 ▲   果 △

茎 △

五加皮

【植物别名】南五加皮、五加。

【植物基原】五加科植物细柱五加 *Acanthopanax gracilistylus* W. W. Smith 的干燥根皮。

识别要点　【植株】灌木，高 2~3m。枝灰棕色，软弱而下垂，无刺或节上疏生反曲扁刺。【叶片】小叶 5，稀 3~4，在长枝上互生，短枝上簇生；叶柄长 3~8cm，无毛，常有细刺；小叶片膜质至纸质，倒卵形至倒披针形，长 3~8cm，先端尖，基部楔形，边缘有细钝齿，两面无毛或沿脉疏生刚毛。【花果】伞形花序单个，稀 2 个腋生或顶生在短枝上，有花多数；总花梗长 1~2cm，果后延长，无毛；花梗细长，长 6~10mm，花黄绿色；萼近全缘或有 5 小萼齿，花瓣长圆状卵形，先端尖；雄蕊 5；子房 2 室；花柱 2，细长。果实扁球形，长约 6mm，黑色，宿存花柱长约 2mm，反曲。【花果期】花期 4-8 月，果期 6-10 月。

分布区域　生于灌木丛林和山坡、路旁。分布于山西、陕西、华东及长江以南各地。

采收加工　夏、秋二季采挖根部，洗净，剥取根皮，晒干。

性味功用　辛、苦，温。祛风除湿，补益肝肾，强筋壮骨，利水消肿。用于风湿痹病，筋骨痿软，小儿行迟，体虚乏力，水肿，脚气。煎服，5~10g。

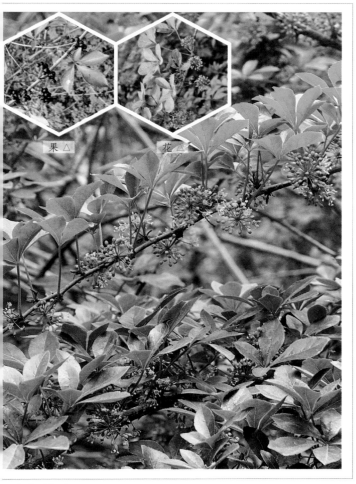

果 △

花 △

细柱五加 ▲

桑寄生

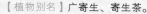

【植物别名】广寄生、寄生茶。

【植物基原】桑寄生科植物桑寄生 *Taxillus chinensis* (DC.) Danser 的干燥带叶茎枝。

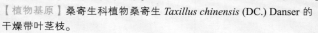

识别要点　【植株】常绿寄生小灌木，高达 1m。节部膨大，节圆柱形，具灰黄色皮孔。【叶片】叶对生或近对生，叶卵形或圆形，长 3~7cm，顶端钝或圆，基部圆形或阔楔形，全缘，主两面明显突起，侧脉 4~5 对，稍明显。【花果】花 1~3 朵排成聚伞花序，通常 1~2 个生于叶腋，被红褐色星状毛，总花梗 4~5mm，花梗长 5~7mm；苞片小，鳞片状；花萼近球形；花冠管状，长 2~2.5cm，柔弱，稍弯曲，紫红色，顶端卵圆形，裂 4，外展；雄蕊 4，生于裂片上，花药长于花丝；子房上位，1 室，柱头球状。果椭圆形，具小瘤体及疏毛。【花果期】4-10 月。

分布区域　寄生于多种树上。分布于福建、台湾、广东、广西等地

采收加工　冬季至次春采割，除去粗茎，切段，干燥，或蒸后干燥

性味功用　苦、甘、平。祛风湿，补肝肾，强筋骨，安胎元。于风湿痹痛，腰膝酸软，筋骨无力，崩漏经多，妊娠漏血，胎不安，头晕目眩。煎服，9~15g。

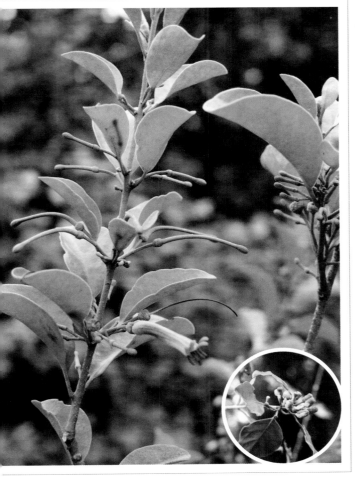

桑寄生 ▲   果 △

狗脊

【植物别名】金毛狗、金毛狮子、猴毛头。

【植物基原】蚌壳蕨科植物金毛狗脊 *Cibotium barometz* (L.) J. Sm. 的干燥根茎。

识别要点 【植株】多年生大型蕨类植物，高达 3m。根茎粗壮，顶端连同叶柄基部密生金黄色长柔毛。【叶片】叶簇生，叶柄而粗壮，基部扁三角状，凹面密生鳞片毛；叶片近草质，阔卵三角形，长达 2m，三回羽裂；羽片互生，卵状披针形；小羽状披针形，渐尖，羽状深裂至全裂，末回裂片镰状披针形，边有浅锯齿；上面暗绿色，下面粉绿色，侧脉单一，或不育裂片为二叉。【孢子囊】孢子囊群生于裂片侧脉顶端，囊群盖 2 瓣成熟时裂开如蚌壳。

分布区域 生于海拔 200~600m 的山脚、沟边及林下酸性土壤中。分布于浙江、江西、福建、台湾、湖北、湖南、广东、广西、四川、贵州及云南等地。

采收加工 秋、冬二季采挖，除去泥沙，干燥；或去硬根、叶及金黄色茸毛，切厚片，干燥，为"生狗脊片"；蒸后晒至六成干，切厚片，干燥，为"熟狗脊片"。

性味功用 苦、甘，温。除风湿，补肝肾，强腰膝。用于风寒湿痹腰膝酸软，下肢无力。煎服，6~12g。

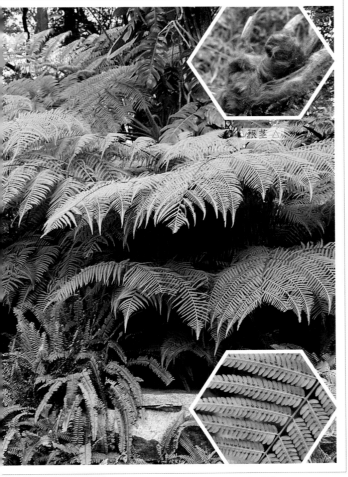

根茎 △

金毛狗脊 ▲   孢子囊 △

千年健

【植物别名】一包针、千年见。

【植物基原】天南星科植物千年健 *Homalomena occulta* (Lour.) Schott 的干燥根茎。

识别要点 【植株】多年生草本。根茎匍匐，长圆柱形，肉质，径 1~2cm。【叶片】叶互生，叶柄长 15~30cm，肉质；叶片纸质，箭状心形或卵状心形，长 15~25cm，先端长渐尖，基部心形，两面光滑无毛，侧脉平展。【花果】花序 1~3，生于鳞叶之腋，短于叶柄；佛焰苞长圆形或椭圆形，开花前卷成纺锤开，长 6~7cm，先端尖；肉穗花序具短柄或无柄，花单性同株；雄花生在花序上部，雌花在下部，紧密连接；无花被；雄花密集，常由 3 雄蕊组成一束，分离，雄蕊呈片状长圆形，花药纵裂；花具退化雄蕊，呈棒状，雌蕊长圆形。浆果。种子长圆形，褐色。【花果期】花期 5-6 月，果期 8-10 月。

分布区域 生于山谷溪边或密林下、阴湿地。分布于广西、云南。

采收加工 春、秋二季采挖，洗净，除去外皮，晒干。

性味功用 苦、辛，温。祛风湿，壮筋骨。用于风寒湿痹，腰膝冷痛，拘挛麻木，筋骨痿软。煎服，5~10g。

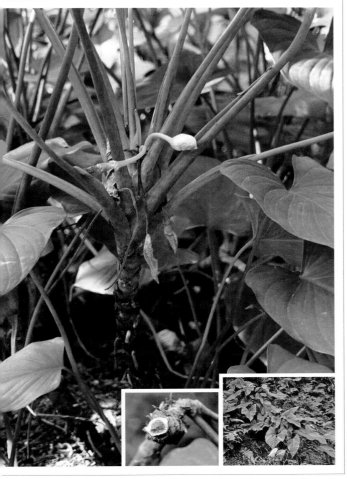

千年健 ▲   根茎 △   整株 △

槲寄生

【植物别名】冬青、桑寄生。

【植物基原】桑寄生科植物槲寄生 *Viscum coloratura* (Komar.) Nakai 的干燥带叶茎枝。

识别要点　【植株】灌木，高 0.3~0.8m；茎、枝均圆柱形，二或三歧，稀多歧分枝，节稍膨大。【叶片】叶对生，稀 3 枚轮生，厚革质或革质，长椭圆形至椭圆状披针形，长 3~7cm，宽 0.7~（~2）cm，顶端圆形或圆钝，基部渐狭；基出脉 3~5 条；叶柄短。【花果】雌雄异株；雄花序聚伞状，总花梗几无或长达 5mm，苞舟形，长 5~7mm，通常具花 3 朵，中央的花具 2 枚苞片或无；雄花：花蕾时卵球形，萼片 4 枚，卵形，花药椭圆形。雌花序聚伞式穗状，总花梗长 2~3mm 或几无，具花 3~5 朵；苞片阔三角形，雌花：花蕾时长卵球形，长 2mm，花托卵球形，萼片 4 枚，三角形；柱头乳头状。果球形，成熟时淡黄色或橙红色。【花果期】花期□月，果期 9~11 月。

分布区域　生于海拔 500~2200m 的阔叶林中，寄生于榆、杨、柳及其他属的植物上。我国大部分地区均产，仅新疆、西藏、云南、广东不产。

采收加工　冬季至次春采割，除去粗茎，切段，干燥，或蒸后干燥。

性味功用　甘，平。祛风湿，补肝肾，强筋骨，安胎元。用于风湿痹痛，腰膝酸软，筋骨无力，崩漏经多，妊娠漏血，胎动不安，头晕目眩。煎服，9~15g。

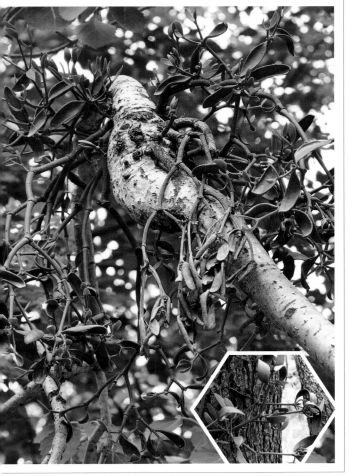

槲寄生 ▲   枝叶 △

鹿衔草

【植物别名】鹿含草。
【植物基原】鹿蹄草科植物鹿蹄草 *Pyrola calliantha* H. Andres 的干燥全

识别要点　【植株】多年生常绿草本，有长而横生的根状茎。【叶】基生叶 4~7，革质，卵状圆形至圆形，长 3~6cm，宽 3~5cm，先端圆形，基部圆形至宽楔形，边缘有疏圆齿，叶面深绿色，面常有白霜或有时带紫色。【花果】花白色或稍带紫色；花葶 12~20cm，总状花序有花 8~15 朵；苞片长舌形，长 6~8mm；梗长 5~8mm；萼片舌形，花瓣卵状圆形，先端内凹；雄蕊 10，柱长 4~6mm，倾斜，顶端有不明显的环状突起。蒴果扁球形，径 7~8mm。【花果期】花期 6-7 月，果期 8-9 月。

分布区域　生于林下及灌丛中，分布于陕西、甘肃、青海、山西、山东、安徽、浙江、江西、湖南、湖北、贵州、四川、西藏等地

采收加工　全年均可采挖，除去杂质，晒至叶片较软时，堆置叶片变紫褐色，晒干。

性味功用　甘，苦，温。祛风湿，强筋骨，止血，止咳。用于湿痹痛，肾虚腰痛，腰膝无力，月经过多，久咳劳嗽。煎服9~15g。

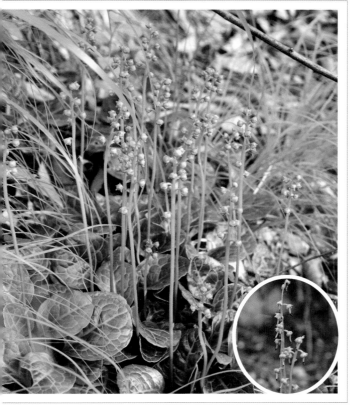

鹿蹄草 ▲   花、果 △

注　鹿蹄草科植物普通鹿蹄草 *P. decorata* H. Andres 的干燥全草同入药。

石楠叶

【植物别名】凿木、千年红。

【植物基原】蔷薇科植物石楠 *Photinia serrulata* Lindl. 的叶。

识别要点 【植株】常绿灌木或小乔木，高 4~10m。树皮灰褐色，多分枝，小枝灰褐色，无毛。【叶片】叶互生，叶柄长 2~4cm，叶片革质，长椭圆形、长倒卵形或倒卵状椭圆形，长 9~20cm，宽 3~6.5cm，先端急尖或渐尖，基部阔楔形或近圆形，边缘有带腺的锯齿，上面深绿色，有光泽，下面常有白粉。【花果】圆锥状伞房花序顶生，直径 10~18cm；总花梗及花梗短；花萼钟状，裂片 5，三角形，宿存；花瓣 5，广卵圆形，白色；雄蕊多数，花丝长短不等；子房半下位，心皮 2，离生，下部与萼筒合生，花柱基部合生。梨果近球形，直径 5~6mm，熟时红色，顶端有宿存花萼。【花果期】花期 4~5 月，果期 9~10 月。

分布区域 生于山谷、河边、林缘及杂木林中。分布于陕西及长江以南各地。

采收加工 全年可采收，晒干。

性味功用 辛，苦，平，有小毒。祛风通络，益肾，止痛。用于风湿痹症、腰背酸痛、肾虚脚弱、偏头痛、阳痿、滑精、宫冷不孕、月经不调等症。煎服，4.5~9g。

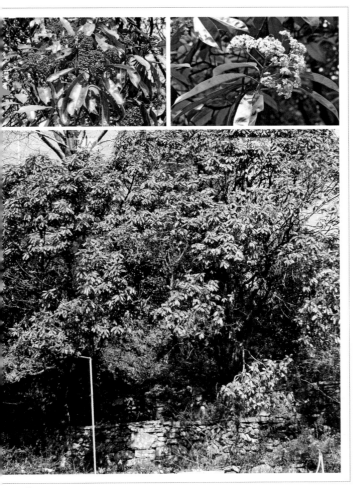

果

花

石楠 ▲

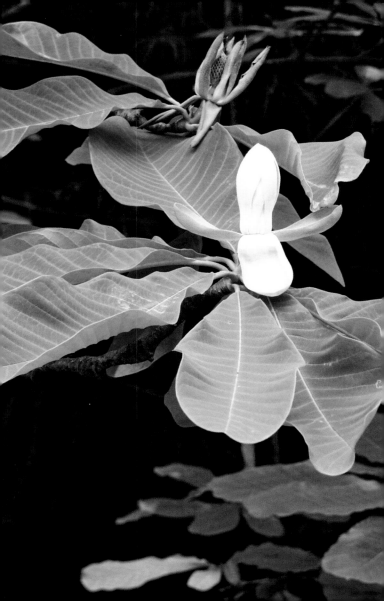

第五章
化湿药

广藿香

【植物别名】藿香。

【植物基原】唇形科植物广藿香 *Pogostemon cablin* (Blanco) Benth. 的干燥地上部分。

识别要点 【植株】多年生草本或半灌木，高 30~100cm，有香气。茎直立，老枝粗壮，近圆形，上部多分枝，褐色，幼枝方形，灰黄色柔毛。【叶片】叶对生，叶片圆形或宽卵形，长 2~10cm，先端短尖或钝，基部楔形或心形，边缘有粗钝齿或有时有浅裂，两面被灰白色短毛，脉上尤多，有腺点，叶柄长 1~6cm，被毛。【花果】轮伞花序密集成假穗状花序，顶生或腋生，长 4~6.5cm，密被短柔毛；苞片及小苞片条状披针形；花萼筒状，齿 5；花冠形，紫色，4 裂，前裂片向前伸；雄蕊 4，外伸，花丝分离，中有髯毛，花药 1 室；花柱着生于子房底。小坚果近球形，稍压扁，平滑。【花果期】花期 6-7 月，果期 7-8 月。

分布区域 喜温暖湿润环境。原产于菲律宾，我国台湾、广东、广西、海南、云南等地有栽培。

采收加工 枝叶茂盛时采割，日晒夜闷，反复至干。

性味功用 辛，微温。芳香化浊，和中止呕，发表解暑。用于湿浊中阻，脘痞呕吐，暑湿表证，湿温初起，发热倦怠，胸闷不舒，寒湿闭暑，腹痛吐泻，鼻渊头痛。煎服，3~10g。

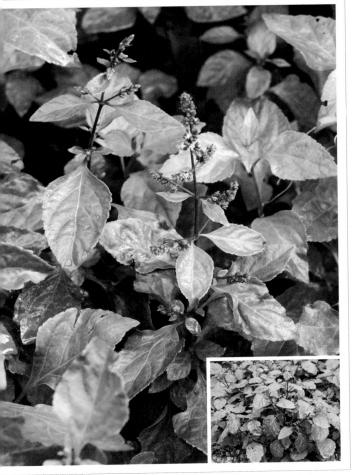

广藿香 ▲

整株 △

佩兰

【植物别名】杭佩兰。

【植物基原】菊科植物佩兰 *Eupatorium fortunei* Turcz. 的干燥地上部分。

识别要点 【植株】多年生草本，高 50~100cm。茎带紫红色[ ]【叶片】叶对生，下部叶花期常枯萎；3 全裂或深裂，中裂片椭圆形或长椭圆状披针形，长 5~10cm，宽 1.5~2.5cm，先端渐尖[ ]边缘有粗齿或不规则锯齿。【花果】头状花序顶生，排成复伞[ ]花序，总苞钟状，总苞片 2~3 层，外层短，卵状披针形，中、[ ]层苞片渐长，苞片紫红色或带淡红色，无毛，无腺点；花白色[ ]带微红色，全为管状花，两性，花冠长 5mm，外无腺点，5 齿裂[ ]雄蕊 5，聚药；子房下位。瘦果圆柱形，熟时黑褐色，5 棱角[ ]毛，无腺点，冠毛白色。【花果期】7-11 月。

分布区域 生于路旁灌丛中或溪边。分布于陕西、山东及长江[ ]南大部分地区。多栽培。

采收加工 夏、秋二季分两次采割，除去杂质，晒干。

性味功用 辛，平。芳香化湿，醒脾开胃，发表解暑。用于湿浊中阻[ ]脘痞呕恶，口中甜腻，口臭，多涎，暑湿表证，湿温初起，发热倦怠[ ]胸闷不舒。煎服，3~10g。

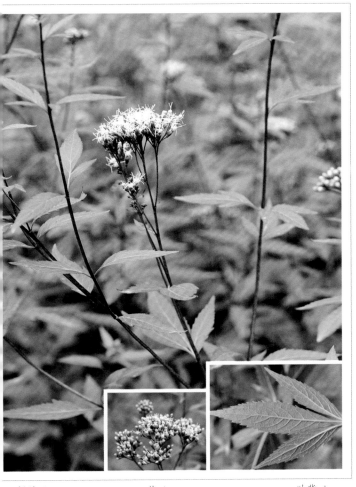

佩兰 ▲   花 △   叶背 △

苍术

【植物别名】南苍术。

【植物基原】菊科植物茅苍术 *Atractylodes lancea* (Thunb.) DC. 的干燥根茎

识别要点　【植株】多年生草本，高30~80cm。根茎横走，呈结节状。茎多不分枝或上部少分枝。【叶片】叶互生，革质，卵状披针形或椭圆形，顶端渐尖，基部渐狭，上面深绿色，下面浅绿色，边缘有不规则细锯齿，上部叶多不裂，无柄；下部叶有柄或无柄，不裂或3~5（~9）羽状裂，中央裂片较大，卵形。【花果】头状花序顶生，下有羽裂的叶状总苞1轮，总苞圆柱形，苞片6~8层，花多数，两性花与单性花多异株；两性花有多数羽状长冠毛，花冠白色，细长管状，长约1cm；雄蕊5；子房下位，密被白色柔毛，花柱细长，柱头2裂；单性花一般均为雌花，退化雄蕊5，线形，先端略卷曲。瘦果椭圆形，被白毛。【花果期】6-10月。

分布区域　生于海拔700~2500m的山坡、灌丛或草丛中。分布于黑龙江、辽宁、吉林、河北、山西、内蒙古、陕西、甘肃、河南、湖北、湖南、江西、安徽、江苏、浙江、四川。

采收加工　春、秋二季采挖，除去泥沙，晒干，撞去须根。

性味功用　辛、苦，温。燥湿健脾，祛风散寒，明目。用于湿阻中焦，脘腹胀满，泄泻，水肿，脚气痿躄，风湿痹痛，风寒感冒，夜盲，眼目昏涩。煎服，3~9g。

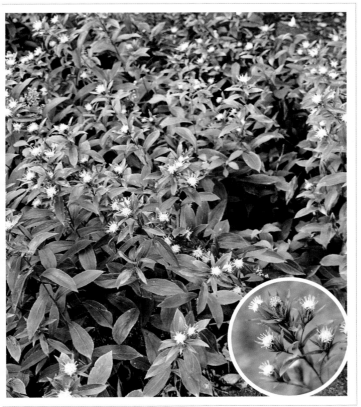

茅苍术 ▲   花 △

附注　北苍术 *Atractylodes chinensis* (DC.) Koidz. 为茅苍术 *A. lancea* (Thunb.) DC. 的异名。

厚朴

【植物别名】川朴。

【植物基原】木兰科植物厚朴 *Magnolia officinalis* Rehd. et Wils. 的干燥干皮、根皮及枝皮。

识别要点 【植株】落叶乔木，高 5~15m。树皮紫褐色。幼枝有细毛，老时脱落。【叶片】叶互生，叶柄长 3~4cm；叶椭圆状倒卵形，革质，长 20~45cm，宽 12~20cm，先端钝圆，有短尖，基部楔形，全缘或微波状，上面淡绿色，幼叶下面密生灰色毛。【花】花白色，芳香，直径 15cm；花梗粗短，长 2~3.5cm，密生丝状白毛；萼片与花瓣为 9~12，或更多，肉质，近等长；萼片长圆状倒卵形，花瓣匙形；雄蕊多数；雌蕊群椭圆状卵形。聚合果椭圆状卵形，长 9~12cm，宽 5~5.6cm，成熟时木质，顶端有尖弯头。种子外皮红色，三角状倒卵形。【花果期】花期 4~5 月，果期 9~10 月。

分布区域 生于海拔 300~1500m 的山地林，多栽培。分布于陕西、甘肃、浙江、江西、湖南、湖北、广西、四川、贵州、云南等地。

采收加工 4~6 月剥取，根皮及枝皮直接阴干；干皮置沸水中微煮后，堆置阴湿处，"发汗"至内表面变紫褐色或棕褐色时，蒸软取出，卷成筒状，干燥。

性味功用 苦、辛，温。燥湿消痰，下气除满。用于湿滞伤中，脘痞吐泻，食积气滞，腹胀便秘，痰饮喘咳。煎服，3~10g。

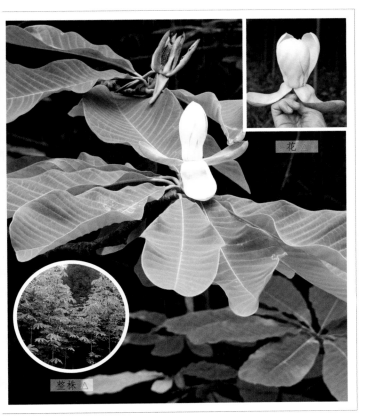

花 ∕

整株 △

厚朴 ▲

附注　木兰科植物凹叶厚朴 *M. officinalis* Rehd. et Wils. var. *biloba* Rehd. et Wils. 的干燥干皮、根皮及枝皮同等入药。厚朴或凹叶厚朴的干燥花蕾为厚朴花，具有芳香化湿、理气宽中的功效。

砂仁

└─┘ 1cm

【植物别名】春砂仁。

【植物基原】姜科植物阳春砂 *Amomum villosum* Lour. 的干燥成熟果实。

识别要点 【植株】多年生草本，高 1~2m；具匍匐茎。【叶片】叶片披针形或矩圆状披针形，长 20~30cm，宽 3~7cm，顶端具尾状细尖头，基部近圆形，无柄；叶舌长 3~5mm；叶鞘上可见凹陷的方格状网纹。【花果】穗状花序自根状茎发出，生于长 4~6cm 的总花梗上；花萼白色；花冠管长 1.8cm，裂片卵状矩圆形，长约 1.6cm，白色；唇瓣圆匙形，宽约 1.6cm，顶端具突出、2 裂、反卷黄色的小尖头，中脉凸起，紫红色，其余白色；药隔顶端附属体为半圆形，长约 3mm，两边具约 2mm 的耳状突起。果矩圆形，紫色，干时褐色。【花果期】花期 3-5 月，果期 7-9 月。

分布区域 生于山沟林下阴湿处。分布于福建、广东、广西和云南等地，现多有栽培。

采收加工 夏、秋间果实成熟时采收，晒干或低温干燥。

性味功用 辛，温。化湿开胃，温脾止泻，理气安胎。用于湿浊中阻，脘痞不饥，脾胃虚寒，呕吐泄泻，妊娠恶阻，胎动不安。煎服，3~6g，后下。

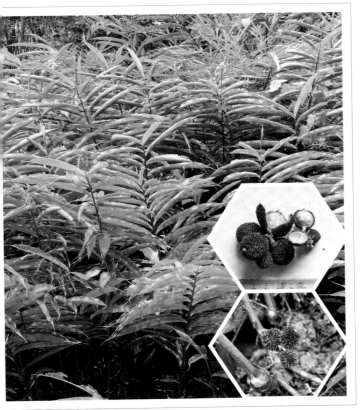

阳春砂 ▲　　　　　　　　　　　　　　　　果 △

附注　姜科植物绿壳砂 *A. villosum* Lour. var. *xanthioides* T. L. Wu et
Senjen 或海南砂 *A. longiligulare* T. L. Wu 的干燥成熟果实同等入药。

豆蔻

【植物别名】白豆蔻。

【植物基原】姜科植物白豆蔻 *Amomum kravanh* Pierre ex Gagnep. 的干燥成熟果实。

识别要点　【植株】多年生草本，高约 2m。根茎粗壮，棕红色。【叶片】叶 2 列；叶鞘边缘薄纸质，具棕黄色长柔毛；叶舌圆形，被粗长柔毛；几无叶柄；叶片狭椭圆形或披针形，长 40~60cm，先端尾尖，基部楔形，两面无毛。【花果】花序 2 至多个，从茎基处抽出，长 7~14cm，径 3~4.5cm，椭圆形或卵形；总苞片宽椭圆形至披针形，长 2~3cm，宽 1~1.8cm，膜质或薄纸质，被柔毛；花着生于苞片的腋内；花萼管状；花冠管略长于花萼管，裂片 3，白色，椭圆形；唇瓣椭圆形；雄蕊 1；花柱 1。蒴果黄白色或略带污红色，球形。种子团 3 瓣。【花果期】花期 4-5 月，果期 7-8 月。

分布区域　生于山沟阴湿处，多栽培于树荫下。原产于柬埔寨和泰国，我国的海南、云南和广西有栽培。

采收加工　多于 7-8 月间果实即将黄熟但未开裂时采集果穗，去净残留的花被和果柄后晒干。

性味功用　辛，温。化湿行气，温中止呕，开胃消食。用于湿浊中阻，不思饮食，湿温初起，胸闷不饥，寒湿呕逆，胸腹胀痛，食积不消。煎服，3~6g，后下。

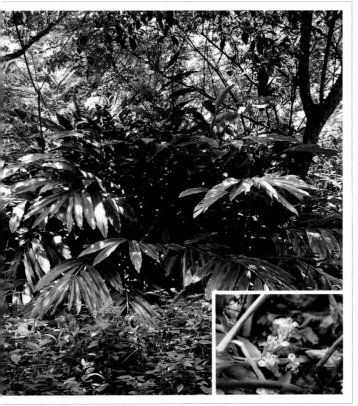

白豆蔻 ▲   花 △

注　姜科植物爪哇白豆蔻 *A. compactum* Soland ex Maton 的干燥成
果实同等入药。

草豆蔻

【植物别名】草蔻、草蔻仁。

【植物基原】姜科植物草豆蔻 *Alpinia katsumadai* Hayata 的干燥近成熟种子。

识别要点　【植株】多年生草本，高达 3m。【叶片】叶片条状针形，长 50~60cm，顶端渐尖并有一短尖头，边缘被毛；叶舌 5~8mm，外被粗毛。【花果】总状花序直立，花序轴被粗毛；梗长约 3mm；苞片宽椭圆形，长约 3.5cm；基部被粗毛；花萼钟状，花冠管长约 8mm，内被长柔毛，裂片矩圆形，长约 1cm，边缘稍内卷，具缘毛；唇瓣三角状卵形，长约 3.5cm，顶端微 2 裂，具自中央向边缘放射的彩色条纹；雄蕊长约 1.2cm。果球形，直径约 3cm，成熟时金黄色。【花果期】花期 4~5 月，果期 7~9 月。

分布区域　生于沟谷、河边、林缘阴湿处或草丛中。分布于海南、广东和广西。

采收加工　夏、秋二季采收，晒至九成干，或用水略烫，晒至半干，除去果皮，取出种子团，晒干。

性味功用　辛，温。燥湿行气，温中止呕。用于寒湿内阻，脘腹胀满冷痛，嗳气呕逆，不思饮食。煎服，3~6g。

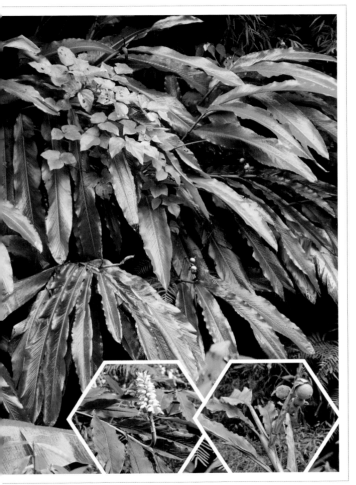

草豆蔻 ▲   花 △   果 △

草果

【植物别名】草果仁、草果子。

【植物基原】姜科植物草果 *Amomum tsao-ko* Crevost et Lemaire 的干燥成熟果实。

识别要点 【植株】多年生丛生草本，高 2~3m。根茎短粗，横走，茎粗壮，直立或稍倾斜。【叶片】叶二列；叶鞘开放，抱茎，疏柔毛，边缘膜质；叶舌先端圆形，长 8~12mm，膜质，锈褐色被疏柔毛；叶柄短或几无柄；叶片长椭圆形或披针状长圆形，40~70cm，先端渐尖，基部楔形，全缘。【花果】花序从茎基部抽出，卵形或长圆形，长 9~13cm；苞片长圆形至卵形，先端钝圆，浅橙色，花冠白色；唇瓣中肋两侧具紫红色条纹。蒴果长圆形或卵状椭圆形，长 2.5~4.5cm，径 2cm，顶端具宿存的花柱残基，呈圆柱形突起，果皮熟时红色，干后紫褐色，有不规则的纵皱纹（维管束），果梗长 2~5mm。【花果期】花期 4~5 月，果期 6~9 月。

分布区域 生于山坡疏林下。有栽培。分布于广西、云南和贵州等地。

采收加工 秋季果实成熟时采收，除去杂质，晒干或低温干燥。

性味功用 辛，温。燥湿温中，除痰截疟。用于寒湿内阻，脘腹胀痛，痞满呕吐，疟疾寒热，瘟疫发热。煎服，3~6g。

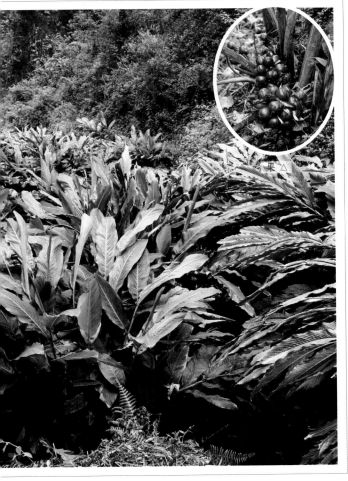

果 △

草果 ▲

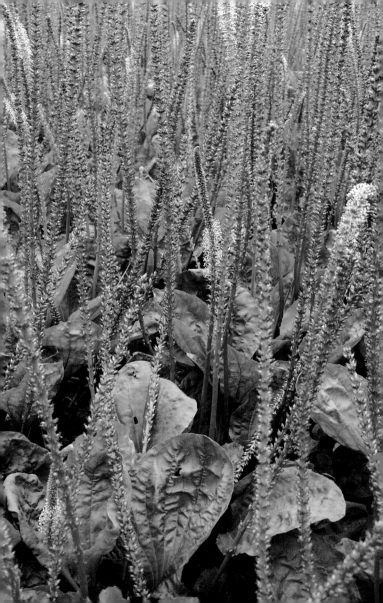

第六章
利水渗湿药

薏苡仁

【植物别名】药玉米。

【植物基原】禾本科植物薏苡 *Coix lacryma-jobi* L. var. *mayuen* (Roman.) Stapf 的干燥成熟种仁。

识别要点　【植株】一年生草本。秆直立，高 1~1.5m，约有 10 节。【叶片】叶鞘光滑，上部者短于节间；叶舌质硬，长约 1mm；叶片线状披针形，长达 30cm，宽 1.5~3cm。【花果】总状花序腋生成束，长 6~10cm，直立或下垂，具总梗。雌小穗位于花序的下部，长 7~9mm，外包以念珠状总苞，小穗和总苞等长，能育小穗第一颖下部膜质，上部厚纸质，先端钝，具 10 数。【花果期】7~10 月。

分布区域　生于河边、溪边或阴湿山谷，全国大部分地区有栽培。

采收加工　秋季果实成熟时采割植株，晒干，打下果实，再晒干，除去外壳、黄褐色种皮及杂质，收集种仁。

性味功用　甘、淡，凉。利水渗湿，健脾止泻，除痹，排脓，解毒散结。用于水肿，脚气，小便不利，脾虚泄泻，湿痹拘挛，肺痈肠痈，赘疣，癌肿。煎服，9~30g。孕妇慎用。

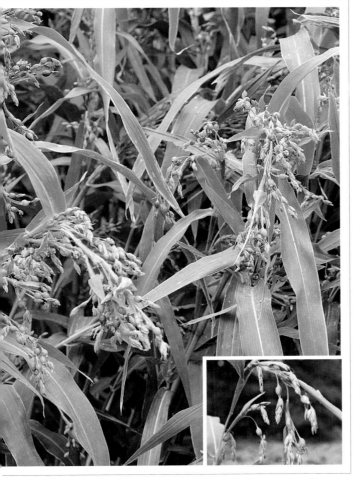

薏苡 ▲

果 △

猪苓

【植物别名】野猪粪、猪屎苓。

【植物基原】多孔菌科真菌猪苓 *Polyporus umbellatus* (Pers.) Fries 的干燥菌核。

识别要点　【菌核】菌核呈不规则凹凸不平瘤状突起的块状或状，稍扁，有的有分枝如姜状，表面棕黑色或黑褐色，有油漆光泽，内部白色至淡褐色，半木质化。【子实体】子实体在夏秋季条件适宜时从菌核体内伸出地面，伞形或伞状半圆形，有柄，上部多分枝，每枝顶端有一菌盖，菌盖肉质柔软，干燥后坚硬而脆，圆形而薄，直径 1~4cm，中凹，有淡黄褐色的纤维状鳞片，无条纹，边缘薄而锐，常内卷；管口圆形至多角形。【孢子】孢子无色，椭圆形或梨形，长径 7~10μm。担子短棒形，长径 19μm，透明无色，顶生 4 个孢子。

分布区域　生于阔叶林或混交林中，菌核埋生于地下树根旁。全国大部分地区有分布。

采收加工　春、秋二季采挖，除去泥沙，干燥。

性味功用　甘、淡，平。利水渗湿。用于小便不利，水肿，泄泻，淋浊，带下。煎服，6~12g。

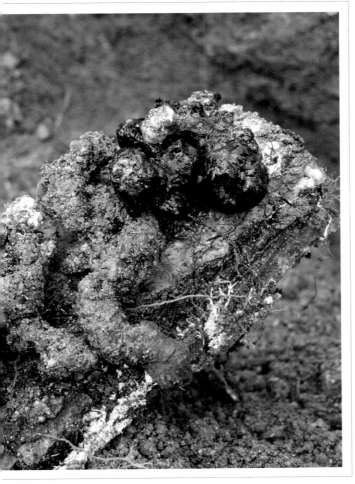

猪苓 ▲

泽泻

【植物别名】东方泽泻。

【植物基原】泽泻科植物泽泻 *Alisma orientale* (Sam.) Juzep. 的干燥块茎。

识别要点　【植株】多年生沼泽生草本。具球茎。【叶片】叶生，叶片长椭圆形或宽卵形，长 5~15cm，宽 2~8cm，先端短尖基部圆形或心形，具 7~11 脉；叶柄长 10~40cm。【花果】花高 40~80cm，花两性，呈顶生圆锥花序；有苞片；外轮花被宽形，先端钝，具 7 脉，绿色或带紫色，宿存；内轮花被倒宽卵形边缘波状，膜质，白色，比外轮花被片小；雄蕊 6，花丝线状，皮多数，离生，花柱弯曲，长约 0.5mm。瘦果，扁平，长 1.5~2mm宽约 1.5mm。【花果期】花期 6~7 月，果期 7~9 月。

分布区域　生于浅沼泽地或水稻田中，喜温暖气候，多栽培于湿而富含腐殖质的黏质土壤中。分布于全国各地，福建、四川地有大量栽培。

采收加工　冬季茎叶开始枯萎时采挖，洗净，干燥，除去须根粗皮。

性味功用　甘、淡，寒。利水消肿，渗湿，泻热。用于小便不利，水肿胀满，泄泻，痰饮眩晕，热淋涩痛，遗精。煎服，6~10g。

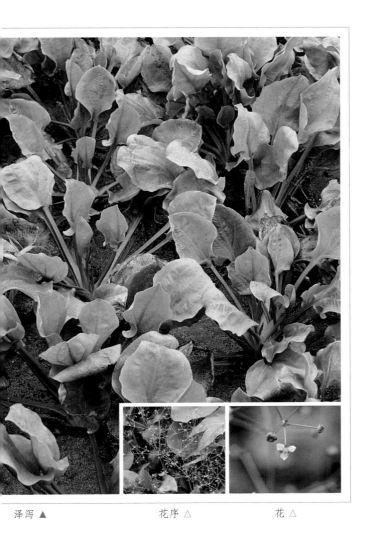

泽泻 ▲   花序 △   花 △

香加皮

【植物别名】北五加皮。

【植物基原】萝藦科植物杠柳 *Periploca sepium* Bge. 的干燥根皮。

识别要点　【植株】落叶木质藤本。具乳汁。树皮灰褐色，枝黄褐色。【叶片】叶披针形或长圆状披针形，长 6~10cm 宽 1.5~2.5cm，先端渐尖，基部楔形，全缘，羽状脉；叶柄长 3mm。【花果】聚伞花序腋生，有花数朵；花序梗与花梗细弱，梗与花近等长；花萼 5 裂，裂片卵圆形，长约 3mm，先端钝，面基部共有腺体 10 枚；花冠紫红色，辐射状，直径约 1.5cm；蕊 5，花粉器匙形，四合花粉藏于载粉器内。蓇葖果 2，叉生，柱形，长 10~15cm；种子多数，顶端有白毛。【花果期】花期 5 月，果期 7~9 月。

分布区域　生于低山或平原的林缘、山谷。分布于除广东、广西、海南、台湾外的全国各地。

采收加工　春、秋二季采挖，剥取根皮，晒干。

性味功用　辛、苦，温。有毒。利水消肿，祛风湿，强筋骨。于下肢浮肿，心悸气短，风寒湿痹，腰膝酸软。煎服，3~6g。宜过量服用。

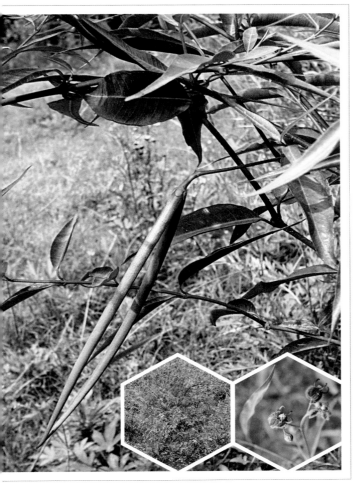

杠柳 ▲   整株 △   花 △

泽漆

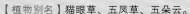

【植物别名】猫眼草、五凤草、五朵云。

【植物基原】大戟科植物泽漆 *Euphorbia helioscopia* L. 的全草。

识别要点　【植株】一年生或二年生草本。茎分枝多而倾斜，□部淡紫红色，上部淡绿色。【叶片】叶互生，无柄，倒卵形或匙形，先端钝圆或微凹，基部广楔形或突然狭窄而成短柄状，边缘□部以上有细锯齿。【花果】多歧聚伞花序顶生，有 5 伞梗，每□梗再生 3 小伞梗，每小伞梗又分为 2 叉；杯状花序钟形，黄绿色□总苞先端 4 浅裂，裂间有 4 腺体；子房 3 室，花柱 3。蒴果无毛□种子卵形，表面有突起的网纹。【花果期】花期 3-4 月，果期 6-7 月□

分布区域　生于路旁、田野、沟边等处。分布于宁夏、山东、江苏□江西、福建、河南、湖南、四川、贵州等地。

采收加工　春、夏采集全草，切成段状，晒干。

性味功用　辛、苦，寒，有毒，乳汁有大毒。利水消肿，化痰止咳，解毒散结。用于水气肿满，痰饮喘咳，瘰疬，癣疮。煎服3~9g。本品有毒，不宜过量或长期使用。脾胃虚寒者及孕妇慎用。

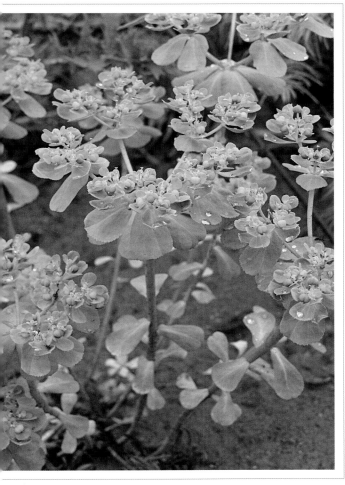

泽漆 ▲

车前子

【植物别名】驴耳朵草。

【植物基原】车前科植物车前 *Plantago asiatica* L. 的干燥成熟种子。

识别要点　【植株】多年生草本。具须根。【叶片】叶基生，叶片椭圆形，广卵形或卵状椭圆形，长 4~15cm，叶缘近全缘，波状或有疏齿至弯缺，两面无毛或被短柔毛，具 5~7 条弧脉。【花果】花密生呈穗状花序；苞片宽三角形；花萼裂片卵状椭圆形或椭圆形，先端钝，边缘白色膜质，背部龙骨状突起宽且呈绿色；花冠裂片披针形或长三角形，先端渐尖，反卷，淡绿色。蒴果，椭圆形或卵形，长 2~4mm。种子长圆形，常5~6 粒，黑褐色。【花果期】花期 6-9 月，果期 7-9 月。

分布区域　生于平原、山坡、路旁等。分布于全国各地。

采收加工　夏、秋二季种子成熟时采收果穗，晒干，搓出种子，除去杂质。

性味功用　甘，寒。清热利尿通淋，渗湿止泻，明目，祛痰。用于热淋涩痛，水肿胀满，暑湿泄泻，目赤肿痛，痰热咳嗽。煎服，9~15g，包煎。

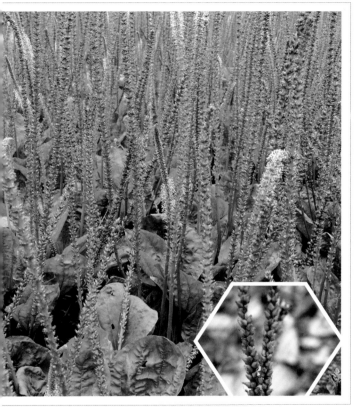

车前 ▲   果 △

注　车前科植物平车前 *Plantago depressa* Willd. 的干燥成熟种子也
车前子使用。车前或平车前的干燥全草为车前草，有清热利尿通淋、
痰、凉血、解毒的功效。

木通

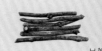

【植物别名】八月扎。

【植物基原】木通科植物三叶木通 *Akebia trifoliata* (Thunb.) Koidz. 的干燥藤茎。

识别要点　【植株】落叶木质藤本，高 10m。全体无毛。【叶片】三出复叶，簇生于枝端，叶柄细弱，小叶片卵圆形、宽卵形或卵圆形等，先端钝圆，中央微凹或具短尖，基部圆形或宽楔形有时呈微心形，全缘或呈波状，侧脉通常 5~6 对。【花果】花单性，雌雄同株，紫红色，总状花序腋生。雄花较小，多数，着生于花序上部，花被 3，雄蕊 6；雌花 1~3 朵，着生于花序下部，花被具退化雄蕊 6，心皮 3~12，离生，柱头头状，子房圆筒形或稍曲，侧膜胎座，胚珠多数。蓇葖果肉质，长椭圆形，成熟时紫红色沿腹缝线开裂。【花果期】花期 4~5 月，果期 8~10 月。

分布区域　生于山谷、山坡灌丛中。分布于河南、江苏、江西、湖北、湖南、广东、海南、陕西、四川、河北、山西、山东、安徽、甘肃、云南、贵州。

采收加工　秋季采收，截取茎部，除去细枝，阴干。

性味功用　苦，寒。利尿通淋，清心除烦，通经下乳。用于淋证，水肿，心烦尿赤，口舌生疮，经闭乳少，湿热痹痛。煎服3~6g。

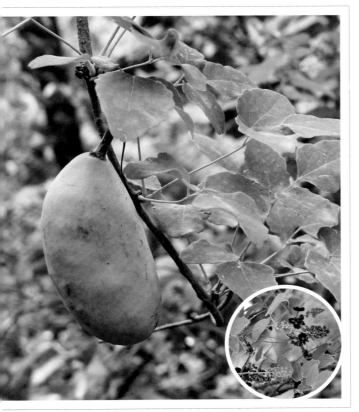

三叶木通 ▲   花 △

注　木通科植物木通 *A. quinata* Decne.、白木通 *A. trifoliate* Koidz.
r. *australis* Rehd. 的干燥藤茎同等入药。三叶木通、木通或白木通
干燥近成熟果实为预知子。

通草

【植物别名】大通草、通花五加。

【植物基原】五加科植物通脱木 *Tetrapanax papyrifer* (Hook.) K. Koch 的干燥茎髓。

识别要点　【植株】灌木或小乔木。茎木质松脆，髓大，纸质，白色。【叶片】叶大型，集生于茎顶，托叶膜质锥形；叶轮廓近圆形，掌状 5~11 裂，裂片卵形或卵状长圆形，通常再分裂为 2~3 小裂片，先端渐尖，基部心形，边缘具疏锯齿，上面微被毛，下面密被白色星状毛。【花果】圆锥花序大型，由多数球状聚伞花序聚集而成；苞片、总花梗、花梗、小苞片均密生白色星状茸毛；花黄白色，密被星状毛，花萼不显；花瓣 4 或 5，三角状卵形，长不及 2mm；雄蕊和花瓣同数，长约 3mm；子房下位，2 室，花柱 2，离生，顶端反曲，紫红色。核果状浆果，球形，紫黑色。【花果期】花期 10-12 月，果期次年 1-2 月。

分布区域　生于向阳肥厚的土壤上。分布于我国黄河以南各地，偶有栽培。

采收加工　秋季割取茎，截成段，趁鲜取出髓部，理直，晒干。

性味功用　甘、淡，微寒。清热利尿，通气下乳。用于湿热淋证，水肿尿少，乳汁不下。煎服，3~5g。孕妇慎用。

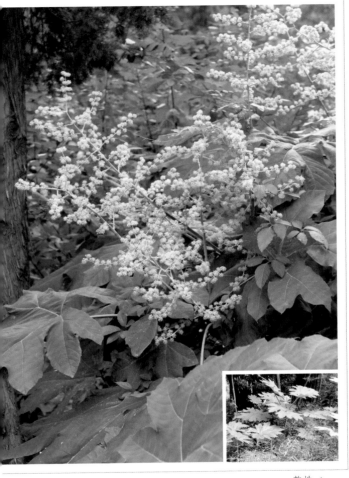

通脱木 ▲

整株 △

瞿麦

【植物别名】石柱花。

【植物基原】石竹科植物石竹 *Dianthus chinensis* L. 的干燥地上部分。

识别要点　【植株】多年生草本。茎丛生，直立或基部呈匍匐状，光滑无毛，节膨大，下部节间较短。【叶片】叶对生，无柄，状披针形，先端渐尖，基部连合抱茎，全缘或有细齿。【花果】花单生或数朵生于茎顶，集成聚伞花序；花鲜红色、白色或粉红色，直径约 3cm；小苞片 4~6，排成 2~3 轮，长约为萼筒的 1/2，片卵状披针形，先端尾状渐尖；萼筒长 2~2.5cm，先端 5 裂，片阔披针形，边缘膜质，被细毛；花瓣 5，先端线裂成锯齿状，喉部有斑纹或疏生须毛，基部具长爪；雄蕊 10；子房上位，1 室。蒴果长椭圆形。种子扁卵形，灰黑色。【花果期】花期 5~9 月，果期 8~9 月。

分布区域　生于山坡旷野。分布于东北、河北、河南、山东、江苏、浙江、安徽、江西、福建、湖北、广东、广西、陕西、宁夏、甘肃、云南等地。亦有栽培。

采收加工　夏、秋二季花果期采割，除去杂质，干燥。

性味功用　苦，寒。利尿通淋，活血通经。用于热淋，血淋，石淋，小便不通，淋沥涩痛，经闭瘀阻。煎服，9~15g。孕妇慎用。

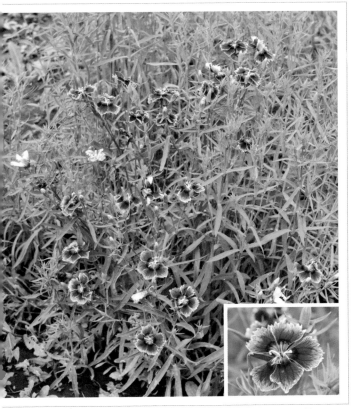

石竹 ▲   花 △

注 石竹科植物瞿麦 *D. superbus* L. 的干燥地上部分同等入药。

萹蓄

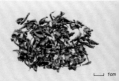

└─┘ 1cm

【植物别名】扁竹、地蓼。

【植物基原】蓼科植物萹蓄 *Polygonum aviculare* L. 的干燥地上部分。

识别要点　【植株】一年生草本。茎平卧或直立。【叶片】叶椭圆形、长圆状倒卵形，长 0.5~4cm，宽 1.5~10mm，先端钝尖基部楔形，全缘，两面白色透明，具脉纹，无毛。【花果】花于叶腋，1~5 朵簇生；花被 5 裂，裂片具窄的白色或粉红色的边缘雄蕊 8，花丝短；花柱 3，分离。瘦果三棱状卵形，长约 3mm，褐色表面具明显的浅纹，果稍伸出宿存花被。【花果期】花期 5-7 月果期 8-10 月。

分布区域　生于田野、路旁、水边和湿地。分布于全国大部分地区

采收加工　夏季叶茂盛时采收，除去根和杂质，晒干。

性味功用　苦，微寒。利尿通淋，杀虫，止痒。用于热淋涩痛小便短赤，虫积肿痛，皮肤湿疹，阴痒带下。煎服，9~15g。外用适量，煎洗患处。

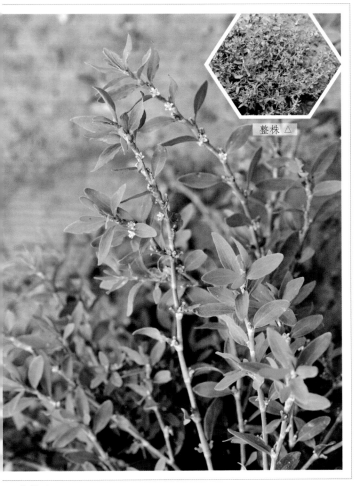

整株 △

萹蓄 ▲

地肤子

【植物别名】扫帚草、扫帚苗。

【植物基原】藜科植物地肤 Kochia scoparia (L.) Schrad. 的干燥成熟果实。

识别要点　【植株】一年生草本。茎直立，多分枝，淡绿色或带紫红色，具多数纵棱。【叶片】叶披针形或线状披针形，长2~5cm，宽3~7mm，先端短渐尖，基部渐狭，常具3条明显的主脉，边缘具疏生的锈色绢状缘毛；茎上部叶较小，无柄，1脉。【花】花两性或雌性，常1~3个簇生于叶腋，构成穗状圆锥花序；花被近球形，淡绿色，花被裂片近三角形；翅端附属物三角形至倒卵形，有时近扇形，膜质，边缘微波状或具缺刻；花丝丝状，花药淡黄色；柱头2，丝状，紫褐色。胞果扁球形。种子卵形，黑褐色，稍有光泽；胚环形，外胚乳块状。【花果期】花期6-9月，果期7-10月。

分布区域　生于山野荒地、田野、路旁或庭院栽培，分布几遍全国。

采收加工　秋季果实成熟时采收植株，晒干，打下果实，除去杂质。

性味功用　辛、苦，寒。清热利湿，祛风止痒。用于小便涩痛，阴痒带下，风疹，湿疹，皮肤瘙痒。煎服，9~15g。外用适量，煎汤熏洗。

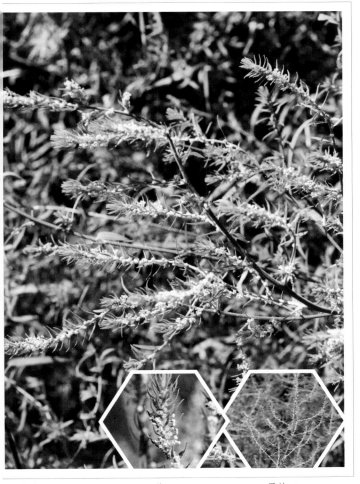

地肤 ▲   花 △   果枝 △

海金沙

【植物别名】竹芫荽。

【植物基原】海金沙科植物海金沙 *Lygodium japonicum* (Thunb.) Sw. 的干燥成熟孢子。

识别要点　【植株】多年生攀缘植物。茎草质，细弱。【叶片】叶为一或二回羽状复叶，纸质，两面均被细柔毛；能育羽片卵状三角形，长 12~20cm，小叶卵状披针形，边缘有锯齿或不规则分裂，上部小叶无柄，羽状或戟形，在下部的有柄，长约 1cm。育羽片尖三角形，通常与能育的羽片相似，但为一回羽状复叶，小叶阔线形或基部分裂成不规则的小片。【孢子囊】孢子囊生能育羽片的背面，在二回小叶的齿及裂片顶端呈穗状排列，2~4mm，孢子囊盖鳞片状，卵形，每盖下生一横卵形的孢子囊。【繁殖期】孢子囊多在夏秋两季产生。

分布区域　攀缘于其他植物上，野生于山坡草丛中。分布于长江以南及陕西、甘肃等地。

采收加工　秋季孢子未脱落时采割藤叶，晒干，搓揉或打下孢子，除去藤叶。

性味功用　甘、咸，寒。清利湿热，通淋止痛。用于热淋，石淋，血淋，膏淋，尿道涩痛。煎服，6~15g，包煎。

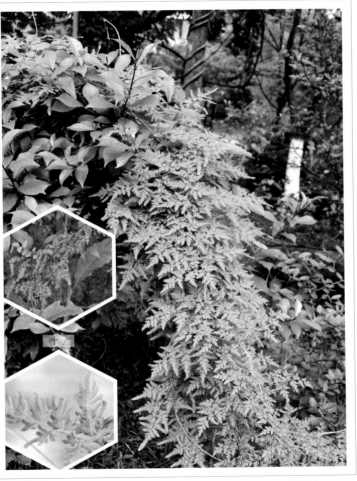

孢子囊 △

海金沙 ▲

石韦

【植物别名】小石韦。

【植物基原】水龙骨科植物石韦 *Pyrrosia lingua* (Thunb.) Farwell 的干燥叶

识别要点 【植株】多年生草本。高 10~30cm。根状茎细长，横走，密被棕色鳞片。叶二型，远生，草质。【叶片】能育叶与不育叶同形，披针形至矩圆披针形，渐尖头，叶片上面有凹点，偶见星状毛，下面密生星状毛，侧脉明显。【繁殖器官】孢子囊群在侧脉间整齐紧密排列，无盖。

分布区域 生于海拔 100~1800m 的岩石或树干上。分布于长江以南各地。

采收加工 全年均可采收，除去根茎及根，晒干或阴干。

性味功用 甘、苦，微寒。利尿通淋，清肺止咳，凉血止血。用于热淋，血淋，石淋，小便不通，淋沥涩痛，肺热喘咳，吐血，衄血，尿血，崩漏。煎服，6~12g。

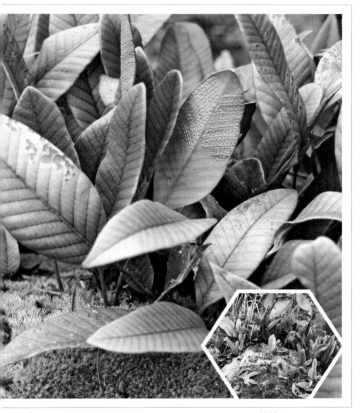

石韦 ▲   整株 △

注 水龙骨科植物庐山石韦 *P. sheareri* (Bak.) Ching 或有柄石韦 *P. tiolosa* (Christ) Ching 的干燥叶同等入药。

灯心草

【植物别名】虎须草、灯心、灯草。

【植物基原】灯心草科植物灯心草 *Juncus effusus* L. 的干燥茎髓。

识别要点　【植株】多年生草本，高 40~100cm。根茎横走，多数须根。茎丛生，直立，圆柱状，直径 1.5~4mm，绿色，具条纹；髓部白色，下部鞘状叶数枚，长可达 15cm，红褐色或淡色，上部绿色，有光泽。【叶片】叶片退化呈刺芒状。【花果】花序聚伞状，假侧生，多花，密集或疏散；总苞圆柱状，直立长 5~20cm；花小，淡绿色，具短柄；花被片 6，2 轮，条状披针形，外轮稍长，边缘膜质；雄蕊 3，稀为 6，较花被短；雌蕊 1子房上位，3 室，柱头 3 裂。蒴果卵状三棱形或椭圆形。种子多数卵状长圆形，褐色。【花果期】花期 5-6 月，果期 6-7 月。

分布区域　生于湿地、沼泽边、溪边、田边等潮湿地带。分布全国各地。

采收加工　夏末至秋季割取茎，晒干，取出茎髓，理直，扎成小把。

性味功用　甘、淡，微寒。清心降火，利尿通淋。用于心烦失眠尿少涩痛，口舌生疮。煎服，1~3g。

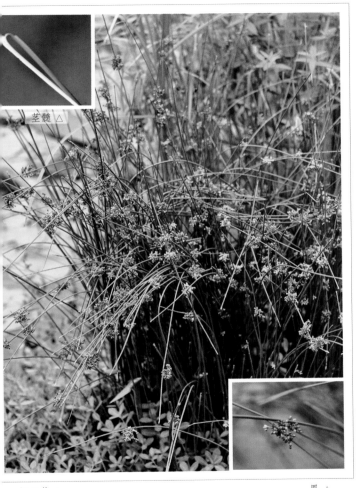

茎髓 △

灯心草 ▲

果 △

三白草

【植物别名】过塘藕、白水鸡、三点白。

【植物基原】三白草科植物三白草 *Saururus chinensis* (Lour.) Baill. 的干燥地上部分。

识别要点　【植株】多年生草本，高 100cm 以上。茎粗壮，下伏地，白色；上部直立，绿色。【叶片】叶柄长 1~3cm；无毛叶卵形或卵状披针形，长（4~）10~12cm，纸质，基部心形或心形，先端渐尖或短渐尖；基出脉 5~7。顶部叶片较小，最上 2~3 叶片花瓣状，花期白色。【花果】总状花序枝顶生，长（3~）12~20（~22）cm；花序轴密被短柔毛；苞片卵圆形，边缘有毛；花丝稍长于花药。果实近球形，直径约 3mm，有多疣状突起。【花果期】花期 4-6 月，果期 6-7 月。

分布区域　生于海拔 1700m 以下的沟旁溪畔及沼泽地等低潮湿处分布于河北、山西、陕西及长江流域以南各地区。

采收加工　全年均可采收，洗净，晒干。

性味功用　甘、辛，寒。利尿消肿，清热解毒。用于水肿，小便不利淋沥涩痛，带下；外治疮疡肿毒，湿疹。煎服，15~30g。

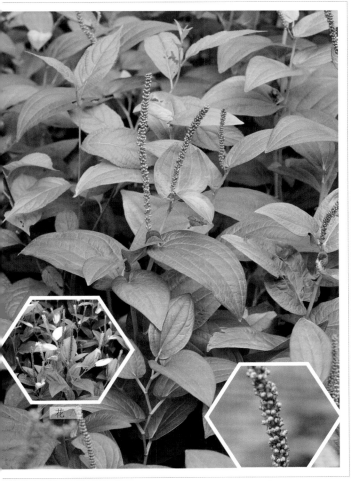

花

三白草 ▲   果 △

茵陈

【植物别名】猪毛蒿、北茵陈、西茵陈。

【植物基原】菊科植物滨蒿 *Artemisia scoparia* Waldst. et Kit. 的干燥地上部分。

识别要点 【植株】一或二年生草本，高 30~60cm。主根单一，狭纺锤形，半木质化。【叶片】基生叶有长柄，较窄，叶片宽卵形，长 2.5~7cm，裂片稍卵状，疏离；茎生叶线形，老时无毛，叶脉丝状。【花】头状花序直径约 1~1.5mm，无梗或有短梗，偏侧着生成穗，总苞片有宽膜质边缘。外层雌花 5~15 朵，以 10~12 朵为多见，中部两性花 3~9 朵。【花果期】花期 8~9 月，果期 9~10 月。

分布区域 喜生于砂地、河岸及盐碱地。分布于东北、华北、西北及台湾、湖北、广西、云南等地。

采收加工 春季幼苗高 6~10cm 时采收或秋季花蕾长成时采割，去杂质及老茎，晒干。春季采收的习称"绵茵陈"，秋季采割习称"花茵陈"。

性味功用 苦、辛，微寒。清热利湿，利胆退黄。用于黄疸尿少，湿温暑湿，湿疮瘙痒。煎服，6~15g。外用适量，煎汤熏洗。

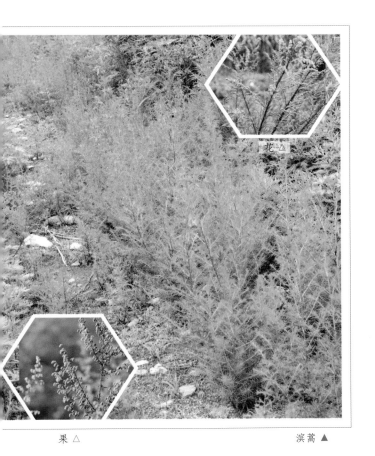

果 △   滨蒿 ▲

注　菊科植物茵陈蒿 *A. capillaris* Thunb. 的干燥地上部分同等入药。

金钱草

【植物别名】对座草、路边黄。

【植物基原】报春花科植物过路黄 *Lysimachia christinae* Hance 的干燥全草。

识别要点 【植株】多年生草本。茎柔弱，匍匐地面，20~60cm，淡绿带红色，无毛或微具短柔毛。【叶片】叶对生，柄与叶片约等长；叶片心形或宽卵形，长 1.5~4cm，先端钝尖钝形，基部心形或近圆形，全缘，两面均有黑色腺条，无毛或具短柔毛，主脉 1，于叶之背面隆起。【花果】花成对腋生；萼 5 深裂，裂片披针形，通常绿色，外面有黑色腺条；花冠 5 裂黄色，基部相连，裂片椭圆形，先端尖，有明显的黑色腺条；蕊 5，与花瓣对生，花丝不等长，上部分离，基部合生成筒状；柱单一，子房上位，卵圆形，1 室，特立中央胎座，胚珠多数；蒴果球形，有黑色短腺条。【花果期】花期 5-7 月，果期 6-8 月。

分布区域 生长于路边、沟边及山坡、疏林、草丛阴湿处。分于河南、山西、江苏、安徽、浙江、江西、福建、台湾、湖北、湖南、广东、广西、陕西、云南、贵州、四川等地。

采收加工 夏、秋二季采收，除去杂质，晒干。

性味功用 甘、咸，微寒。利湿退黄，利尿通淋，解毒消肿。用于湿热黄疸，胆胀胁痛，石淋，热淋，小便涩痛，痈肿疔疮，蛇虫咬伤。煎服，15~60g。

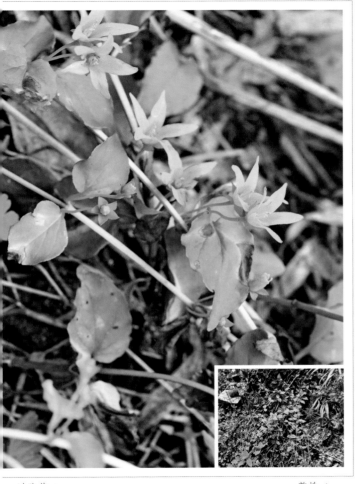

过路黄 ▲   整株 △

虎杖

【植物别名】酸汤杆、斑杖。

【植物基原】蓼科植物虎杖 *Polygonum cuspidatum* Sieb. et Zucc. 的干燥根茎及根。

识别要点 【植株】多年生草本或亚灌木。根粗壮，常横生。具分枝，表皮上具有紫红色斑点。【叶片】叶卵形、卵状椭圆或近圆形，长 5~12cm，先端短尖，基部圆形或宽楔形，全缘叶柄常呈紫红色。托叶鞘筒状，早落。【花果】花单性，雌雄异株呈腋生或顶生的圆锥花序。花梗细长，近下部具关节，上部具翅花被 5 深裂，2 轮，外轮 3 片在结果时增大，背部具翅。雄花雄蕊 8；雌花有花柱 3，柱头头状。瘦果倒卵形，具 3 棱，红棕色具光泽，包于翅状宿存的花被内。【花果期】花期 7~9 月，果8-10 月。

分布区域 生于海拔 140~2000m 的湿润深厚的土壤，常见于山坡、谷、灌丛、路旁等。分布于河北、河南、山东、江苏、安徽、浙江、江西福建、台湾、湖北、湖南、广东、广西、贵州、云南、西藏。

采收加工 春、秋二季采挖，除去须根，洗净，趁鲜切短段或厚片晒干。

性味功用 微苦，微寒。利湿退黄，清热解毒，散瘀止痛，止咳化痰用于湿热黄疸，淋浊，带下，风湿痹痛，痈肿疮毒，水火烫伤，经闭癥瘕，跌仆损伤，肺热咳嗽。煎服，9~15g。外用适量，制成液或油膏涂敷。孕妇慎用。

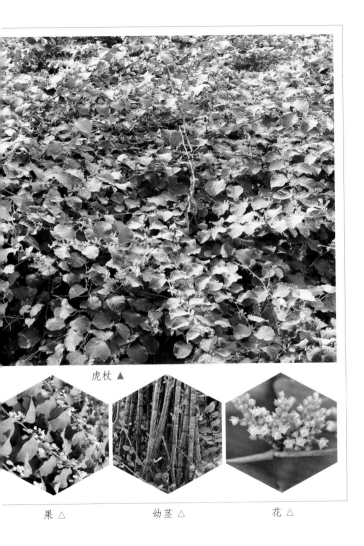

虎杖 ▲

果 △ 　　　　　 幼茎 △ 　　　　　 花 △

地耳草

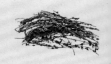

【植物别名】对月草、七寸金

【植物基原】藤黄科植物地耳草 *Hypericum japonicum* Thunb. 的干燥全草

识别要点　【植株】一年生草本，高 10~40cm，全株无毛。茎直立或倾斜，具 4 棱，节明显。【叶片】单叶对生，无叶柄；叶卵形或卵状长圆形，先端钝，基部近圆形，抱茎，全缘，两面细小的透明油点，叶脉 3~5，自基部发出。【花果】聚伞花序顶生，呈叉状分枝；苞片和小苞片膜质，短小；花小，黄色；萼片 5，针形；花瓣 5，与萼片等长；雄蕊多数，基部连合成 3 束，子房上位，1 室，花柱 3，分离，柱头头状。蒴果长圆形，成熟时开裂成3 果瓣，外面包有等长宿萼。种子多数，细小，淡褐色。【花果期】花期 5-6 月，果期 6-7 月。

分布区域　生于山野、平原阳光充足及较潮湿的地方。分布于长江流域以南各地。

采收加工　春、夏二季开花时采挖，除去杂质和泥土，晒干。

性味功用　苦、辛，平。清热利湿，消肿解毒，止痛。用于湿热黄疸，泄泻，痢疾，疮疖肿痛，跌仆损伤，蛇咬伤。煎服，9~15g。外用适量。

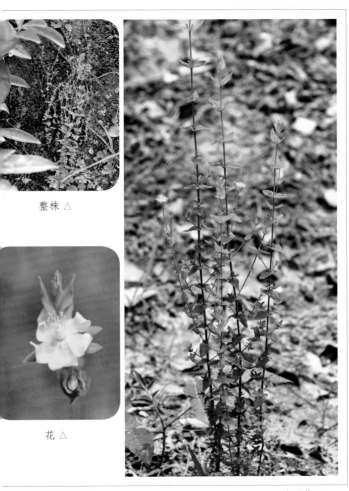

整株 △

花 △

地耳草 ▲

垂盆草

【植物别名】狗牙齿、鼠牙半支。

【植物基原】景天科植物垂盆草 *Sedum sarmentosum* Bunge 的干燥全草

识别要点　【植株】多年生肉质草本。茎平卧或上部直立，不
枝和花枝细弱，匍匐生根，长 10~25cm。【叶片】3 叶轮生，无
叶片倒披针形至矩圆形，长 15~25mm，宽 3~5mm，顶端近急尖
基部有距，全缘，肉质。【花果】花序聚伞状，直径 5~6cm，
3~5 个分枝；花无梗；萼片 5，披针形至矩圆形，长 3.5~5m；
基部无距，顶端稍钝；花瓣 5，淡黄色，披针形至矩圆形，
5~8mm，顶端有较长的短尖头；雄蕊较花瓣短；心皮 5，略叉开
长 5~6mm。蓇葖果。【花果期】花期 4~5 月，果期 6~7 月。

分布区域　生于海拔 1600m 以下的低山坡岩石上，或山谷、阴湿
分布于吉林、辽宁、河北、河南、山西、陕西、山东、江苏、安
浙江、江西、福建、湖北、四川、贵州等地。

采收加工　夏、秋二季采收，除去杂质，干燥。

性味功用　甘、淡，凉。利湿退黄，清热解毒。用于湿热黄疸
小便不利，痈肿疮疡。煎服，15~30g。

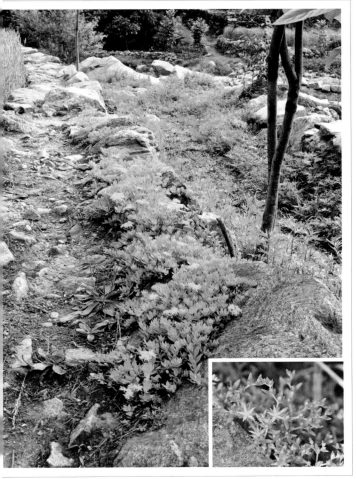

垂盆草 ▲   花、叶 △

珍珠草

【植物别名】叶下珍珠、叶后珠。

【植物基原】大戟科植物叶下珠 *Phyllanthus urinaria* L. 的全草。

识别要点 【植株】一年生小草本，高 10~40cm。茎直立，分枝通常带赤红色。【叶片】叶片纸质，因叶柄扭转而呈羽状排列长圆形或倒卵形，顶端圆、钝或急尖而有小尖头，下面灰绿色近边缘或边缘有 1~3 列短粗毛；叶柄极短；托叶卵状披针形，约 1.5mm。【花果】花雌雄同株。雄花：2~4 朵簇生于叶腋，常仅上面 1 朵开花，下面的很小；花梗长约 0.5mm，基部有苞 1~2 枚；萼片 6，倒卵形，长约 0.6mm，顶端钝；雄蕊 3。雌花单生于小枝中下部的叶腋内；花梗长约 0.5mm；萼片 6；子房卵状有鳞片状突起，花柱分离，顶端 2 裂，裂片弯卷。蒴果圆球状。【花果期】花期 4-6 月，果期 7-11 月。

分布区域 生于山坡、路旁或田坎土壁上较干燥的地方。分布长江流域至南部各地。

采收加工 夏、秋季采集全草，去杂质，晒干。

性味功用 微苦、甘，凉。利湿退黄，清热解毒，明目，消积用于湿热黄疸，泄痢，淋证，疮疡肿毒，蛇犬咬伤，目赤肿痛小儿疳积。煎服，15~30g。

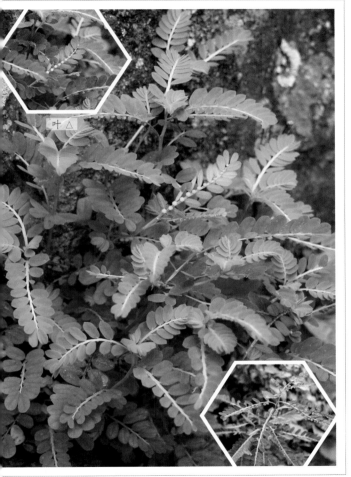

叶 △

叶下珠 ▲   果 △

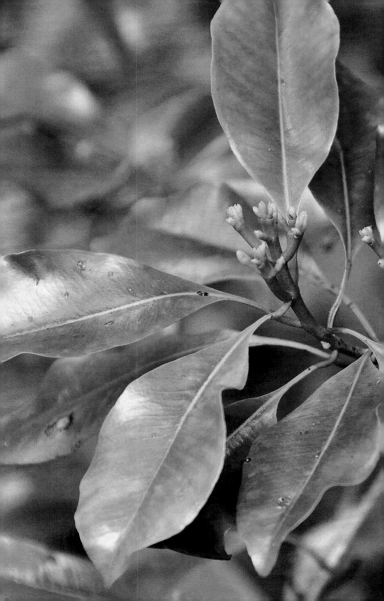

第七章
温里药

吴茱萸

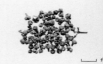

【植物别名】吴萸、茶辣。

【植物基原】芸香科植物吴茱萸 *Euodia rutaecarpa* (Juss.) Benth. 的干燥近成熟果实。

识别要点 【植株】灌木或小乔木，高达 9m。【叶片】复叶 15~40cm；小叶 5~13（~15）片，椭圆形至卵形，有时披针形倒披针形，长 4.5~17cm，侧生小叶基部钝圆至狭楔形或有时圆至楔形，全缘或有不明显的钝锯齿，先端渐尖。【花果】花序 2.5~18cm；花（4~）5 数；萼片长 0.5~1.2mm；花瓣绿色，黄或白色，干后变棕色或类白色，长 3~5mm，外面无毛或被疏毛内面近无毛至被柔毛；子房无毛或被疏毛。蒴果通常 5 心皮，分果有种子 1 个。【花果期】花期 4~6 月，果期 8~11 月。

分布区域 生于海拔 100~3000m 的灌丛、疏林下或林缘。分布河北、陕西、甘肃、河南、湖北、湖南、江西、江苏、安徽、浙江福建、广东、广西、云南、贵州及四川。

采收加工 8~11 月果实尚未开裂时剪下果枝，晒干或低温干燥除去枝、叶、果梗等杂质。

性味功用 辛、苦，热；有小毒。散寒止痛，降逆止呕，助阳泻。用于厥阴头痛，寒疝腹痛，寒湿脚气，经行腹痛，脘腹胁痛呕吐吞酸，五更泄泻。煎服，2~5g。外用适量。

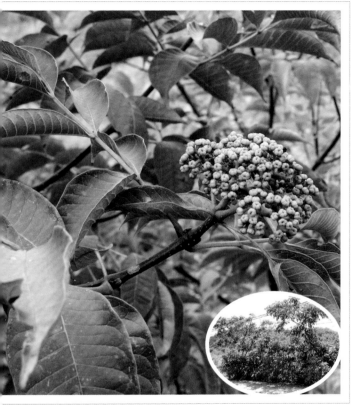

吴茱萸 ▲   整株 △

注 *Flora of China* 记载植物吴茱萸 *E. rutaecarpa* (Juss.) Benth.、石
E. rutaecarpa (Juss.) Benth. var. *officinalis* (Dode) Huang 及疏毛吴茱
E. rutaecarpa (Juss.) Benth. var. *bodinieri* (Dode) Huang 均为吴茱萸
tradium ruticarpum (A. Jussieu) T. G. Hartley 的异名。

小茴香

【植物别名】小茴、香丝菜。

【植物基原】伞形科植物茴香 *Foeniculum vulgare* Mill. 的干燥成熟果实。

识别要点 【植株】多年生草本，全株无毛，有强烈香气。茎直立，高 0.5~2m，有浅纵沟纹，上部分枝开展。【叶片】叶有柄，卵圆形至广三角形，长达 30cm，三至四回羽状分裂，深绿色，末回裂片线形至丝状，长 4~40mm，宽约 1mm，茎下部的叶柄长 7~14mm，基部鞘状，上部的叶柄一部分或全部呈鞘状。【花果】复伞形花序顶生或侧生，顶生的伞形花序大，直径可达 15cm；序梗长 4~25cm，伞辐 8~30，无总苞及小总苞；花黄色，有梗；萼齿不显，花瓣 5，倒卵形，先端内折；雄蕊 5；雌蕊 1，子房下位。双悬果卵状长圆形，光滑，侧扁；分果有 5 条隆起的纵棱。【花果期】花期 6-7 月，果期 10 月。

分布区域 原产地中海地区。全国各地多有栽培。

采收加工 秋季果实初熟时采割植株，晒干，打下果实，除去杂质。

性味功用 辛，温。散寒止痛，理气和胃。用于寒疝腹痛，睾丸偏坠，痛经，少腹冷痛，脘腹胀痛，食少吐泻。煎服，3~6g。

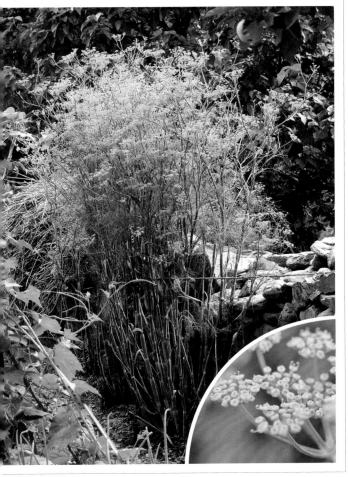

茴香 ▲

花 △

八角茴香

【植物别名】大料、大茴香、八角。

【植物基原】木兰科植物八角茴香 *Illicium verum* Hook. f. 的干燥成熟果实

识别要点　【植株】乔木，高达15m。【叶片】叶不整齐互生，在顶端3~6片近轮生或松散簇生，倒卵状椭圆形、倒披针形或圆形，革质或厚革质；中脉在叶上面稍凹下，侧脉5~8对，叶两面不明显或稍隆起；基部渐狭或楔形；先端骤尖或短渐尖。【花果】花单生叶腋或近顶生；花被片7~12片，粉红至深红色；雄蕊11~20枚；心皮通常8。果梗长20~55mm，蓇葖多为8，14~20mm，宽7~12mm。【花果期】花期3~5月或8~10月；熟期9~10月或翌年3~4月。

分布区域　野生于林中。分布于广西，栽培于福建、广东、广西、江西、云南。

采收加工　秋、冬二季果实由绿变黄时采摘，置沸水中略烫后干燥或直接干燥。

性味功用　辛，温。温阳散寒，理气止痛。用于寒疝腹痛，肾虚腰痛胃寒呕吐，脘腹冷痛。煎服，3~6g。

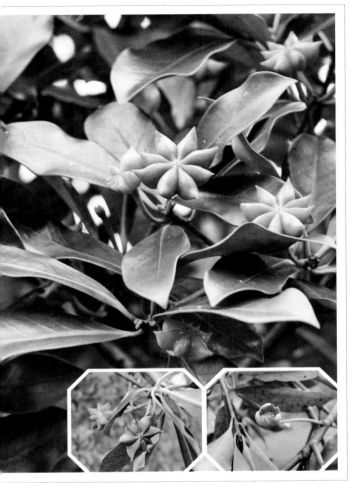

八角茴香 ▲　　　　　　　果 △　　　　　　　　花 △

丁香

【植物别名】母丁香、公丁香。

【植物基原】桃金娘科植物丁香 *Eugenia caryophyllata* Thunb. 的干燥花

识别要点　【植株】常绿乔木，高达 10m。【叶片】叶对生；
柄明显，两侧常有下延叶基，叶片长圆状卵形或长圆状倒卵形
长 5~10cm，全缘。【花果】花具芳香，呈顶生聚伞圆锥花序，
径约 6mm；花萼肥厚，合生，先端 4 裂，裂片三角形；花冠白
稍带淡紫，具 4 裂片；雄蕊多数。浆果红棕色，稍有光泽，长
圆形，长 1~1.5cm，有香气。种子长方形，种子与果皮分离。

分布区域　原产于马来群岛及东非沿海等地，我国广东、海南
栽培。

采收加工　当花蕾由绿色转红时采摘，晒干。

性味功用　辛，温。温中降逆，补肾助阳。用于脾胃虚寒，呃逆呕吐
食少吐泻，心腹冷痛，肾虚阳痿。煎服，1~3g，内服或研末外敷
不宜与郁金同用。

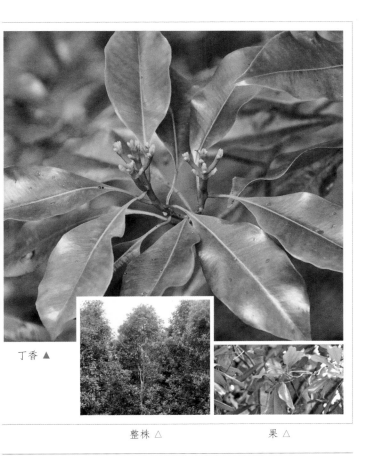

丁香 ▲

整株 △   果 △

附注 母丁香为丁香的干燥果实，系在果实近成熟时采摘。应用与丁香相似，但功效较差。

高良姜

【植物别名】良姜、小良姜。
【植物基原】姜科植物高良姜 *Alpinia officinarum* Hance 的干燥根茎。

识别要点 【植株】多年生草本。根状茎圆柱形，直径1~1.5cm，有节，节处具环形膜质鳞片，节上生根，具芳香味。【叶片】叶二列，叶片线状披针形，长15~30cm，先端渐尖或近尾状，基部渐窄，全缘或具不明显的疏钝齿。叶鞘开放，抱茎，边缘膜质，叶舌长可达3cm，膜质，渐尖，棕色。【花果】圆锥花序顶生，花序轴被短毛；小苞片狭长圆形，宿存；花萼筒状，先端不均匀3浅裂，外面被短毛；花冠管长约1cm，裂片3，矩圆形，外面被短毛；唇瓣长圆状匙形，浅红色；发育雄蕊1，长约1.6cm，花丝线形；子房下位，卵圆形，被短毛，3室，花柱细长，柱头稍膨大，二唇形，棕色。蒴果球形，橘红色。【花果期】花期4~10月，果期9~11月。

分布区域 生于路旁、山坡草地。分布于广东、广西、海南、云南、台湾等地。

采收加工 夏末秋初采挖，除去须根及残留的鳞片，洗净，切段，晒干。

性味功用 味辛，性温。温胃止呕，散寒止痛。用于脘腹冷痛，胃寒呕吐，嗳气吞酸。煎服，3~6g。

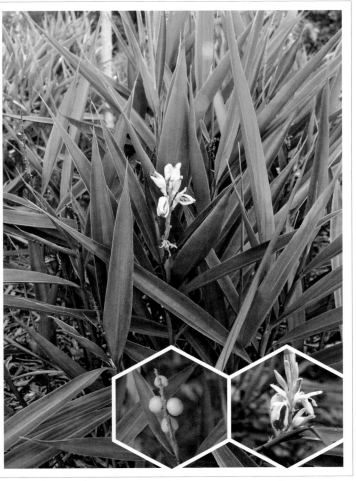

高良姜 ▲   果 △   花 △

胡椒

1cm

【植物别名】白胡椒、黑胡椒、玉椒。
【植物基原】胡椒科植物胡椒 *Piper nigrum* L. 的干燥近成熟或成熟果实。

识别要点 【植株】攀缘状木质藤本。茎长数十米，枝无毛，显著膨大，常生不定根。【叶片】叶互生，近革质；叶柄无毛；叶鞘延长，长常为叶柄之半，叶片阔卵形、卵状长圆形或椭圆形，长 6~16cm，先端短尖，基部稍偏斜，全缘，两面均无毛；叶脉5~7条，稀有9条，背面隆起。【花果】无花被，杂性，通常雌雄同株，排成与叶对生的穗状花序，花序短于叶或有时与叶等长，总花梗与叶柄近等长；苞片匙状长圆形，长 3~3.5cm，中部宽约0.8mm，顶端阔而圆，呈浅杯状；雄蕊2，花药肾形，花丝粗短；子房上位，近球形，1室，胚珠1，柱头3~4(~5)裂。浆果球形，无柄，直径3~4mm。【花果期】花期4-10月，果期10月至次年4月。

分布区域 喜生于热带及亚热带林下。我国海南、广西、福建、台湾、云南有栽培。

采收加工 秋末至次春果实呈暗绿色时采收，晒干，为黑胡椒。果实变红时采收，用水浸渍数日，擦去果肉，晒干，为白胡椒。

性味功用 辛，热。温中散寒，下气，消痰。用于胃寒呕吐，腹痛泄泻，食欲不振，癫痫痰多。煎服，0.6~1.5g，研粉吞服。外用适量。

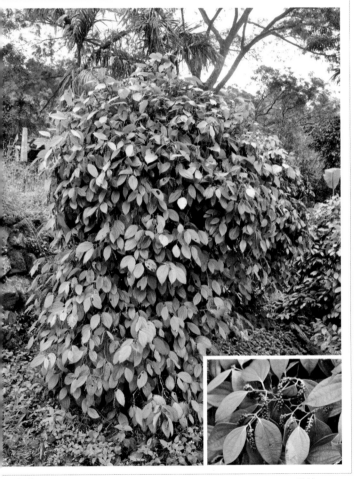

胡椒 ▲

果枝 △

花椒

【植物别名】青花椒。

【植物基原】芸香科植物青椒 *Zanthoxylum schinifolium* Sieb. et Zucc. 的干燥成熟果皮。

识别要点 【植株】灌木，高 1~3m，茎枝疏生硬直的皮刺。幼□黑紫红色。【叶片】小叶 15~21，小叶柄极短或长达 3mm；小□对生，有时叶轴基部的小叶互生，宽卵形、宽卵状菱形或披针形□长 1~3.5cm，宽 0.5~1cm，纸质，腺点多数或不明显，主脉下陷□基部楔形，有时歪斜不整齐，边缘有细钝锯齿或近全缘，先端急□【花果】伞房状圆锥花序顶生。花 5 数；花被片 2 轮，花瓣浅□白色。雄花：退化雌蕊 2~3 裂。雌花：心皮 3（~5）。蓇葖果□棕色，干后变草绿色至暗绿色，直径 4~5mm，腺点小，先端无喙□种子直径 3~4mm。【花果期】花期 7-9 月，果期 9-11 月。

分布区域 生于海拔 800m 以下的林缘、灌木丛中或坡地石旁。□布于辽宁、河北、河南、山东、江苏、安徽、浙江、江西、湖南□广东、广西等地。

采收加工 秋季采收成熟果实，晒干，除去种子及杂质。

性味功用 辛，温。温中止痛，杀虫止痒。用于脘腹冷痛，呕吐泄泻□虫积腹痛；外治湿疹，阴痒。煎服，3~6g。外用适量，煎汤熏洗□

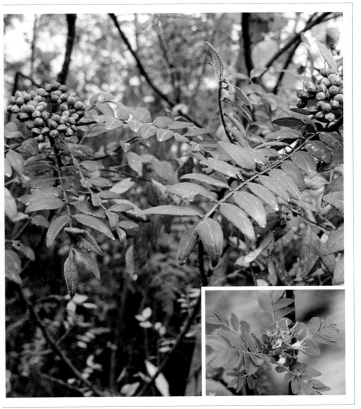

青椒 ▲   花 △

附注　芸香科植物花椒 *Z. bungeanum* Maxim. 的干燥成熟果皮同等入药。

荜茇

【植物别名】鼠尾。

【植物基原】胡椒科植物荜茇 *Piper longum* L. 的干燥近成熟或成熟果穗。

识别要点 【植株】多年生攀缘藤本，茎下部匍匐，幼时密被状短柔毛。【叶片】叶互生，纸质，叶柄下部的长，顶端的近柄，密被柔毛；叶片卵圆形、卵形或卵状长圆形，先端具渐尖上部的叶为短渐尖至渐尖，基部心形或耳状，两面沿脉上被极的粉状短柔毛，基出脉通常 5~7 条。【花果】花单性，雌雄株，排成与叶对生的穗状花序，无花被；雄花序长 4~5cm，直约 3mm，总花梗长 2~3cm，被粉状短柔毛，花小，苞片 1，雄蕊花丝粗短；雌花序长 1.5~2.5cm，直径约 4mm，于果期延长，苞较小，子房上位，倒卵形，1 室，下部与花序轴合生，无花柱柱头 3。浆果卵形。【花果期】花期 7~9 月，果期 10 月至翌年春季

分布区域 生于林中。分布于云南等地，福建、广西、广东、南有栽培。

采收加工 果穗由绿变黑时采收，除去杂质，晒干。

性味功用 辛，热。温中散寒，下气止痛。用于脘腹冷痛，呕吐，泄泻，寒凝气滞，胸痹心痛，头痛，牙痛。煎服，1~3g。外用适量研末塞龋齿孔中。

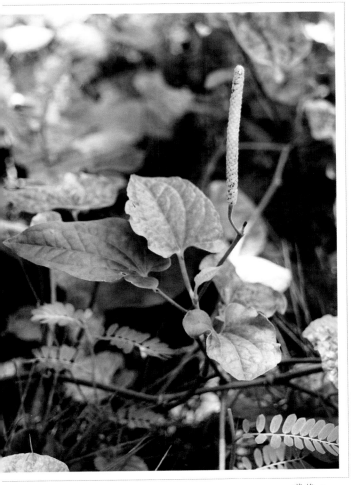

荜菱 ▲

荜澄茄

【植物别名】山苍树、山姜。

【植物基原】樟科植物山鸡椒 *Litsea cubeba* (Lour.) Pers. 的干燥成熟果实

识别要点　【植株】落叶灌木或小乔木，高达 10m。树皮幼时绿色，老时灰褐色，有浓烈的姜香，小枝细长。【叶片】叶互生叶片长圆状披针形或长椭圆形，长 5~11cm，先端渐尖，基部楔全缘，上面亮绿色，下面灰绿色。【花果】花小，雌雄异株序总梗纤细，每梗顶端有苞片 4，上有 4~6 花组成小球状伞形序；雄花花被 6，椭圆形，长约 2mm；能育雄蕊 9 个，3 轮排列内向，第三轮雄蕊基部有 2 腺体，花药 4 室；雌花花被 5~6，多数不育雄蕊；子房卵圆形，花柱短。浆果核果状球形，熟时黑【花果期】花期 4-5 月，果期 7-11 月。

分布区域　生于向阳山坡林缘、灌丛或杂木林中。亦有栽培。布于长江以南各地。

采收加工　秋季果实成熟时采收，除去杂质，晒干。

性味功用　辛，温。温中散寒，行气止痛。用于胃寒呕逆，脘腹冷寒疝腹痛，寒湿郁滞，小便浑浊。煎服，1~3g。

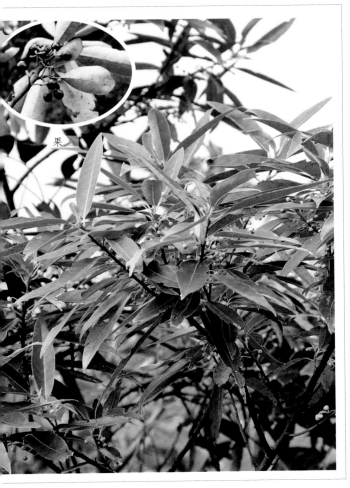

果

山鸡椒 ▲

白附子

【植物别名】禹白附。
【植物基原】天南星科植物独角莲 *Typhonium giganteum* Engl. 的干燥块

识别要点　【植株】多年生草本。植株光滑无毛。块茎倒卵形、卵球形或卵状椭圆形，密被褐色鳞片，具6~8条环状节。【叶片】叶生于块茎顶端，初生叶卷成尖角状，展开；叶柄肥大，圆柱形，肉质，长达60cm，嫩绿色；叶片三角状长卵形，基部箭形，先渐尖，全缘或波状；叶柄基部具紫色条斑。【花果】佛焰苞基部管状，内侧开裂，边缘折叠，深紫色；肉穗花序，长14cm；雌花位于下部，雄花位于上部，两者相距2.5cm；雄花序上方有1棒状附属器，色，不伸出佛焰苞，雄花无柄；药室卵圆形；雌花的子房为圆柱形浆果，紫色。【花果期】花期6~8月，果期7~9月。

分布区域　生于林下、山涧湿地。分布于吉林、辽宁、河北、山河南、山东、江苏、湖南、湖北、陕西、宁夏、四川、西藏。

采收加工　秋季采挖，除去须根及外皮，晒干。

性味功用　辛，温；有毒。祛风痰，定惊搐，解毒散结，止痛用于中风痰壅，口眼㖞斜，语言謇涩，惊风癫痫，破伤风，痰头痛，偏正头痛，瘰疬痰核，毒蛇咬伤。煎服，3~6g。一般炮规范后用，外用生品适量捣烂，熬膏或研末以酒调敷患处。孕慎用；生品内服宜慎。

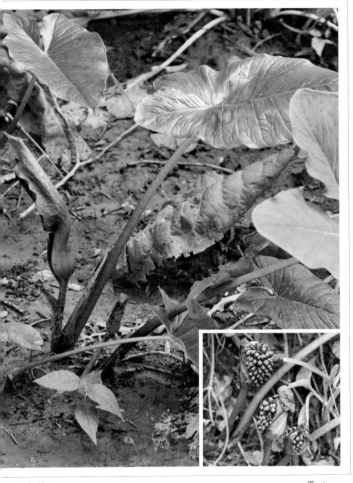

独角莲 ▲   果 △

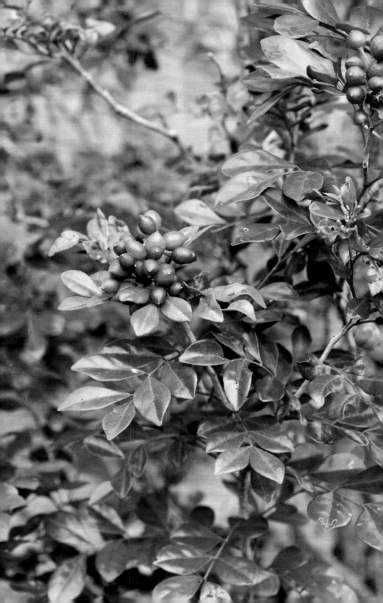

第八章
理气药

枳实

【植物别名】枸头橙。
【植物基原】芸香科植物酸橙 *Citrus aurantium* L. 及其栽培变种的干燥幼果。

识别要点 【植株】常绿小乔木，分枝多。枝具棱和短刺。【叶片】单生复叶，互生；叶片宽椭圆形或宽卵形，长 7~12cm，宽 4~7cm，先端窄而锐或急尖，基部圆形或宽楔形；叶柄翅倒卵形，宽 1~1.5cm，有时较窄或宽，叶柄短。【花果】花白色，单生或 2~3 朵簇生于叶腋。萼杯状，5 浅裂。花瓣 5，长圆形，具芳香，有脉纹。雄蕊约 25，花丝基部结合。果近球形，直径 5~8cm，橙黄色，果皮粗糙。瓤囊 10~12 瓣，果肉酸带苦味。种子约 20，卵形，子叶乳白色，单胚。【花果期】花期 5~7 月，果期 11~12 月。

分布区域 多栽培于丘陵、低山地带。分布于我国长江流域。

采收加工 5~6 月收集自落的果实，除去杂质，自中部横切为两半，晒干或低温干燥，较小者直接晒干或低温干燥。

性味功用 苦、辛、酸，微寒。破气消积，化痰散痞。用于积滞内停，痞满胀痛，泻痢后重，大便不通，痰滞气阻，胸痹，结胸，脏器下垂。煎服，3~10g。孕妇慎用。

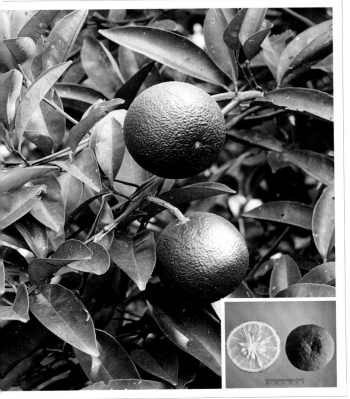

酸橙 ▲   果 △

注 芸香科植物甜橙 *C. sinensis* Osbeck 的干燥幼果同等入药。枳壳
芸香科植物酸橙及其栽培变种的干燥未成熟果实，具有理气宽中、
滞消胀的功效。

木香

【植物别名】云木香、广木香。

【植物基原】菊科植物木香 *Aucklandia lappa* Decne. 的干燥根。

识别要点 【植株】多年生高大草本。主根圆柱形，直径可达 5cm，表面褐色。茎上被稀疏短柔毛。【叶片】基生叶大型，具长柄，叶片三角状卵形或长三角形，长 30~100cm，基部心形，通常叶柄下延成不规则分裂的翅状，边缘不规则浅裂或微波状，两面有短毛；茎生叶较小，叶基翼状，下延抱茎。【花果】头状花序顶生及腋生，通常 2~3 个丛生于花茎顶端；总苞片约 10 层，三角状披针形或长披针形，外层最短；花全部管状，暗紫色，花冠 5 裂，雄蕊 5，聚药；子房下位，花柱伸出花冠外，柱头 2 裂。果线形。【花果期】花期 5~8 月，果期 9~10 月。

分布区域 主要栽培于高山地区，原产于印度，我国陕西、甘肃、湖北、湖南、广东、广西、四川、云南、西藏等地有引种栽培。

采收加工 秋、冬二季采挖，除去泥沙及须根，切段，大的再剖成瓣，干燥后撞去粗皮。

性味功用 辛、苦，温。行气止痛，健脾消食。用于胸胁、脘腹胀痛，泻痢后重，食积不消，不思饮食。煎服，3~6g。煨木香实肠止泻，用于泄泻腹痛。

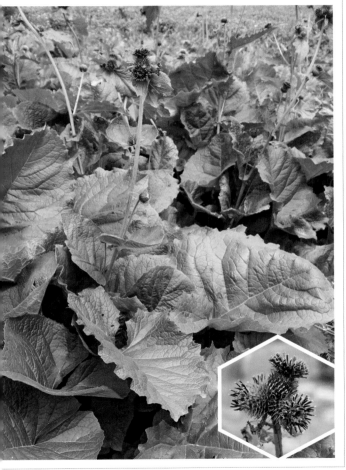

木香 ▲

花 △

沉香

【植物别名】土沉香、女儿香。

【植物基原】瑞香科植物白木香 *Aquilaria sinensis* (Lout.) Gilg 含有树脂的木材。

识别要点　【植株】常绿大乔木，高达 15m，有香气。树皮灰色，幼枝被柔毛。【叶片】叶互生；革质，长卵形、倒长卵形椭圆形，长 5~14cm，先端渐尖；基部楔形，全缘，下面及叶伏贴茸毛。后渐无毛。【花果】伞形花序顶生和腋生；小花梗 0.5~1.2cm，被灰白色茸毛，花黄绿色，被茸毛；花被钟形，花管长 2~3mm，先端 5 裂，长圆形，雄蕊 10 枚，着生于花被筒喉花药长圆形，花丝粗壮；子房上位，卵形，花柱极短，柱头大扁球形。蒴果木质，扁倒卵形，下垂，密被灰色毛，花被宿存【花果期】花期 4-5 月，果期 7-8 月。

分布区域　生于疏林酸性黄壤土或荒山中。分布于台湾、广东海南、广西等地。

采收加工　全年均可采收，割取含树脂的木材，除去不含树脂部分，阴干。

性味功用　辛、苦，微温。行气止痛，温中止呕，纳气平喘于胸腹胀闷疼痛，胃寒呕吐呃逆，肾虚气逆喘急。煎服，1~5g后下。

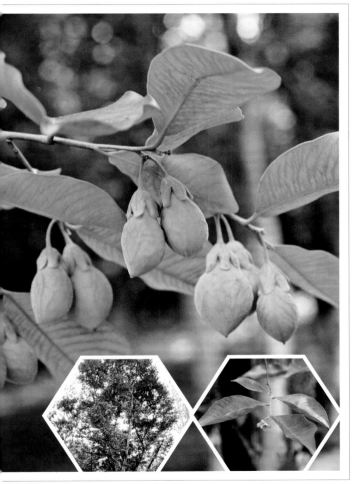

白木香 ▲　　　整株 △　　　　　　　　　　花 △

檀香

【植物别名】白檀、檀香木。
【植物基原】檀香科植物檀香 *Santalum album* L. 树干的干燥心材。

识别要点　【植株】常绿乔木，高 6~9m。树皮棕灰色，粗糙有纵裂，多分枝，枝柔软，开展，幼枝圆形，光滑无毛。【叶片】单叶对生，叶柄长 0.7~1cm，叶革质，椭圆状卵形或卵状披针形，长 3.5~5cm，先端渐尖，基部楔形，全缘，上面绿色，下面苍白色。【花果】聚伞状圆锥花序，花梗约与花被管等长；花小，初为黄花后变为紫黄色；花被钟形，先端 4 裂，裂片卵圆形；蜜腺 4 枚，略呈圆形，着生于花被管中部与花被片互生；雄蕊 4 枚，略与花被片等长，花药 2 室，纵裂，花丝线形；子房半下位，花柱柱状，柱头 3 裂。核果球形，成熟时黑色。【花期】6-7 月。

分布区域　原产于印度、澳大利亚、印度尼西亚。我国广东、海南、云南等地有引种。

采收加工　采伐木材后，切成段，除去树皮和边材即得。

性味功用　辛，温。行气温中，开胃止痛。用于寒凝气滞，胸膈不舒，胸痹心痛，脘腹疼痛，呕吐食少。煎服，2~5g，后下。

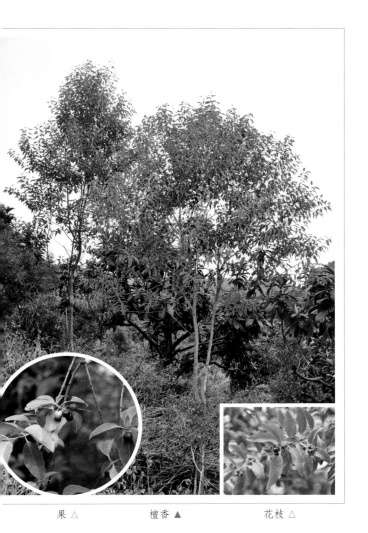

果 △　　　　　檀香 ▲　　　　　花枝 △

川楝子

【植物别名】川楝树、川楝实、苦楝子。

【植物基原】楝科植物川楝 *Melia toosendan* Sieb.et Zucc. 的干燥成熟果

识别要点　【植株】落叶乔木，高达 10m 以上。树皮灰褐色，嫩部分密被星状鳞片。【叶片】二回羽状复叶；小叶 5~11，有短叶片狭卵形或长卵形，长 4~7cm，先端渐尖，基部圆形，常偏斜全缘或有疏小齿，幼时两面密被黄色星状毛。【花果】圆锥花腋生；花萼 5~6；花瓣 5~6，紫色或淡紫色；雄蕊为花瓣的 2 倍花丝连合成筒状；子房上位，瓶状，6~8 室。核果椭圆形或近圆直径 1.3~2.5cm，黄色或黄棕色；内果皮木质坚硬，通常有 6~8种子扁平，长椭圆形，黑色。【花果期】花期 3~4 月，果期 9~11

分布区域　生于平原、丘陵或栽培。分布于陕西、甘肃、河南、湖湖南、贵州、四川、云南等地。

采收加工　冬季果实成熟时采收，除去杂质，干燥。

性味功用　苦，寒；有小毒。疏肝泻热，行气止痛，杀虫。于肝郁化火，胸胁、脘腹胀痛，疝气疼痛，虫积腹痛。煎服5~10g。外用适量，研末调涂。

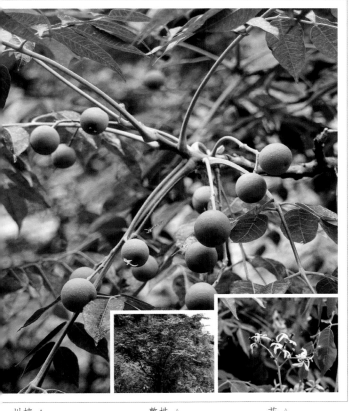

川楝 ▲ 　　　　　　　　整株 △ 　　　　　　　　花 △

注　川楝 *Melia toosendan* Sieb. et Zucc. 的干燥树皮和根皮为苦楝皮，
杀虫、疗癣的功效。

乌药

【植物别名】铜钱树、白背树。

【植物基原】樟科植物乌药 *Lindera aggregate* (Sims) Kosterm. 的干燥块根

识别要点 　【植株】常绿灌木或小乔木。根木质，纺锤形，有节膨大。小枝灰褐色至棕褐色，幼时密被褐色柔毛。【叶片】互生，革质；叶椭圆形至卵形，长 3~7cm，先端尖或尾状渐尖基部圆形或广楔形，上面亮绿色，下面灰绿白色，被淡褐色长毛，后变光滑，主脉 3 条。【花果】花小，黄绿色，伞形花序生；花单性，雌雄异株；花被片 6，广椭圆形，雄花有能育雄蕊排 3 轮，最内 1 轮基部有腺体，花药 2 室；雌花有不育雄蕊多数子房上位，球形，1 室，胚珠 1。核果近球形，成熟时变黑色，部有浅齿状宿存花被。【花果期】花期 3~4 月，果期 9~10 月。

分布区域 　生于向阳荒地灌木林中或草丛中。分布于陕西、安徽江苏、浙江、江西、福建、台湾、湖北、湖南、广东、广西等地

采收加工 　全年均可采挖，除去细根，洗净，趁鲜切片，晒干或直接晒干。

性味功用 　辛，温。行气止痛，温肾散寒。用于寒凝气滞，胸腹胀痛气逆喘急，膀胱虚冷之遗尿、尿频，疝气疼痛，经寒腹痛。煎服6~10g。

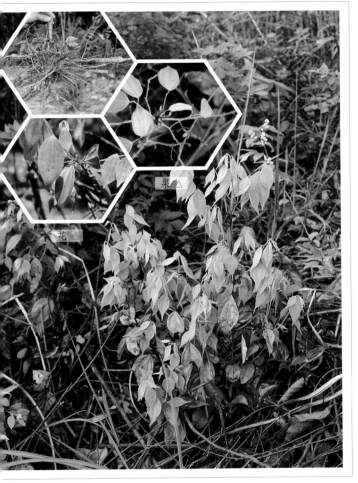

根 ▽

果 △

花 △

乌药 ▲

香附

【植物别名】香附子。

【植物基原】莎草科植物莎草 *Cyperus rotundus* L. 的干燥根茎。

识别要点　【植株】多年生宿根草本。匍匐根茎细长，顶端或中部膨大成纺锤形块茎。茎直立，三棱形，基部块茎状。【叶片】叶基生，短于秆，叶鞘棕色，常裂成纤维状；叶片窄线形，长20~60cm，宽2~5mm，先端尖，全缘，具平行脉。【花果】苞片2~4，叶状，长于花序；长侧枝聚伞花序单出或复出，有3~6个开展的辐射枝；小穗线形，3~10个排成伞形；鳞片紧密，中间白色，两侧赤褐色；每鳞片内有1花，雄蕊3，子房上位，柱头3，伸出鳞片外。小坚果椭圆形，具3棱。【花果期】花期6-8月，果期7-11月。

分布区域　生于山坡草地、路边荒地、田间沟边等的向阳处。分布于辽宁、河北、河南、山东、山西、江苏、安徽、浙江、江西、福建、台湾、湖北、湖南、广东、广西、陕西、甘肃、四川、贵州、云南等地。

采收加工　秋季采挖，燎去毛须，置沸水中略煮或蒸透后晒干，或燎后直接晒干。

性味功用　辛、微苦、微甘，平。疏肝解郁，理气宽中，调经止痛。用于肝郁气滞，胸胁胀痛，疝气疼痛，乳房胀痛，脾胃气滞，脘腹痞闷，胀满疼痛，月经不调，经闭痛经。煎服，6~10g。

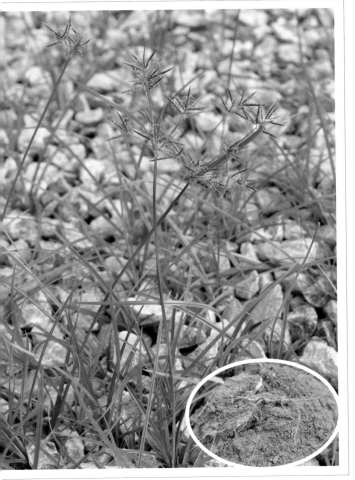

莎草 ▲

根茎 △

佛手

【植物别名】佛手柑、手柑。

【植物基原】芸香科植物佛手 *Citrus medica* L. var. *sarcodactylis* Swingle 干燥果实。

识别要点 【植株】常绿小乔木或灌木，有短而硬的刺。【叶片】单叶互生，革质，具透明油点；叶柄短，无翅，无关节；叶片椭圆形或倒卵状长圆形，长5~16cm，宽2.5~7cm，先端钝，有微凹，基部近圆形或楔形，边缘有浅波状钝锯齿。【花果】花单生、簇生或为总状花序；花萼杯状，5浅裂，裂片三角形；花瓣5，面白色，外面紫色；雄蕊多数；子房椭圆形，上部窄尖。柑果形或长圆形，顶端分裂如拳状，或张开似指状，其裂数代表心数，表面橙黄色，粗糙，果肉淡黄色。种子数粒，卵形。【花果期】花期4~5月，果熟期10~12月。

分布区域 生于热带、亚热带阳光充足的砂质土壤中，或栽培庭园或果园，分布于浙江、江西、福建、广东、云南、四川等地。

采收加工 秋季果实尚未变黄或变黄时采收，纵切成薄片，晒或低温干燥。

性味功用 辛、苦、酸，温。疏肝理气，和胃止痛，燥湿化痰。用于肝胃气滞，胸胁胀痛，胃脘痞满，食少呕吐，咳嗽痰多。煎服3~10g。

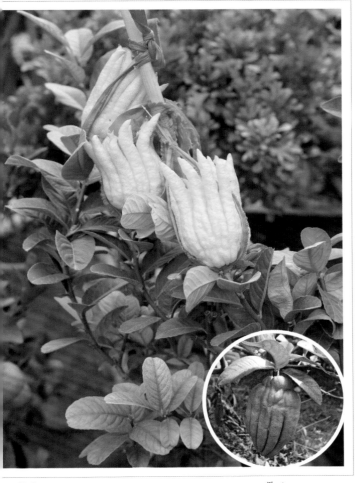

佛手 ▲   果 △

香橼

【植物别名】枸橼、枸橼子。

【植物基原】芸香科植物枸橼 *Citrus medica* L. 的干燥成熟果实。

识别要点 【植株】常绿小乔木或灌木，高约 2m。枝具短硬棘刺，嫩枝光滑带紫红色。【叶片】叶大，互生；叶柄短，无叶翅或有痕迹，无关节或关节不明；叶革质，长圆形或卵状长圆形，长 8~15cm，先端钝或短锐尖，基部宽楔形，边缘有锯齿，有半透明油腺点。【花果】总状花序或 3~10 朵簇生于叶腋；两性花或雌蕊退化而成雄性花，白色，具短柄；花萼浅杯状，上端 5 浅裂；花瓣 5，内面白色，外面淡紫色；雄蕊 30~60；子房上部渐窄，10~13 室，花柱肥大，宿存，柱头头状。柑果长圆形、卵圆形或近球形，长 10~25cm，顶端有一乳头状突起；瓤囊小，12~16 瓣。【花果期】花期 4 月，果期 10-11 月。

分布区域 栽培于低山带或丘陵。分布于江苏、浙江、福建、台湾、湖北、湖南、广东、广西、四川、云南。

采收加工 秋季果实成熟时采收，趁鲜切片，晒干或低温干燥；亦可整个或对剖两半后，晒干或低温干燥。

性味功用 辛、苦、酸，温。疏肝理气，宽中，化痰。用于肝胃气滞，胸胁胀痛，脘腹痞满，呕吐噫气，痰多咳嗽。煎服，3~10g。

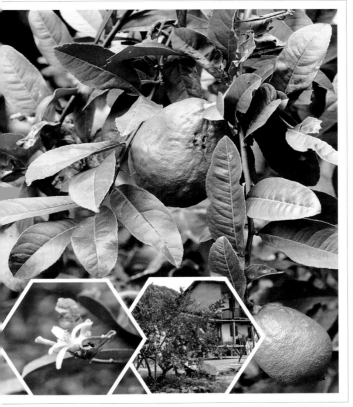

花 △   整株 △   枸橼 ▲

注　芸香科植物香橼 *C. wilsonii* Tanaka 的干燥成熟果实同等入药。

娑罗子

【植物别名】桫椤树。

【植物基原】七叶树科植物七叶树 *Aesculus chinensis* Bge. 的干燥成熟种～

识别要点 【植株】乔木。高20m。小枝光滑。【叶片】掌状复叶
有长柄；小叶5~7，长椭圆形或长椭圆状卵形，长8~15cm，先
渐尖，基部广楔形，侧脉13~17对，显著，缘有细密锯齿，下
沿中脉有毛，其余光滑。【花果】圆锥花序，长21~25cm，基
直径3~5cm，无毛；花长约1cm，不整齐5裂；萼筒形，5浅裂
花瓣4，白色；雄蕊花丝甚长。果实近球形，端圆钝，1室，3
裂，种脐白色，占种子面积的1/3~1/2。【花果期】花期5-6月
果期10月。

分布区域 生于低海拔的丛林中，多为栽培。分布于河北、河南
山西、陕西。

采收加工 秋季果实成熟时采收，除去果皮，晒干或低温干燥。

性味功用 甘，温。疏肝理气，和胃止痛。用于肝胃气滞，胸腹胀咖
胃脘疼痛，妇女经前乳房胀痛。煎服，3~9g。

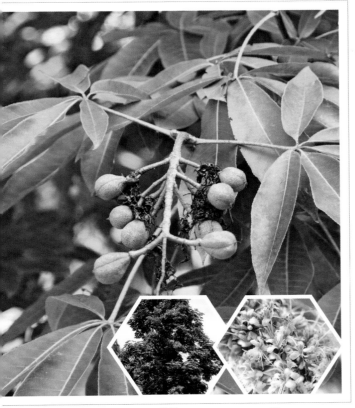

七叶树 ▲ 　　　　　　整株 △ 　　　　　　花 △

注 七叶树科植物天师栗 *A. wilsonii* Rehd. 的干燥成熟种子，同等
入药。*Flora of China* 记载浙江七叶树 *A. chinensis* Bge. var. *chekiangensis*
(Hu et Fang) Fang 为七叶树 *A. chinensis* Bge. 的异名。

薤白

【植物别名】野葱、小蒜。

【植物基原】百合科植物小根蒜 *Allium macrostemon* Bge. 的干燥鳞茎。

识别要点　【植株】多年生草本。鳞茎近球形；鳞茎外皮灰黑色纸质。【叶片】叶多为半圆柱形或条形，中空，上面具沟槽，花葶短。【花果】花葶圆柱状，下部被叶鞘；总苞2裂；伞形花序半球形至球形，花多而密集，或间具珠芽；花柄基部具小苞片，珠芽暗紫色，基部也具小苞片；花淡紫色或淡红色；花被片长状卵形至长圆状披针形；雄蕊6，花丝基部合生并与花被片贴生；子房近球形。蒴果，近球形。【花果期】5-7月。

分布区域　生于田间、草地或山坡草丛中。分布于东北、华北、华中南、西南等地。

采收加工　夏、秋二季采挖，洗净，除去须根，蒸透或置沸水中烫透晒干。

性味功用　辛、苦，温。通阳散结，行气导滞。用于胸痹心痛，脘腹痞满胀痛，泻痢后重。煎服，5~10g。

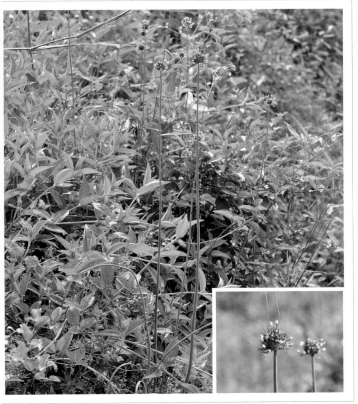

小根蒜 ▲   花 △

附注　百合科植物薤 *A. chinense* G. Don 的干燥鳞茎同等入药。

甘松

【植物别名】甘松香。

【植物基原】败酱科植物甘松 *Nardostachys jatamansi* DC. 的干燥根及根茎。

识别要点 【植株】多年生草本，高 15~30cm。根茎短，顶端被老叶鞘，有强烈松脂臭。【叶片】叶丛生，长匙形或倒披针形，长 3~25cm，宽 0.5~2.5cm，顶端钝渐尖，中部以下渐窄成叶柄状，基部稍扩展成鞘。【花果】花茎高达 50cm；聚伞花序近圆头状，花序基部有 4~6 片披针形总苞；花淡粉色，小苞片 2，较小；花萼 5 齿裂；花冠漏斗状，里面有白毛，上部 5 裂；雄蕊 4；子房下位。瘦果长倒卵形，被毛或无毛，顶端圆，宿萼不等大，3 裂片较大，三角卵形，端尖。【花果期】花期 6~8 月，果期 8~9 月。

分布区域 生于海拔 2600~5000m 的高山草原地带或疏林中。分布于甘肃、四川、云南、西藏。

采收加工 春、秋二季采挖，除去泥沙及杂质，晒干或阴干。

性味功用 辛、甘，温。理气止痛，开郁醒脾；外用祛湿消肿。内服用于脘腹胀满，食欲不振，呕吐；外治用于牙痛，脚气肿毒。煎服，3~6g。外用适量。

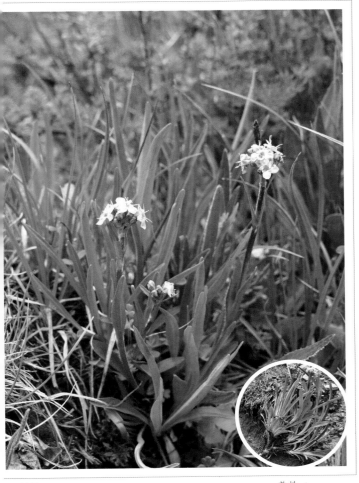

甘松 ▲   整株 △

九里香

【植物别名】小叶九里香、千里香。

【植物基原】芸香科植物九里香 *Murraya exotica* L. 的干燥叶和带叶嫩枝

识别要点 【植株】乔木，高达 8m。小枝灰白色或黄灰色。【叶片
单数羽状复叶互生。小叶 3~7，叶柄短，倒卵形或披针状倒卵形
长 1~6cm，宽 0.5~3cm，全缘，顶端钝或圆。【花果】聚伞花
顶生或腋生和顶生；花芳香；萼片 5；花瓣 5，白色，长圆形；
蕊 10。浆果广卵形，长 0.8~1.2cm，宽 0.6~1.0cm。种子有绵质毛
【花果期】花期 4~8 月，果期 9~12 月。

分布区域 生于低海拔灌丛中，广泛种植于热带及亚热带地区
分布于福建、广东、广西、贵州、海南、台湾。

采收加工 全年均可采收，除去老枝，阴干。

性味功用 辛、微苦，温；有小毒。行气止痛，活血散瘀，解毒消肿
用于胃痛，风湿痹痛；外治牙痛，跌仆肿痛，虫蛇咬伤。煎服
6~12g。

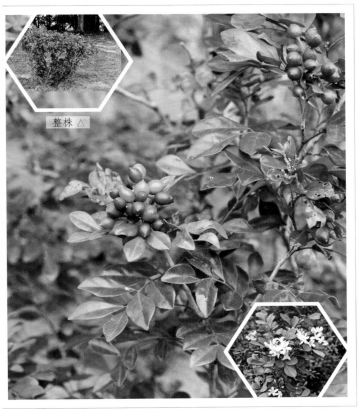

九里香 ▲

花 △

附注　千里香 *Murraya paniculata* (L.) Jack 的干燥叶和带叶嫩枝也作九里香入药。

刀豆

1cm

【植物别名】大刀豆。

【植物基原】豆科植物刀豆 *Canavalia gladiata* (Jacq.) DC. 的干燥成熟种子。

识别要点　【植株】一年生缠绕状草质藤本，长可达数米，无毛或稍被毛。【叶片】三出复叶；顶生小叶片通常宽卵形，长8~20cm，顶端渐尖，基部宽楔形或近圆形，全缘，两面无毛，侧生小叶基部圆形，偏斜。【花果】总状花序腋生，花常 2~3 朵生于花序轴上；花冠蝶形，淡红色或淡紫色，长 3~4cm，旗瓣宽椭圆形，顶端凹入；雄蕊 10，合生；子房线状；胚珠多数。荚果线形，扁而略弯曲，长 10~35cm，宽 3~6cm。种子 10~14 粒，种子椭圆形、长椭圆形或肾形，种脐约为种子全长的 3/4。【花果期】花期 6~9 月，果期 8-11 月。

分布区域　生于气候温暖地带。分布于江苏、安徽、浙江、江西、台湾、湖北、湖南、广东、广西、陕西、四川等地。多为栽培。

采收加工　秋季采收成熟果实，剥取种子，晒干。

性味功用　甘，温。温中，下气，止呃。用于虚寒呃逆，呕吐。煎服6~9g。

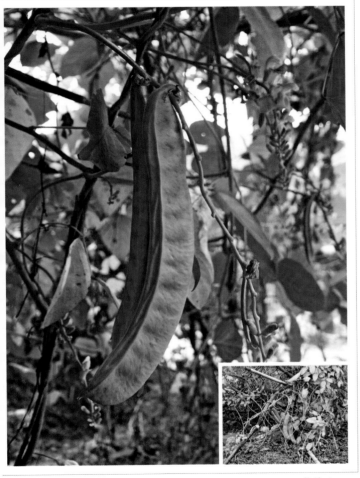

刀豆 ▲

整株 △

土木香

└─┘ 1cm

【植物别名】祁木香、新疆木香。

【植物基原】菊科植物土木香 *Inula helenium* L. 的干燥根。

识别要点　【植株】多年生草本。高 60~150cm，不分枝，具纵沟棱及开展的长柔毛。根状茎块状，有分枝。【叶片】基生叶及茎下部叶椭圆状披针形，长 25~50cm，先端短渐尖，基部渐狭成具翅的长柄，边缘有不规则的齿或重齿，上面被糙硬毛，下面被黄绿色密绵毛；中部叶卵状披针形或长圆形；上部叶较小，披针形。【花果】头状花序，直径 6~8cm，在茎顶成伞房状；苞叶多数，宽披针形；总苞直径 2.5~4.5cm，总苞片 5~6 层，常反折，被绵毛；舌状花黄色，舌片线形，长 2~3cm；管状花长 9~10mm。瘦果圆柱状；冠毛污白色，长 8~10mm。【花果期】花期 6-8 月，果期 8-10 月。

分布区域　生于河边、田边等潮湿处。分布于东北及河北、河南、浙江、陕西、甘肃、新疆、四川等地。

采收加工　秋季采挖，除去泥沙，晒干。

性味功用　辛、苦，温。健脾和胃，行气止痛，安胎。用于胸胁、脘腹胀痛，呕吐泻痢，胸胁挫伤，岔气作痛，胎动不安。煎服，3~9g，多入丸散服。

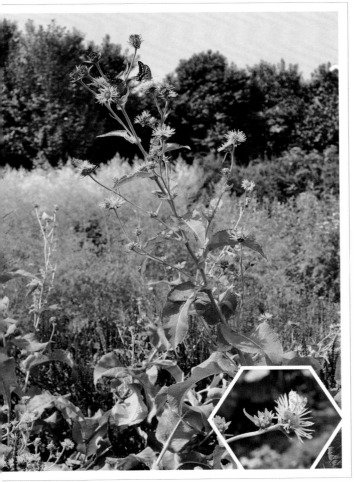

土木香 ▲   花 △

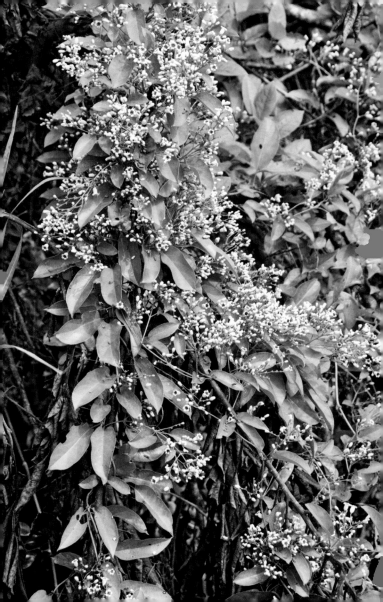

第九章
消食药

鸡矢藤

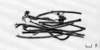

【植物别名】鸡屎藤、臭藤。

【植物基原】茜草科植物鸡矢藤 *Paederia scandens* (Lour.) Merr. 的干燥地上部分。

识别要点 【植株】多年生草质藤本，多分枝。【叶片】叶对生纸质或近革质，形状变化很大，卵形、卵状长圆形至披针形，端急尖或渐尖，基部楔形或近圆或截平，有时浅心形，两面无或近无毛，有时下面脉腋内有束毛；叶柄长 1.5~7cm。【花果】圆锥花序式的聚伞花序腋生和顶生，扩展，分枝对生，末次分上着生的花常呈蝎尾状排列；花具短梗或无；萼管陀螺形，萼裂片 5，裂片三角形；花冠浅紫色，管长 7~10mm，外面被粉末柔毛，顶部 5 裂，裂片顶端急尖而直。果球形，成熟时近黄色有光泽，平滑；小坚果无翅，浅黑色。【花果期】花期 7-8 月果期 9-10 月。

分布区域 生于路旁、山坡灌丛中。分布于华北及以南地区。

采收加工 夏、秋季采收全草，鲜用或晒干。

性味功用 甘、酸，平。祛风活血，消食导滞，除湿消肿。用风湿疼痛，腹泻痢疾，脘腹疼痛，肝脾肿大，肠痈，疮疡肿毒，跌仆损伤。煎服，10~15g。

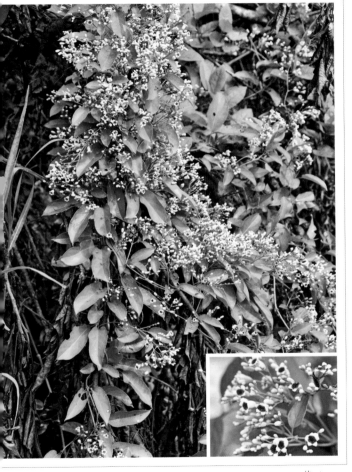

鸡矢藤 ▲

花 △

阿魏

【植物别名】臭阿魏。

【植物基原】伞形科植物新疆阿魏 *Ferula sinkiangensis* K. M. Shen 的树脂

识别要点　【植株】多年生草本，高 0.5~1.5m，全株具强烈的蒜样气味。根粗大，圆锥形。茎粗壮，被柔毛。【叶片】叶片绿色，三角状卵形，三出三次羽状全裂，顶裂片宽椭圆形，先具齿或浅裂，基部下延，上面被疏毛，下面密生白柔毛。【花序顶生伞形花序近无柄，侧生伞形花序（1~）2~4，对生或互生花序梗延长，超出顶生花序；伞形花序直径 8~12cm；无苞片；辐 5~25，被柔毛；小苞片宽披针形，早落；花瓣背面被柔毛。基矮圆锥形，基部扩大，边缘波状。果实椭圆形，长 10~12mm疏被柔毛，棱间油管 3~4 个，合生面 12~14 个。【花果期】4~6 月

分布区域　生于海拔 800~900m 的沙漠带砾石的黏质土壤中。分于新疆西部。

采收加工　春末夏初盛花期至初果期，分次由茎上部往下斜割收集渗出的乳状树脂，阴干。

性味功用　苦、辛，温。消积，化癥，散痞，杀虫。用于肉食积瘀血癥痕，腹中痞块，虫积腹痛。煎服，1~1.5g，多入丸散用膏药。孕妇禁用。

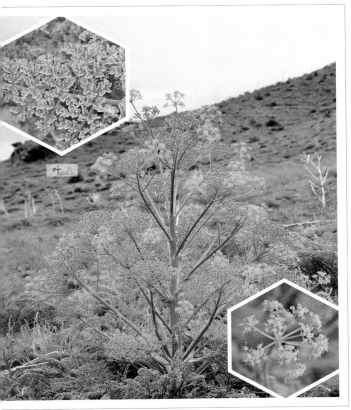

叶 △

新疆阿魏 ▲

花 △

注　伞形科植物阜康阿魏 *F. fukanensis* K. M. Shen 的树脂同等入药。

隔山消

【植物别名】隔山撬、隔山牛皮消、白首乌。

【植物基原】萝藦科植物隔山消 *Cynanchum wilfordii* (Maxim.) Hemsl. 的块…

识别要点 【植株】草质藤本。肉质根近纺锤形，灰褐色。【叶…
叶对生；叶片薄纸质，卵形，长5~6cm，宽2~4cm，先端短渐…
基部耳状心形，两面被微柔毛；基脉3~4条，放射状，侧脉4…
【花果】近伞房状聚伞花序半球形，有花15~20朵，花序梗被…
列毛；花萼外面被柔毛；花冠淡黄色，辐状，裂片长圆形，外面无…
内面被长柔毛；副花冠裂片近四方形，比合蕊柱短，先端截形…
基部紧狭；花粉块每室1个，长圆形，下垂，花柱细长柱状略…
起。蓇葖果单生，披针形，长达12cm，直径约1cm。种子卵形…
【花果期】花期5~9月，果期7~10月。

分布区域 生于海拔800~1300m的山坡、山谷、灌木丛、路边草地…
分布于辽宁、山西、陕西、甘肃、新疆、山东、江苏、安徽、河南…
湖北、湖南和四川等地。

采收加工 秋季采收，洗净，切片，晒干。

性味功用 甘、微苦，平。消食健胃，理气止痛，催乳。用于…
食积滞，脘腹胀痛，乳汁不下或不畅。煎服，6~15g。

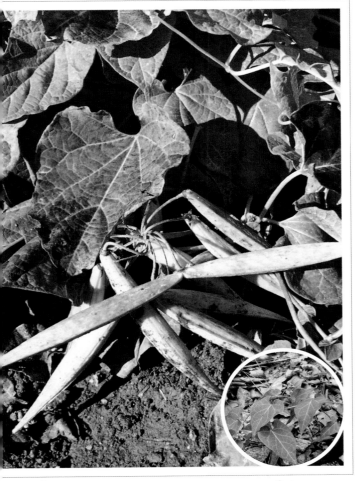

隔山消 ▲   叶 △

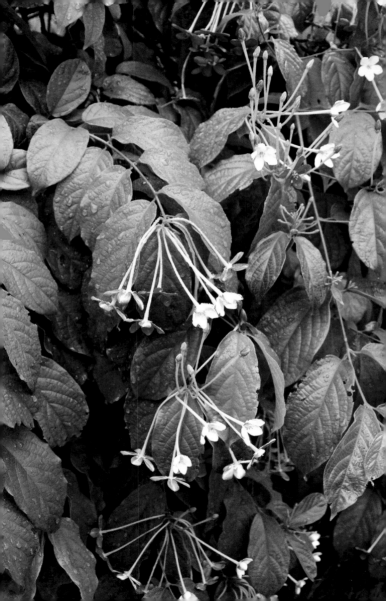

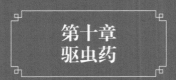

第十章
驱虫药

使君子

【植物别名】留球子、索子果。

【植物基原】使君子科植物使君子 *Quisqualis indica* L. 的干燥成熟果实

识别要点 【植株】落叶藤状灌木，高 2~8m；嫩枝和幼叶有黄色短柔毛。【叶片】叶对生，薄纸质，矩圆形、椭圆形至卵形两面有黄褐色短柔毛，脉上尤多；叶柄下部宿存呈硬刺状，亦毛。【花果】穗状花序顶生，下垂；苞片早落；花两性；萼筒色，细管状，长达 7cm，顶端 5 齿，具柔毛；花瓣 5，矩圆形至卵状矩圆形，长约 1.5~2cm，由白变淡红；雄蕊 10，2 轮排列子房下位。果近橄榄核状，长 2.5~4cm，有 5 棱，熟时黑色，颗白色种子。【花果期】花期 3-11 月，果期 6-11 月。

分布区域 生于海拔 1500m 以下的平地、山坡、路旁等的向阳丛中，亦有栽培。分布于江西、福建、台湾、湖南、广东、海南广西、云南、贵州、四川。

采收加工 秋季果皮变紫黑色时采收，除去杂质，干燥。

性味功用 甘，温。杀虫消积。用于蛔虫病，蛲虫病，虫积腹痛小儿疳积。煎服：使君子 9~12g，捣碎入煎剂；使君子仁 6~9多入丸散或单用，1~2 次分服。小儿每岁 1~1.5 粒，炒香嚼服1 日总量不超过 20 粒。

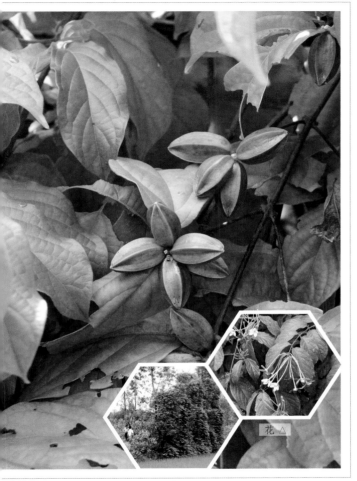

花 △

使君子 ▲　　　　　　　　整株 △

槟榔

【植物别名】白槟榔、橄榄子。

【植物基原】棕榈科植物槟榔 *Areca catechu* L. 的干燥成熟种子。

识别要点　【植株】乔木，高 10~18m，不分枝，叶脱落后形明显的环纹。【叶片】叶在茎顶端丛生；羽状复叶，长 1.3~2m光滑，叶轴三棱形，小叶披针状线形或线形，长 30~60cm，2.5~6cm，先端渐尖，有不规则分裂，基部较狭，两面光滑。【花肉穗花序生于最下一叶的叶鞘束下，有佛焰苞状大苞片；花单性雌雄同株；雄花小，多数，紧贴分枝的上部，花被 6，厚而小，蕊 6，花丝短，花药基着，箭形，退化雌蕊 3，丝状；雌花较大少，无柄，着生于分枝的下部，花被 6，排列成 2 轮，三角状阔形，具退化雄蕊 6，花柱 3。坚果卵圆形或长圆形，熟时橙黄色【花果期】花期 3~4 月，果期 12 月至翌年 2 月。

分布区域　生于热带地区。分布于海南、台湾、云南等地。

采收加工　春末至秋初采收成熟果实，用水煮后，干燥，除去果皮取出种子，干燥。

性味功用　苦、辛，温。杀虫，消积，行气，利水，截疟。于绦虫病、蛔虫病，姜片虫病，虫积腹痛，积滞泻痢，里急重，水肿脚气，疟疾。煎服，3~10g；驱绦虫、姜片虫可用30~60g。焦槟榔为槟榔的炮制加工品，具有消食导滞的功效。

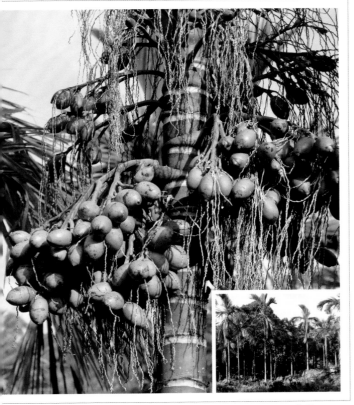

槟榔 ▲

整株 △

注　植物槟榔的干燥果皮为大腹皮，具有行气宽中、行水消肿的
效。

鹤虱

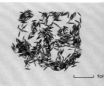

【植物别名】野烟。

【植物基原】菊科植物天名精 *Carpesium abrotanoides* L. 的干燥成熟果实。

识别要点 【植株】多年生草本，有臭气。茎直立，上部多分枝，密生短柔毛，具明显纵条纹，下部近无毛。【叶片】下部叶宽圆形或矩圆形，顶端尖或钝，基部狭呈具翅的叶柄，上面深绿色，下面淡绿色，密被短柔毛，有细小腺点，边缘有不规则锯齿或全缘；茎上部叶互生，无柄或近无柄，向上渐小，矩圆形。【花果】状花序多数，生于叶腋内，近无梗，直径 6~8mm，花时下垂；苞钟形；苞片3层；全为管状花，黄色，外面为雌花，花冠管细长，先端 3~5 裂，中央为两性花，花冠管筒状，顶端 5 齿裂。瘦果条形，具细纵条，顶端有短喙，无冠毛，具腺点，长 3~4mm，黄褐色。【花果期】花期 6-8 月，果期 8-11 月。

分布区域 生于山坡草丛、田野路旁。分布于全国各地。

采收加工 秋季果实成熟时采收，晒干，除去杂质。

性味功用 苦、辛，平；有小毒。杀虫消积。用于蛔虫病，蛲虫病，绦虫病，虫积腹痛，小儿疳积。煎服，3~9g。

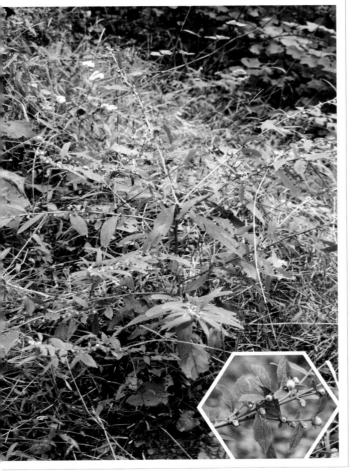

天名精 ▲

花枝 △

榧子

【植物别名】榧子树、香榧。

【植物基原】红豆杉科植物榧 *Torreya grandis* Fort. 的干燥成熟种子。

识别要点　【植株】乔木，高达 25m；一年生枝绿色，无毛，二三年生枝黄绿色、淡褐黄色或暗绿黄色。【叶片】叶条形，排成列，通常直，长 1.1~2.5cm，宽 2.5~3.5mm，先端凸尖，基部近圆形，上面绿色，无隆起的中脉，下面淡绿色，气孔带常与中脉带等宽，绿色边带与气孔带等宽或稍宽。【花果】花单性，雌雄异株，球花单生于叶腋，圆柱状，基部的苞片有明显的背脊，雄蕊多数 4~8 轮，每轮 4 枚，各有 4 个花药，药隔先端宽圆有缺齿；雌花成对着生于叶腋，只 1 花发育，基部有成对交互对生的苞片，种子核果状，熟时假种皮淡紫褐色，有白粉，顶端微凸，基部宿存苞片；初生叶三角状鳞形。【花果期】花期 4 月，种子翌年 10 月成熟。

分布区域　生于向阳山坡、旷地，路旁或屋边常有栽培。分布安徽、江苏、浙江、江西、福建、湖南及贵州等地。

采收加工　秋季种子成熟时采收，除去肉质假种皮，洗净，晒干。

性味功用　甘，平。杀虫消积，润肺止咳，润肠通便。用于钩虫病，蛔虫病，绦虫病，虫积腹痛，小儿疳积，肺燥咳嗽，大便秘结。煎服，9~15g。

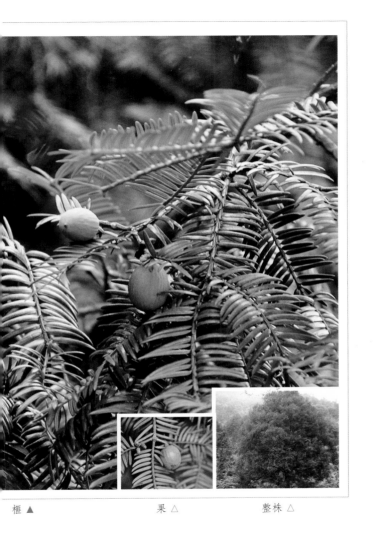

榧 ▲   果 △   整株 △

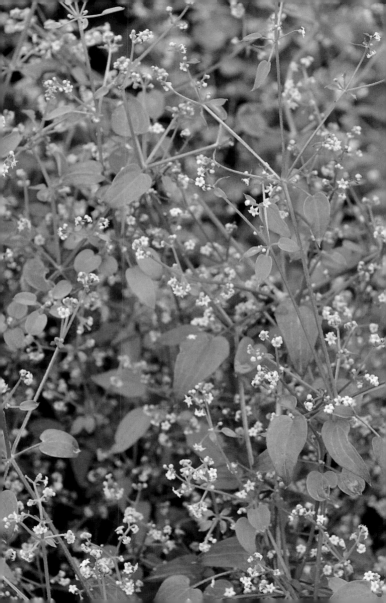

第十一章
止血药

小蓟

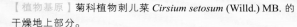

【植物别名】刺刺菜、刺草。

【植物基原】菊科植物刺儿菜 *Cirsium setosum* (Willd.) MB. 的干燥地上部分。

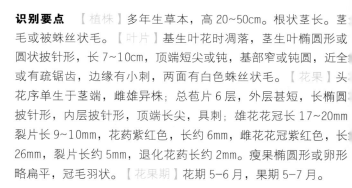

识别要点　【植株】多年生草本，高 20~50cm。根状茎长。茎毛或被蛛丝状毛。【叶片】基生叶花时凋落，茎生叶椭圆形或圆状披针形，长 7~10cm，顶端短尖或钝，基部窄或钝圆，近全或有疏锯齿，边缘有小刺，两面有白色蛛丝状毛。【花果】头花序单生于茎端，雌雄异株；总苞片 6 层，外层甚短，长椭圆披针形，内层披针形，顶端长尖，具刺；雄花花冠长 17~20mm裂片长 9~10mm，花药紫红色，长约 6mm，雌花花冠紫红色，长26mm，裂片长约 5mm，退化花药长约 2mm。瘦果椭圆形或卵形略扁平，冠毛羽状。【花果期】花期 5-6 月，果期 5-7 月。

分布区域　生于荒地、田间和路旁。全国各地均有分布。

采收加工　夏、秋二季花开时采割，除去杂质，晒干。

性味功用　甘、苦，凉。凉血止血，散瘀解毒消痈。用于衄血吐血，尿血，血淋，便血，崩漏，外伤出血，痈肿疮毒。煎服5~12g。

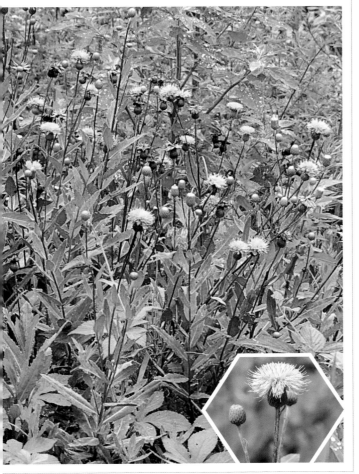

刺儿菜 ▲   花 △

大蓟

【植物别名】将军草、山萝卜、牛口刺。

【植物基原】菊科植物蓟 *Cirsium japonicum* Fisch. ex DC. 的干燥地上部□

识别要点　【植株】多年生草本，高 30~100cm。根长纺锤形或圆锥形，簇生。茎直立，有细纵纹，被白色或黄褐色丝状毛。【叶□基生叶有柄，倒披针形或倒卵状椭圆形，长 12~30cm，羽状深裂裂片边缘齿状，齿端具刺；中部叶无柄，基部抱茎，羽状深裂边缘有刺；上部叶渐小。【花果】头状花序单一或数个生于枝集成圆锥状；总苞钟状，长 1.5~2cm；总苞片 4~6 层，线状披针形外层较小，顶端有短刺，最内层的较长，无刺；花两性，全部管状花，花冠紫色或紫红色；雄蕊 5。瘦果长椭圆形，稍扁；冠□羽状，暗灰色，稍短于花冠。【花果期】4~11 月。

分布区域　生于海拔 400~2100m 的林下、荒地、山坡、路边。□布于河北、山东、江苏、安徽、浙江、江西、福建、台湾、湖北湖南、广东、广西、陕西、四川、贵州等地。

采收加工　夏、秋二季花开时采割地上部分，除去杂质，晒干。

性味功用　甘、苦，凉。凉血止血，散瘀解毒消痈。用于衄血，吐血尿血，便血，崩漏，外伤出血，痈肿疮毒。煎服，9~15g。

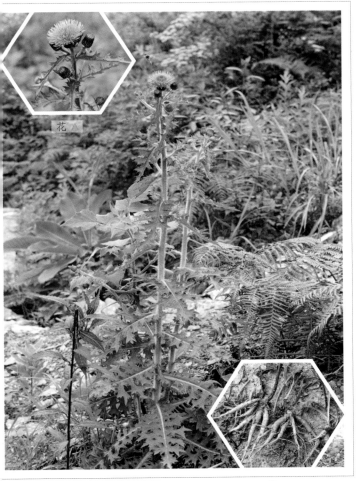

花 △

薊 ▲

根 △

地榆

【植物别名】黄瓜香。

【植物基原】蔷薇科植物地榆 *Sanguisorba officinalis* L. 的干燥根。

识别要点 【植株】多年生草本，高50~150cm。根茎粗壮。茎直立，有细棱，无毛。【叶片】奇数羽状复叶；小叶通常4~6对，上面绿色，下面淡绿色，两面均无毛，卵形至长圆状卵形，长2~7cm，宽0.5~3cm，基部心形或歪楔形，托叶抱茎，有齿。【花果】花小，密集成近球形或短圆柱形的穗状花序，数个疏生于茎顶，花序长1~4cm，花暗紫红色、紫红色或红色，自花序顶端向下逐渐开放，每小花有2膜质苞片；萼片4，宿存；无花冠；雄蕊4，花丝丝状，与萼片近等长，花药黑紫色；子房上位。瘦果暗棕色，被细毛。【花果期】6~9月。

分布区域 生于山坡、林缘、灌丛、田边。分布于全国各地。

采收加工 春季将发芽时或秋季植株枯萎后采挖，除去须根，洗净，干燥；或趁鲜切片，干燥。

性味功用 苦、酸、涩，微寒。凉血止血，解毒敛疮。用于便血，痔血，血痢，崩漏，水火烫伤，痈肿疮毒。煎服，9~15g。外用适量，研末调敷患处。

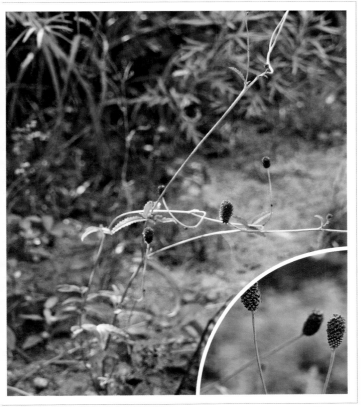

地榆 ▲   花 △

附注　蔷薇科植物长叶地榆 *S. officinalis* L.var. *longifolia* (Bert.) Yü et
Li 的干燥根等入药。

白茅根

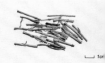

【植物别名】茅根、白茅花。

【植物基原】禾本科植物白茅 *Imperata cylindrica* Beauv. var. *major* (Nees) C. E. Hubb. 的干燥根茎。

识别要点 【植株】多年生草本。有长根状茎。秆直立，形成丛，高 30~80cm，具 2~3 节。【叶片】叶多数基部丛生；叶鞘毛或鞘口具纤毛，老时常破碎成纤维状；叶舌干膜质，钝尖，约 1mm；叶片长 10~50cm，宽 2~8mm，主脉明显，向背部凸出顶生叶片短小。【花果】圆锥花序，圆柱状，分枝短缩密集。穗成对或有时单生，基部围以细长丝状柔毛。小穗披针形或长圆形长短不一。两颖等长，或第一颖稍短；第一颖较狭，具 3~4 脉，第二颖较宽，具 4~6 脉；第一外稃长 1.5mm，无内稃；第二外稃长 1.2mm，内稃约等长，先端截平，具数齿。雄蕊 2，花药黄色，柱头 2，深紫色。颖果。【花果期】花期 4-6 月，果期 6-7 月。

分布区域 生于路旁、荒地、干草地或山坡。分布于我国大部分地区。

采收加工 春、秋二季采挖，洗净，晒干，除去须根及膜质叶鞘，捆成小把。

性味功用 甘，寒。凉血止血，清热利尿。用于血热吐血，衄血，尿血，热病烦渴，湿热黄疸，水肿尿少，热淋涩痛。煎服，9~30g。

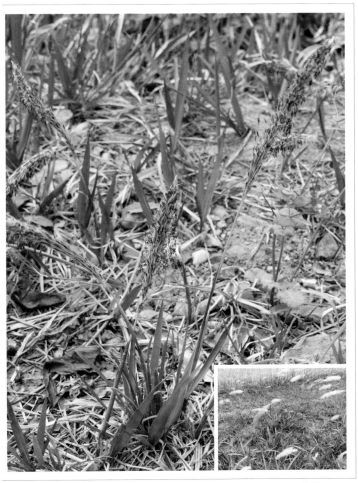

白茅 ▲

整株 △

羊蹄

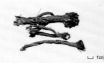

【植物别名】土大黄。

【植物基原】蓼科植物羊蹄 *Rumex japonicus* Houtt. 的干燥根。

识别要点 【植株】多年生草本，高 60~100cm。根粗大，断面黄色。茎直立，通常不分枝。【叶片】单叶互生，具柄；叶片长圆形至长圆状披针形，基生叶较大，长 16~22cm，宽 4~9cm，先端急尖，基部圆形至微心形，边缘微状波皱褶。【花果】总状花序顶生，每节花簇略下垂；花两性，花被片 6，淡绿色，外轮 3 片展开，内轮 3 片成果被；果被广卵形，有明显的网纹，背面各具一卵形瘤状突起，其表面有细网纹，边缘具不整齐的微齿；雄蕊 6，成 3 对；子房具棱，1 室，1 胚珠，花柱 3，柱头细裂。瘦果宽卵形，光亮。【花果期】花期 5-6 月，果期 6-7 月。

分布区域 生于山野、田边路旁、河滩、沟边湿地。全国大部分地区均有分布。

采收加工 秋季地上叶变黄时，挖出根部，洗净鲜用或切片晒干。

性味功用 苦、酸，寒。有小毒。清热解毒，止血，泻下，杀虫。用于吐血衄血，肠风便血，痔血，崩漏，大便秘结；外用治外痔，黄水疮，疥癣，白秃，跌仆损伤。煎服，10~15g；鲜品，30~50g。外用适量。

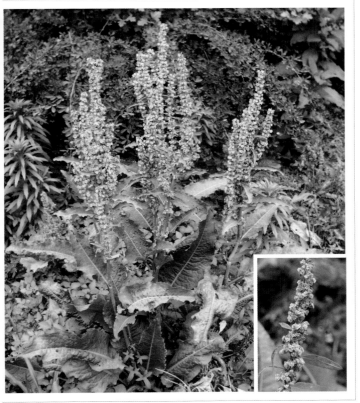

羊蹄 ▲   果 △

附注　蓼科植物尼泊尔羊蹄 *R. nepalensis* Spreng. 的干燥根同等入药。

化瘀止血药

三七

【植物别名】参三七、田七。

【植物基原】五加科植物三七 *Panax notoginseng* (Burk.) F. H. Chen 的干燥根和根茎。

识别要点 【植株】多年生草本。主根粗壮肉质。【叶片】掌状复叶 3~6 片轮生茎顶；小叶片膜质，长椭圆状倒卵形或倒卵形，长 3.5~13cm，沿脉疏生刚毛，基部偏斜，叶缘有密锯齿，齿端有小刚毛，先端渐尖或长渐尖。【花果】伞形花序单个顶生，有花 80~100 朵或更多；小花梗长 1~2cm。花丝与花瓣等长。核果熟时红色。种子 1~3，扁球状。【花果期】花期 7-8 月，果期 8-10 月。

分布区域 生于山坡丛林下。分布于云南，福建、广西、江西、浙江等地有栽培。

采收加工 秋季花开前采挖，洗净，分开主根、支根及根茎，干燥。

性味功用 甘、微苦，温。散瘀止血，消肿定痛。用于咯血，吐血，衄血，便血，崩漏，外伤出血，胸腹刺痛，跌仆肿痛。煎服，3~9g。外用适量。孕妇慎用。

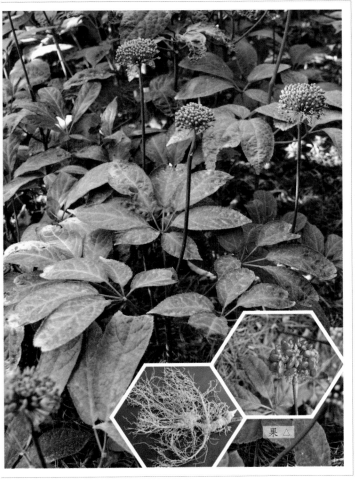

三七 ▲

根 △

果 △

茜草

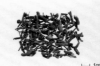

└─ 1cm

【植物别名】小活血。

【植物基原】茜草科植物茜草 *Rubia cordifolia* L. 的干燥根和根茎。

识别要点　【植株】多年生攀缘草本。根黄赤色。茎四棱，蔓生，多分枝，茎棱、叶柄、叶缘和下面中脉上都有倒刺。【叶片】通常 4 叶轮生，长卵形至卵状披针形，变异甚大，长 2~4cm，宽 1~1.5cm，先端锐尖，基部心形；叶脉 5，弧状；叶柄长 1~2.5cm。【花果】聚伞花序呈圆锥状，顶生和腋生；花小，具短梗；花冠淡黄白色，辐状，5 裂；雄蕊 5；子房无毛。果实肉质，双头形，常 1 室发育，成熟时红色。【花果期】6-9 月。

分布区域　生于山坡、路旁、沟边、林缘。分布于我国大部分地区。

采收加工　春、秋二季采挖，除去泥沙，干燥。

性味功用　苦，寒。凉血止血，祛瘀通经。用于吐血，衄血，崩漏，外伤出血，瘀阻经闭，关节痹痛，跌打肿痛。煎服，6~10g。

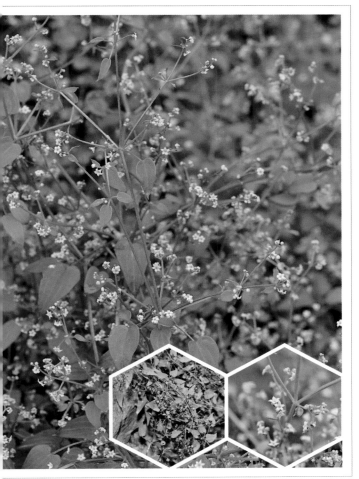

茜草 ▲   整株 △   花 △

蒲黄

【植物别名】蒲草、窄叶香蒲。

【植物基原】香蒲科植物水烛香蒲 *Typha angustifolia* L. 的干燥花粉。

识别要点 【植株】多年生沼生草本。高 1.5~3m。【叶片】叶线形，宽 5~12mm，下部为鞘状，抱茎。【花】肉穗花序，长 30~60cm，雌花序与雄花序间隔一段距离；雄花序在上，长 20~30cm，雄花有雄蕊 2~3，基生毛比花药长，顶端分叉或不分叉；雌花在下，长 10~28cm，基部叶状苞片早落，雌花的小苞片匙形，较柱头短。【花果期】花期 5-6 月，果期 7-8 月。

分布区域 生于沼泽地、浅水旁。分布于东北、华北、华东及河南、湖北等地。

采收加工 夏季采收蒲棒上部的黄色雄花序，晒干后碾轧，筛取花粉。剪取雄花后，晒干，成为带有雄花的花粉，即为草蒲黄。

性味功用 甘，平。止血，化瘀，通淋。用于吐血，衄血，咯血，崩漏，外伤出血，经闭痛经，脘腹刺痛，跌仆肿痛，血淋涩痛。煎服 5~10g，包煎。外用适量，敷患处。孕妇慎用。

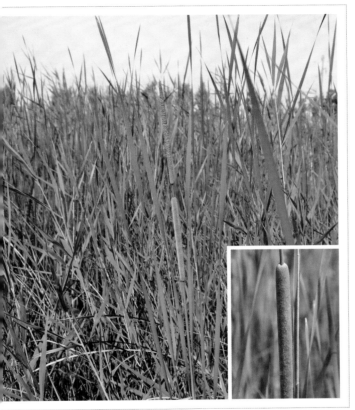

水烛香蒲 ▲

花 △

注　香蒲科植物东方香蒲 *T. orientalis* Presl 或同属植物的干燥花粉
等入药。

降香

【植物别名】降香黄檀、黄花梨。

【植物基原】豆科植物降香檀 *Dalbergia odorifera* T. Chen 树干和根的干燥心材。

识别要点 【植株】乔木，高 8~15m。树皮粗糙，褐色。【叶片】单数羽状复叶，小叶互生，9~13 片，少有 7 片，近革质，卵形椭圆形，长 4~7cm，宽 2~3cm，先端钝尖，基部圆形或阔楔形，全缘。【花果】花序腋生，多数聚伞花序集成圆锥花序；苞片阔卵形，花梗短；花萼钟状，萼片 5，下部 1 萼片较长，披针形，其余片卵形，急尖；花冠淡黄色或白色，长约 5mm，旗瓣、翼瓣、骨瓣均有爪；雄蕊 10，9 枚 1 组，花药小，药室顶裂；子房狭圆形，花柱短，柱头小。荚果舌状长椭圆形，扁平。种子 1~2。【花果期】花期 4-6 月，果期 6-8 月。

分布区域 生于山坡疏林中、林缘或村边旷地。分布于海南，福建、广西、云南等地有引种。

采收加工 全年均可采收，除去边材，阴干。

性味功用 辛，温。化瘀止血，理气止痛。用于吐血，衄血，外伤出血，肝郁胁痛，胸痹刺痛，跌仆伤痛，呕吐腹痛。煎服 9~15g，后下。外用适量，研细末敷患处。

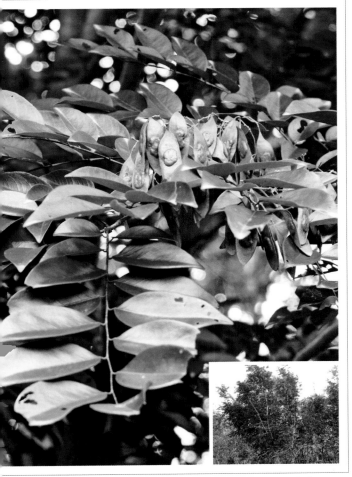

降香檀 ▲

整株 △

白及

【植物别名】白及子。

【植物基原】兰科植物白及 *Bletilla striata* (Thunb.) Reichb. f. 的干燥块茎。

识别要点　【植株】多年生陆生草本。假鳞茎块状。【叶片】披针形，多纵皱，无柄，基部具鞘状，环抱茎上，长 11~45cm，宽 1.5~5cm，无毛。【花果】总状花序，顶生，具花 4~10；苞片长圆状披针形，早落；花玫瑰红色；萼片和花瓣狭椭圆形；唇瓣倒卵状椭圆形，3 裂，具 5 条纵褶片，从基部伸至近顶端；中裂片宽椭圆形，先端钝，边缘皱波状；侧裂片耳状，向两侧伸展，形或三角形，内抱合蕊柱；合蕊柱两侧具翅，稍弯曲。蒴果，柱形，6 纵棱。【花果期】花期 3~5 月，果期 5~6 月。

分布区域　生于山野、山谷、潮湿地。分布于河北、河南、陕西、甘肃及南部各省区。

采收加工　夏、秋二季采挖，除去须根，洗净，置沸水中煮或至无白心，晒至半干，除去外皮，晒干。

性味功用　苦、甘、涩，微寒。收敛止血，消肿生肌。用于咯血，吐血，外伤出血，疮疡肿毒，皮肤皲裂。煎服，6~15g；研末吞服，3~6g。外用适量。不宜与川乌、制川乌、草乌、制草乌、附子同用。

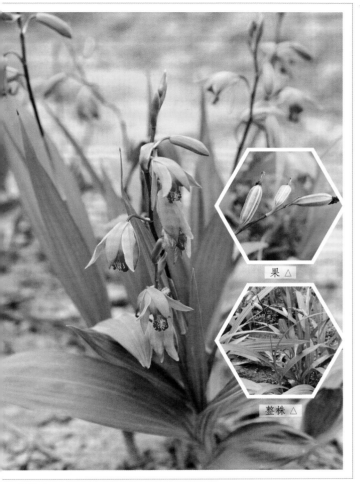

果 △

整株 △

白及 ▲

仙鹤草

【植物别名】地仙草、九龙牙。

【植物基原】蔷薇科植物龙芽草 *Agrimonia pilosa* Ledeb. 的干燥地上部分

识别要点 【植株】多年生草本。高 40~130cm。茎常分枝，有柔毛。【叶片】奇数羽状复叶，小叶 3~5 对，无柄，椭圆状卵形宽卵形或近圆形，长 2~5cm，先端急尖，基部楔形，边缘具粗锯齿两面被柔毛，下面叶脉上较密，并有稀疏的银白色腺体。托叶心形，近全缘或具锯齿。【花果】顶生总状花序，具多花，被柔毛，苞片细小，常 3 裂。花直径 6~9mm。花萼倒圆锥形，萼卵状三角形，外生短柔毛，萼筒上部有一圆圈钩状刺毛。花瓣黄色比萼片长。瘦果椭圆形，包于宿存的萼筒内。【花果期】花期 6 月，果期 8-10 月。

分布区域 生于溪边、路旁、草地、林下、林缘。分布于全国部分地区。

采收加工 夏、秋二季茎叶茂盛时采割，除去杂质，干燥。

性味功用 苦、涩，平。收敛止血，截疟，止痢，解毒，补虚用于咯血，吐血，崩漏下血，疟疾，血痢，痈肿疮毒，阴痒带下脱力劳伤。煎服，6~12g。外用适量。

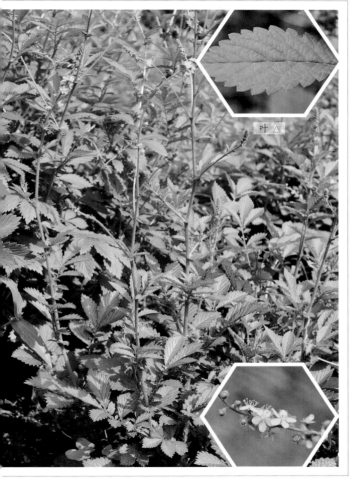

叶 △

龙芽草 ▲   花 △

紫珠叶

【植物别名】紫珠。

【植物基原】马鞭草科植物杜虹花 *Callicarpa formosana* Rolfe 的干燥叶。

识别要点 【植株】灌木。小枝、叶柄及花序密被灰黄色星状及分枝茸毛。【叶片】叶卵状椭圆形或椭圆形，长 5.5~15cm，端渐尖，基部钝圆，具细锯齿，上面被短粳毛，下面被灰黄色星状毛及黄腺点，中脉、侧脉隆起；叶柄长 1~2.5cm。【花果】序常 4~5 歧分枝，径 3~4cm，花序梗长 1.5~2.5cm。花萼杯状被星状毛及黄腺点，萼齿 4，钝三角形；花冠淡紫或紫色，无毛长约 2.5mm，裂片钝圆；雄蕊较花冠长 2 倍，花药椭圆形，药室裂；子房无毛。果卵球形，紫色，径约 2mm。【花果期】花期 6 月，果期 9~11 月。

分布区域 生于海拔 1600m 以下的山坡、山谷林中及灌丛中。布于浙江南部、福建、台湾、江西南部、广东、海南、广西及南东南部。

采收加工 夏、秋二季枝叶茂盛时采摘，干燥。

性味功用 苦、涩，凉。凉血、收敛、止血，散瘀解毒消肿。于衄血，咯血，吐血，便血，崩漏，外伤出血，热毒疮疡，水烫伤。煎服，3~15g；研末吞服，1.5~3g。外用适量，研末敷患处。

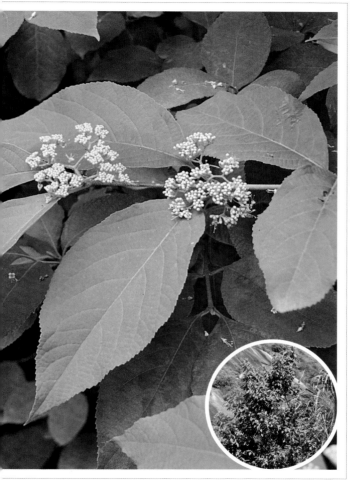

杜虹花 ▲   整株 △

艾叶

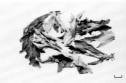

【植物别名】艾蒿。

【植物基原】菊科植物艾 *Artemisia argyi* Levl.et Vant. 的干燥叶。

识别要点　【植株】多年生草本，全株密被灰白色茸毛。茎直立，基部木质化，中部以上分出花序枝。【叶片】单叶互生，茎下部叶花时枯萎；茎中部叶具柄，卵圆状三角形或椭圆形，羽状浅裂或深裂，侧裂片常为 2 对，楔形，中裂片常 3 裂，边缘具不规则锯齿，上面深绿色，有腺点，下面灰绿色；上部叶无柄，分裂或全缘，披针形或条状披针形。【花果】头状花序长约 3mm，直径 2~3mm，排列成复总状；总苞卵形，总苞片 4~5 层，外层苞片较小，边缘膜质，背面被绵毛；边花雌性，不甚发育；中央为两性花，花冠筒状，顶端 5 裂。瘦果长圆形。【花果期】花期 7-10 月，果期 9-11 月。

分布区域　生于荒地林缘、路旁沟边。分布于我国东北、华北、华东、西南及陕西、甘肃等地。

采收加工　夏季花未开时采摘，除去杂质，晒干。

性味功用　辛、苦，温；有小毒。温经止血，散寒止痛，外用祛湿止痒。用于吐血，衄血，崩漏，月经过多，胎漏下血，少腹冷痛，经寒不调，宫冷不孕；外治皮肤瘙痒。醋艾炭温经止血，用于虚寒性出血。煎服，3~9g。外用适量，供灸治或熏洗用。

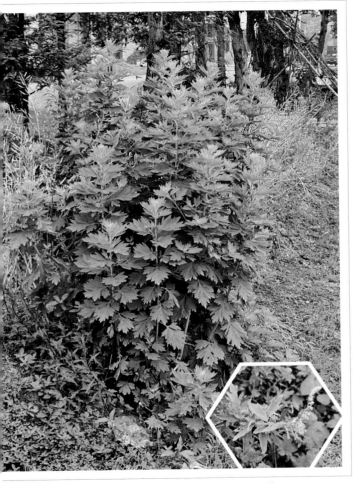

艾 ▲   花 △

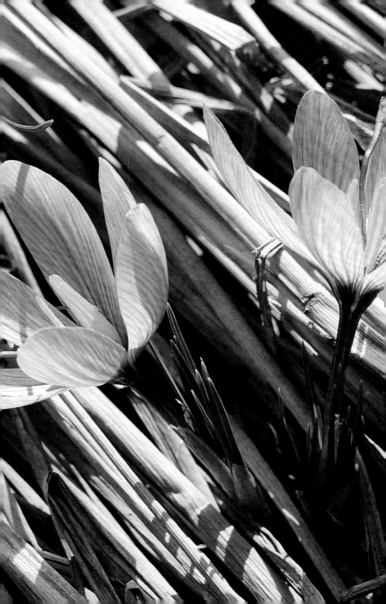

第十二章
活血化瘀药

川芎

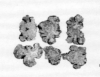

【植物别名】芎穷、小叶川芎。

【植物基原】伞形科植物川芎 *Ligusticum chuanxiong* Hort. 的干燥根茎。

识别要点　【植株】高 0.5~1m。根茎粗，节显著膨大，节间短，茎直立，具纵沟纹，有分枝。【叶片】基生叶叶柄长 10~20cm，叶片卵状三角形，长 15~20cm，宽 10~15cm，三至四回三出羽状全裂，羽片 4~6 对，末回裂片羽状半裂。茎生叶与基生叶相似，简化，无叶柄，一回羽状分裂。【花果】复伞形花序顶生或侧生；总苞片 5~6（~10），线形；伞辐 15~30，近等长；小苞片 5~8，线形，较花梗短，反折。萼齿不发育，花瓣白色，卵形，基部楔形；花柱与果实等长，向下反曲。果椭圆状卵形，长 2~3mm；棱槽内油管 1~3（~4），合生面油管 4~6。【花果期】花期 7~8 月，果期 9~10 月。

分布区域　均为栽培，主要栽培于四川。现内蒙古、陕西、河南、甘肃、湖北等地都有引种栽培。

采收加工　夏季当茎上的节盘显著凸出并略带紫色时采挖，除去泥沙，晒后烘干，再去须根。

性味功用　辛，温。活血行气，祛风止痛。用于胸痹心痛，胸胁刺痛，跌仆肿痛，月经不调，经闭痛经，癥瘕腹痛，头痛，风湿痹痛。煎服 3~10g。

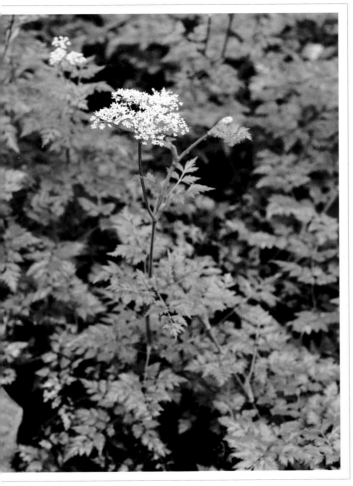

川芎 ▲

延胡索

【植物别名】玄胡索。

【植物基原】罂粟科植物延胡索 *Corydalis yanhusuo* W. T. Wang 的干燥块

识别要点 【植株】多年生草本。块茎扁圆球状，内部黄色。下茎上有时生小球状块茎。地上茎纤细，稍肉质。【叶片】基叶与茎生叶同形，有柄；茎生叶互生，二回三出，第二回分裂往呈深裂，末回裂片披针形、长圆状披针形或窄椭圆形，先端或锐尖，全缘，边缘有时带微红色。【花果】总状花序顶生或叶对生；具花 3~8，排列稀疏；苞片阔披针形，全缘或者下部苞片有 3~5 牙齿，或 3~5 裂；花红紫色，横着于纤细的小花梗上花萼 2，早落；花瓣 4，外轮 2 片稍大，边缘粉红色，中央紫绿色上部 1 片边缘波状，顶端微凹，凹部中央有凸尖，尾部延伸成长距距长约占全长的一半，内轮 2 片比外轮 2 片窄小；雄蕊 6；子房柱形。蒴果线形。【花果期】花期 4 月，果期 5~6 月。

分布区域 生长于沿溪两岸或山脚的粉沙质土壤、沙质土壤或土中。全国多数地区均有栽培。

采收加工 夏初茎叶枯萎时采挖，除去须根，洗净，置沸水中至恰无白心时，取出，晒干。

性味功用 苦、辛，温。活血，行气，止痛。用于胸胁、脘腹疼痛胸痹心痛，经闭痛经，产后瘀阻，跌仆肿痛。煎服，3~10g；末吞服，一次 1.5~3g。

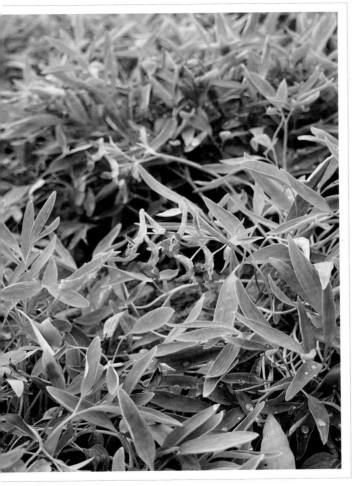

延胡索 ▲

郁金

【植物别名】桂莪术、毛莪术、莪苓。

【植物基原】姜科植物广西莪术 Curcuma kwangsiensis S. G. Lee et C. F. Liang 的干燥块根。

识别要点　【植株】根茎切面白色或浅乳白色，卵圆形。根端纺锤形块根。【叶片】叶舌长约 1.5mm；叶柄长 2~11cm；叶片圆状披针形，长 14~40cm，两面密生柔毛，先端渐尖，基部下延【花】穗状花序于根茎处或叶鞘中央抽出，长约 15cm；中下部片浅绿色，阔卵形，长约 4cm；冠部苞片淡红色，长圆形；花萼白色长约 1cm；花冠管长约 2cm，喉部有柔毛；花冠裂片红色，卵形长约 1cm；侧生退化雄蕊长圆形；唇瓣黄色，近圆形，中间裂先端 2 裂。子房被毛。【花期】5~7 月。

分布区域　生于山坡草地或灌丛中，亦有栽培。分布于广东、广西云南、四川等地。

采收加工　冬季茎叶枯萎后采挖，除去泥沙及细根，蒸或煮至透心干燥。

性味功用　辛、苦，寒。活血止痛，行气解郁，清心凉血，利胆退黄。用于胸胁刺痛，胸痹心痛，经闭痛经，乳房胀痛，热病神昏，癫痫发狂，血热吐衄，黄疸尿赤。煎服，3~10g。不宜与丁香母丁香同用。

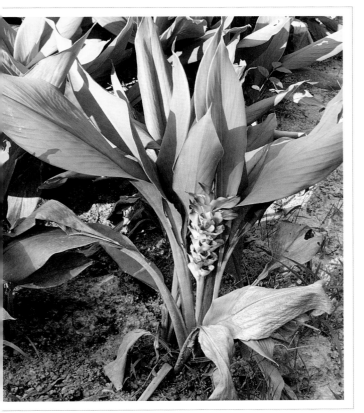

广西莪术 ▲

附注　姜科植物温郁金 *C. wenyujin* Y. H. Chen et C. Ling、姜黄 *C. longa* L. 或蓬莪术 *C. phaeocaulis* Val. 的干燥块根同等入药。广西莪术的干燥根茎为莪术，具有行气破血、消积止痛的功效。

姜黄

【植物别名】黄姜。

【植物基原】姜科植物姜黄 *Curcuma longa* L. 的干燥根茎。

识别要点　【植株】多年生草本，高约 1m。根茎多分枝，黄色至亮黄色，圆柱形；根端具纺锤形块根。【叶片】叶柄 20~45cm；叶片绿色，长圆形或椭圆形，长 30~45（~90）cm，15~18cm，两面无毛，基部狭，下延至叶柄，先端渐尖。【花】穗状花序于叶鞘中央抽出；中下部苞片灰绿色，卵形至长圆形，先端钝圆；冠部苞片开展，白色或绿色，有时淡红紫色，先端急尖；花萼白色，先端3齿；花冠淡黄色；花冠裂片三角形，上方1片较大，先端具尖头。侧生退化雄蕊短于唇瓣；唇瓣黄色，中间棕黄色，倒卵圆形。花药基部有距；子房有柔毛。【花期】8月。

分布区域　栽培于福建、台湾、广东、广西、四川、西藏、云南等地。

采收加工　冬季茎叶枯萎时采挖，洗净，煮或蒸至透心，晒干，除去须根。

性味功用　辛、苦，温。破血行气，通经止痛。用于胸胁刺痛，胸痹心痛，痛经经闭，癥瘕，风湿肩臂疼痛，跌仆肿痛。煎服 3~9g，外用适量。

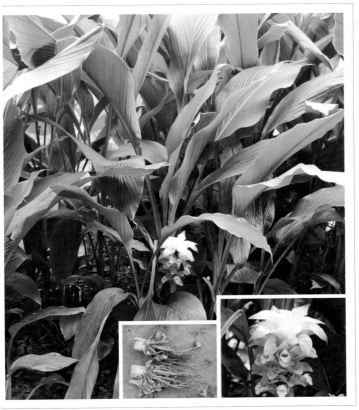

| 姜黄 ▲ | 根 △ | 花 △ |

附注 姜科植物姜黄的干燥块根为郁金，具有活血止痛、行气解郁、清心凉血、利胆退黄的功效。

片姜黄

【植物别名】姜黄子。

【植物基原】姜科植物温郁金 *Curcuma wenyujin* Y. H. Chen et C. Ling 的干燥根茎。

识别要点　【植株】高 0.8~1.6m。根茎切面浅黄色，外皮浅黄色，肥厚，卵圆形。根端具纺锤形块根。【叶片】叶片绿色，圆形或卵状长圆形，长 35~75cm，两面无毛，基部近圆形或宽楔形，先端渐尖或短尾状。【花】穗状花序于根茎处先叶抽出，20~30cm；冠部苞片淡红色，长圆形；中下部苞片绿色，卵形；花萼白色；花冠白色，花冠管长约 2.8cm，喉部有白柔毛；侧生退化雄蕊黄色，花瓣状，长圆形；唇瓣反折，黄色。【花期】5-6 月。

分布区域　栽培或野生于广东、广西、浙江。浙江有大量栽培。

采收加工　冬季茎叶枯萎后采挖，洗净，除去须根，趁鲜纵切厚片晒干。

性味功用　辛、苦，温。破血行气，通经止痛。用于胸胁刺痛，胸痹心痛，痛经经闭，癥瘕，风湿肩臂疼痛，跌仆损伤。煎服，3~9g。孕妇慎用。

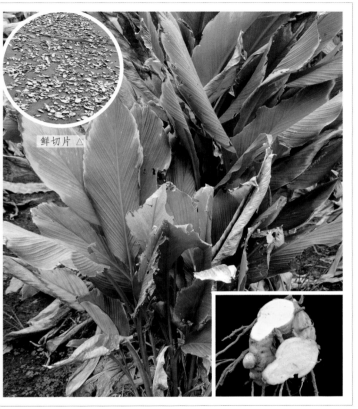

鲜切片 △

温郁金 ▲

根茎 △

附注　温郁金的干燥根茎和块根分别作莪术与郁金入药。

夏天无

【植物别名】土元胡、无柄紫堇。

【植物基原】罂粟科植物伏生紫堇 *Corydalis decumbens* (Thunb.) Pers. 的干燥块茎。

识别要点　【植株】块茎球形，直径 4~13mm；当年块茎叠生老块茎之上。茎通常为多茎丛生，长 10~25cm，细弱，不分枝，茎生叶 2 或 3，无鳞片。【叶片】常二至三回三出全裂，或深浅不等的分裂，小裂片全缘或深裂。总状花序，3~10 花排列疏松，片卵形，长 5~8mm，全缘。【花果】花近白色或淡紫红色，有具淡蓝色斑点。花萼早落，不明显；上花瓣长 14~18mm，矩圆状，直或稍向上弯曲，长约与瓣片等长或稍短；下花瓣宽匙形，蒴果线形，长 13~18mm，种子 6~14。【花果期】2-5 月。

分布区域　生于海拔 100~300m 的丘陵地、低山坡、路旁、荒地。分布于陕西、湖北、湖南、江西、江苏、浙江、安徽、福建、台湾

采收加工　春季或初夏出苗后采挖，除去茎、叶及须根，洗净，干燥

性味功用　苦、微辛，温。活血止痛，舒筋活络，祛风除湿。用于中风偏瘫，头痛，跌仆损伤，风湿痹痛，腰腿疼痛。用 6~12g，研末分 3 次服。

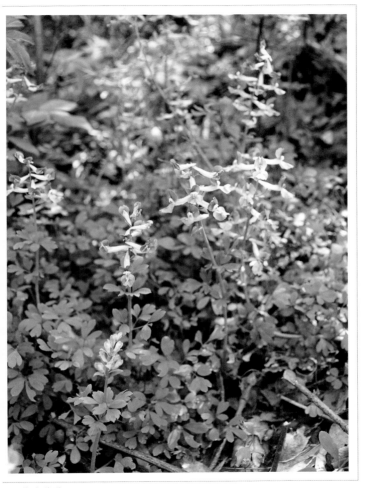

伏生紫堇 ▲

独一味

【植物别名】大巴。

【植物基原】唇形科植物独一味 *Lamiophlomis rotate* (Benth.) Kudo 的干燥地上部分。系藏医习用药材。

识别要点　【植株】多年生矮小草本，高 2.5~10cm。根及根茎直立，较粗，有棱起皱纹。无茎。【叶片】单叶基生，4（~6）枚，菱状圆形或肾形，质厚，边缘具圆齿，上表面皱，密被白色茸毛，下表面脉上有稀疏柔毛，基部浅心形，或宽楔形下沿，边缘圆钝齿，顶端钝圆或急尖，近基出侧脉 3 对。【花】花序长 3.5~7cm；花序轴密被毛；苞片披针形，倒披针形或线形，长 1~4cm，上部苞片渐小，基部下沿，边缘全缘，顶端渐尖，具睫毛；小苞片长约 8mm；花萼干后紫棕色，脉上有毛，萼齿宽三角形，顶端具长约 2mm 刺尖。花冠紫色、红紫色或红棕色。【花果期】花期 6-7 月，果期 8-9 月。

分布区域　生于海拔 2700~4900m 的高山强度风化的碎石滩中或高山草地。分布于甘肃、青海、四川、西藏、云南。

采收加工　秋季花果期采挖，洗净，晒干。

性味功用　甘、苦，平。活血化瘀，消肿止痛。用于跌仆损伤，筋骨疼痛，风湿痹痛，痛经，崩漏。浸酒或作散剂，2~3g。

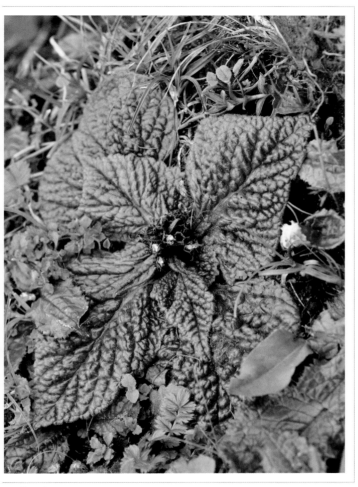

独一味 ▲

丹参

【植物别名】血生根、血参。
【植物基原】唇形科植物丹参 *Salvia miltiorrhiza* Bge. 的干燥根和根茎。

识别要点　【植株】多年生草本。根肥厚，肉质。茎直立，[高]40~80cm，四棱形，具槽，密被长柔毛。【叶片】常为奇数羽状[复]叶，小叶3~5枚，稀为7枚。叶片卵形或椭圆状卵形，两面有毛。【花果】轮伞花序，6至多花，组成顶生或腋生的总状花序，密[被]腺毛和长柔毛；苞片披针形。花萼钟形，紫色，外被腺毛，二唇形，上唇全缘，顶端有3个小尖头；下唇有2齿，三角形或近半圆形。花冠蓝紫色，筒内具毛环；上唇镰刀形；下唇短于上唇，3裂，[中]间裂片最大。能育雄蕊2。花柱外伸，先端为不相等的2裂，后[裂]片极短。小坚果，黑色。【花果期】花期4~7月，果期7~8月。

分布区域　生于山坡、林下、溪旁。分布于全国大部分地区。

采收加工　秋、冬二季采挖，除去须根，洗净，晒干。

性味功用　苦，微寒。活血祛瘀，通经止痛，清心除烦，凉血消痈[。]用于胸痹心痛，脘腹胁痛，癥瘕积聚，热痹疼痛，心烦不眠，月经不调，痛经闭经，疮疡肿痛。煎服，10~15g。不宜与藜芦同用[。]

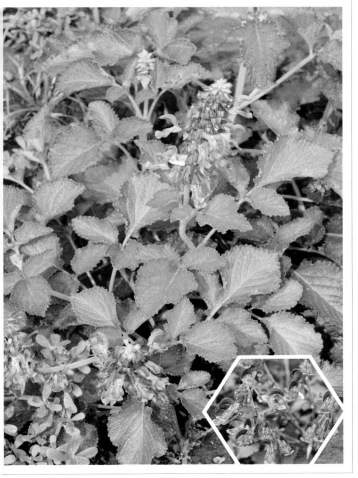

丹参 ▲   花 △

红花

【植物别名】草红花、刺红花。

【植物基原】菊科植物红花 *Carthamus tinctorius* L. 的干燥花。

识别要点　【植株】一年生草本。高约 1m。茎直立，无毛，上部分枝。【叶片】叶长椭圆形或卵状披针形，先端尖，基部渐狭或圆形，抱茎，边缘羽状齿裂，齿端有针刺，两面无毛。【花序】头状花序大，直径 3~4cm，有梗，排成伞房状；总苞近球形，长约 2cm，宽约 2.5cm；外层苞片卵状披针形，基部以上稍收缩，绿色，边缘具针刺；内层苞片卵状椭圆形，中部以下全缘，顶端长尖，上部边缘稍有短刺。管状花橘红色。瘦果，椭圆形或倒卵形，长约 5mm，基部稍歪斜，白色，具 4 棱，无冠毛。【花果期】花期 7-8 月，果期 8-9 月。

分布区域　原产于埃及，我国多有栽培。

采收加工　夏季花由黄变红时采摘，阴干或晒干。

性味功用　辛，温。活血通经，散瘀止痛。用于经闭，痛经，恶露不行，癥瘕痞块，胸痹心痛，瘀滞腹痛，胁肋刺痛，跌仆损伤，疮疡肿痛。煎服，3~10g。孕妇慎服。

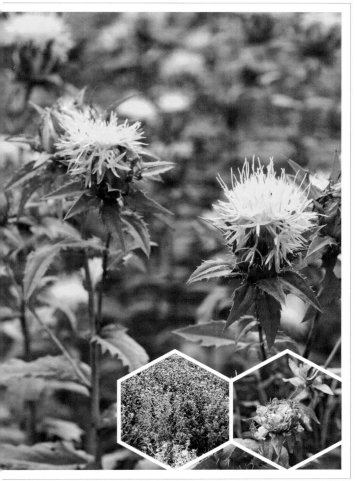

红花 ▲ 整株 △ 果 △

西红花

【植物别名】藏红花。

【植物基原】鸢尾科植物番红花 *Crocus sativus* L. 的干燥柱头。

识别要点　【植株】多年生草本，无地上茎。地下茎球形，自茎生叶片 9~15 片。【叶片】无柄，叶片线形，长 15~20cm，2~4mm，叶缘反卷。【花果】花顶生，直径 2.5~4cm；花被不分化6 片，倒卵圆形，淡紫色，花筒细管状，长 4~6cm；雄蕊 3，花大，黄色，基部箭形；雌蕊 3，子房下位，心皮 3 合生成 3 室，柱细长，黄色，顶端 3 深裂，伸出花被外，下垂，紫红色，柱顶部略膨大呈漏斗状，边缘有不整齐的锯齿，一侧具一裂隙。蒴果长圆形，具 3 钝棱。种子多数，球形。【花果期】花期 10~11 月，果期 12 月。

分布区域　原产于欧洲南部，我国各地常有栽培。

采收加工　花朵枯萎前采摘柱头，干燥。

性味功用　甘，平。活血化瘀，凉血解毒，解郁安神。用于经闭癥瘕，产后瘀阻，温毒发斑，忧郁痞闷，惊悸发狂。用量 1~3g，煎服或沸水泡服。孕妇慎用。

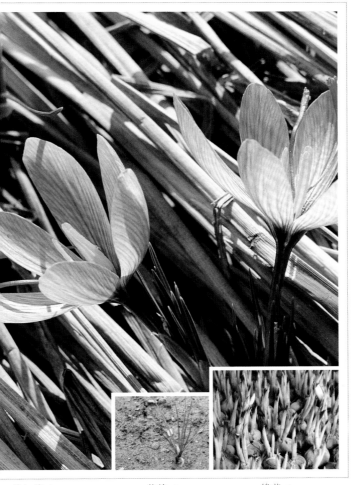

番红花 ▲ 　　　　　整株 △ 　　　　　鳞茎 △

益母草

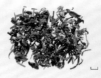

【植物别名】益母蒿。

【植物基原】唇形科植物益母草 *Leonurus japonicus* Houtt. 的新鲜或干燥地上部分。

识别要点 【植株】二年生直立草本。高可达 1m。茎 4 棱，被向短柔毛。【叶片】中部叶全裂，裂片长圆状菱形，叶羽状分裂裂片宽线形，叶裂片全缘或具稀少牙齿状锯齿。【花果】轮伞序腋生，具 8~15 花；苞片针刺状，密被伏毛。花萼管状钟形外密被伏柔毛，具 5 刺状齿；前 2 齿较长，靠合。花冠白色、红色或淡紫红色，二唇形；上唇长圆形，直伸，外被白色长柔毛里面无毛；下唇 3 裂，中裂片较大，倒心形，下唇与上唇近等或稍短。雄蕊 4，花柱先端 2 裂。果实椭圆形，3 棱，基部楔形光滑。【花果期】花期 7-9 月，果期 9-10 月。

分布区域 生于山坡草地、田埂、路旁、溪边等处，尤以向阳处为多分布于全国各地。

采收加工 鲜品春季幼苗期至初夏花前期采割；干品夏季茎叶盛、花未开或初开时采割，晒干，或切段晒干。

性味功用 苦、辛，微寒。活血调经，利尿消肿，清热解毒。于月经不调，痛经经闭，恶露不尽，水肿尿少，疮疡肿毒。煎服 9~30g；鲜品 12~40g。孕妇慎用。

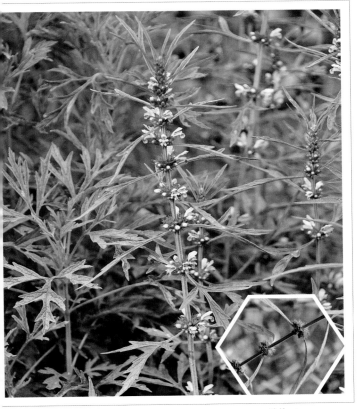

益母草 ▲   果枝 △

附注 植物益母草的干燥成熟果实为茺蔚子，具有活血调经、清肝明
目的功效。

泽兰

【植物别名】地笋。

【植物基原】唇形科植物毛叶地瓜儿苗 *Lycopus lucidus* Turcz. var. *hirtus* Regel 的干燥地上部分。

识别要点　【植株】多年生草本。根茎横走，具节。茎直立，节上密集硬毛，通常不分枝。【叶片】叶为长圆状披针形，4~8cm，先端渐尖，基部渐狭，叶缘具锐尖粗牙齿状锯齿，上面密集刚毛状硬毛，下面沿脉被硬毛，叶缘具缘毛，侧脉6~7对。【花果】轮伞花序，多花密集；苞片卵圆形至披针形；花萼钟形，两面无毛，萼齿5，披针状三角形，具刺尖头，边缘具小缘毛；花冠白色，冠檐为不明显的二唇形，上唇近圆形，下唇3裂，中裂片较大；雄蕊仅前对能育，后对雄蕊退化，先端棒棒状；花柱先端具相等的2浅裂，裂片线形。小坚果，倒卵圆状四边形。【花果期】花期6-9月，果期8-10月。

分布区域　生于沼泽地、水边等潮湿处。亦有栽培。分布于东北、内蒙古、河北、山西、山东、江苏、浙江、江西、安徽、福建、台湾、湖南、湖北、广东、广西、陕西、甘肃、贵州、四川、云南等地。

采收加工　夏、秋二季茎叶茂盛时采割，晒干。

性味功用　苦、辛，微温。活血调经，祛瘀消痈，利水消肿。用于月经不调，经闭，痛经，产后瘀血腹痛，疮痈肿毒，水肿腹水。煎服，6~12g。

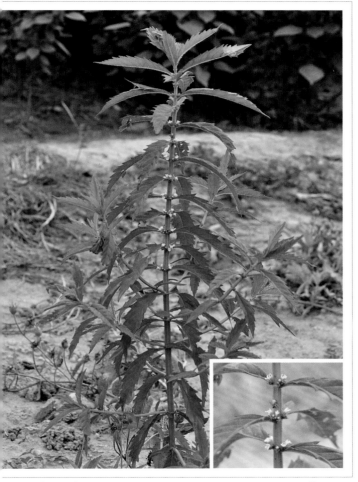

毛叶地瓜儿苗 ▲   花 △

牛膝

【植物别名】怀牛膝。

【植物基原】苋科植物牛膝 *Achyranthes bidentata* Bl. 的干燥根。

识别要点　【植株】多年生草本。高 70~120cm。根圆柱形，土黄色。茎 4 棱，近无毛，具对生的分枝。【叶片】叶椭圆形或椭圆披针形，少为倒披针形，长 4.5~12cm，先端尾尖，基部楔形，两面有毛，具短柄。【花果】穗状花序腋生或顶生，花在后期反折。苞片卵形，小苞片刺状，顶端弯曲。花被片 5，披针形，顶端急尖，具 1 中脉。雄蕊 5，长 2~2.5mm。退化雄蕊顶端平圆，稍呈波状。胞果椭圆形。种子长圆形，黄褐色。【花果期】花期 7-9 月，果期 9-10 月。

分布区域　栽培于疏松肥沃的土壤中，或野生于山野路旁。分布于山西、陕西、山东、安徽、江苏、江西、四川、贵州、浙江、湖南、湖北等地。

采收加工　冬季茎叶枯萎时采挖，除去须根及泥沙，捆成小把，晒至干皱后，将顶端切齐，晒干。

性味功用　苦、甘、酸，平。逐瘀通经，补肝肾，强筋骨，利尿通淋，引血下行。用于经闭，痛经，腰膝酸痛，筋骨无力，淋证，水肿，头痛，眩晕，牙痛，口疮，吐血，衄血。煎服，5~12g。孕妇慎用。

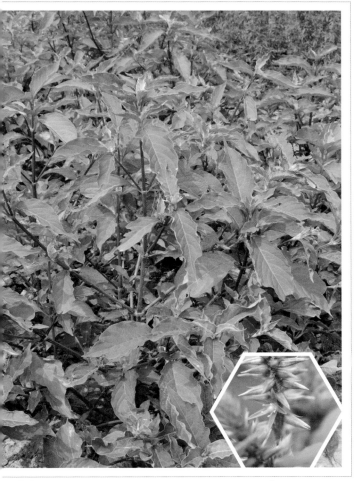

牛膝 ▲   花 △

川牛膝

【植物别名】甜牛膝、大牛膝。

【植物基原】苋科植物川牛膝 *Cyathula officinalis* Kuan 的干燥根。

识别要点 【植株】多年生草本，高 40~100cm。主根圆柱形。直立，中部以上近四棱形，多分枝，疏被糙毛。【叶片】叶对生叶片椭圆形至窄椭圆形，长 3~13cm，先端渐尖至尾尖，基部楔或阔楔形，全缘，上面密生倒伏糙毛，下面毛较密。【花果】绿白色，由多数复聚伞花序密集成花球团，数个于枝端排列成状；苞片卵形，干膜质，顶端刺状或钩状；聚伞花序能育花居中不育花居两侧，能育花的花被片 5，2 长 3 短，较长的 2 枚先端呈钩状；雄蕊 5，与花被片对生；退化雄蕊 5，长方形；子房圆形或倒卵形；花柱细，柱头头状。胞果长椭圆状倒卵形，暗灰色种子卵形，赤褐色。【花果期】花期 6-7 月，果期 8-9 月。

分布区域 生于海拔 1500m 以上的山区，栽培或野生。分布于四川云南、贵州等地。

采收加工 秋、冬二季采挖，除去芦头、须根及泥沙，烘或晒至半干堆放回润，再烘干或晒干。

性味功用 甘、微苦，平。逐瘀通经，通利关节，利尿通淋。于经闭癥瘕，胞衣不下，跌仆损伤，风湿痹痛，足痿筋挛，尿血淋。煎服，5~10g。孕妇慎用。

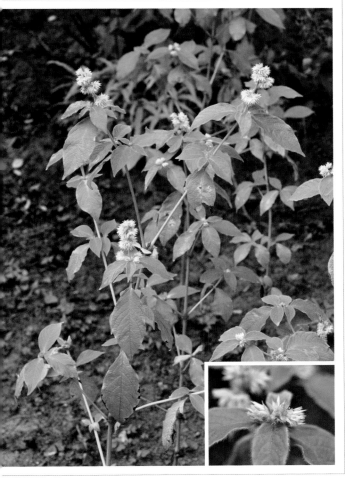

川牛膝 ▲   花 △

鸡血藤

【植物别名】猪血藤、血龙藤。

【植物基原】豆科植物密花豆 *Spatholobus suberectus* Dunn 的干燥藤茎

识别要点 【植株】攀缘木质大藤本。枝圆柱形，灰绿色，表扁圆柱形，灰棕褐色，砍断后有鲜红色汁液流出。【叶片】互生，近革质，小叶 3；顶生小叶片阔椭圆形，长 12.5~22c宽 7.5~15cm，先端短渐尖，基部圆楔形，全缘，上面绿色，面淡绿色，侧生小叶偏斜卵形。【花果】圆锥花序生于枝顶白腋内，花萼筒状，萼片 5，二唇形，上面 2 萼齿合生，两面地淡黄色短柔毛；蝶形花冠黄白色，旗瓣肉质，近圆形，具爪，耳；翼瓣同龙骨瓣，具爪及耳；雄蕊 10，合生成 2 组；花柱向上弯，柱头小，头状，子房上位，密被白色短毛。荚果扁平长 8~11cm，顶端圆形。【花果期】花期 7 月，果期 8-10 月

分布区域 生于林下、灌丛或山沟中。分布于福建、广东、广西云南、贵州等地。

采收加工 秋、冬二季采收，除去枝叶，切片，晒干。

性味功用 苦、甘，温。活血补血，调经止痛，舒筋活络。用月经不调，痛经，经闭，风湿痹痛，麻木瘫痪，血虚萎黄。煎9~15g。

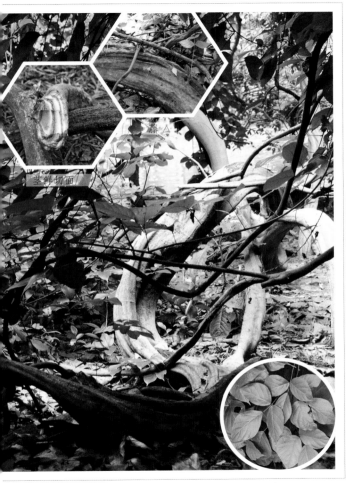

藤 △

茎鲜切面

密花豆 ▲

叶 △

王不留行

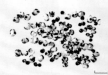

【植物别名】不留子。

【植物基原】石竹科植物麦蓝菜 *Vaccaria segetalis* (Neck.) Garcke 的干燥成熟种子。

识别要点 【植株】一年生草本。全株无毛，淡绿色或灰绿色。茎直立，圆筒状，节部膨大，上部二叉状分枝。【叶片】叶无柄，对生，卵状披针形或披针形，长 3~7cm，先端急尖或渐尖，基部圆形或近心形，微抱茎，背面主脉隆起，侧脉不显。【花果】歧聚伞花序呈伞房状；花梗细长，近中部有 2 小苞片；萼筒卵状圆筒形，具 5 棱，先端 5 齿裂；花瓣 5，粉红色，倒卵形，下部长爪，顶端常具有整齐的小牙齿，喉部无鳞片；雄蕊 10，藏于筒内；子房长卵形，花柱 2。蒴果卵形，4 齿裂，包于宿萼内。种子多数，暗黑色，球形。【花果期】花期 5~7 月，果期 6~8 月。

分布区域 生于山地、路旁、荒地上。分布于全国大部分地区。

采收加工 夏季果实成熟、果皮尚未开裂时采割植株，晒干，打下种子，除去杂质，再晒干。

性味功用 苦，平。活血通经，下乳消肿，利尿通淋。用于经闭痛经，乳汁不下，乳痈肿痛，淋证涩痛。煎服，5~10g。孕妇慎用。

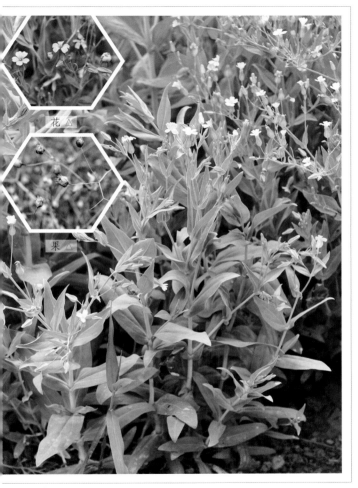

花 △

果 △

麦蓝菜 ▲

凌霄花

【植物别名】紫葳花。

【植物基原】紫葳科植物凌霄 *Campsis grandiflora* (Thunb.) K. Schum. 的干燥花。

识别要点 【植株】落叶木质藤本，常借气生根攀附于其他物上。【叶片】奇数羽状复叶，对生，小叶 7~9，卵形或卵状披针形，顶端渐尖，基部阔楔形，叶缘具粗锯齿；叶轴长 4~13cm。【花果】花排成顶生疏散的圆锥花序；花萼钟状，绿色，5 齿裂，披针形；花冠钟状漏斗形，外面橙黄色，里面鲜红色；雄蕊 4，2 长 2 短；花柱细长，长约 3cm，柱头扁平，2 裂；子房 2 室。蒴果，顶端钝，2 瓣裂。种子扁平，具翅。【花果期】花期 6-8 月，果期 7-9 月。

分布区域 生于山谷、河边、疏林下，或栽培于庭院。分布于华东、中南、西南及河北、河南等地。

采收加工 夏、秋二季花盛开时采收，干燥。

性味功用 甘、酸，寒。活血通经，凉血祛风。用于月经不调，经闭癥瘕，产后乳肿，风疹发红，皮肤瘙痒，痤疮。煎服，5~9g。孕妇慎用。

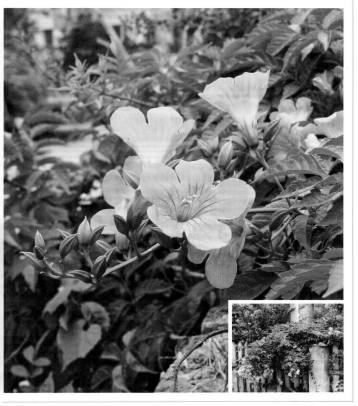

凌霄 ▲   整株 △

附注　紫葳科植物美洲凌霄 *C. radicans* (L.) Seem. 的干燥花同等入药。

急性子

1cm

【植物别名】指甲花。

【植物基原】凤仙花科植物凤仙花 *Impatiens balsamina* L. 的干燥成熟种子

识别要点　【植株】一年生草本。高 80cm，近光滑。【叶片】叶
狭披针形或阔披针形，端尖，基楔形，边缘具尖锯齿；叶柄具数
枚腺体。【花果】花白色、淡黄色或红色，单生或数朵簇生，花
垂。花萼呈角状向下弯曲，两侧片宽卵形，疏生柔毛。中央花瓣
大，圆形，先端凹，两侧片宽大，2 裂。蒴果，尖卵形，具茸毛，
熟时弹裂。种子多数，椭圆形，深褐色，有毛。【花果期】花期 7-
月，果期 8-10 月。

分布区域　全国各地均有栽培。

采收加工　夏、秋季果实即将成熟时采收，晒干，除去果皮和杂质

性味功用　微苦、辛，温；有小毒。破血，软坚，消积。用于癥
瘕痞块，经闭，噎膈。煎服，3~5g。孕妇慎用。

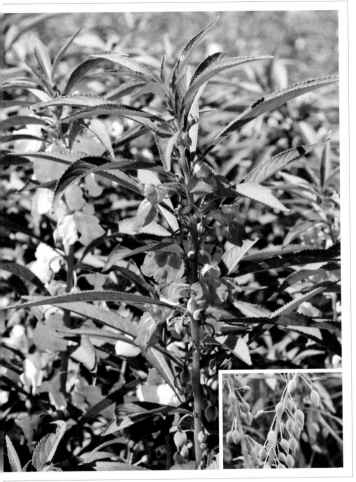

凤仙花 ▲   果 △

马钱子

【植物别名】番木鳖。

【植物基原】马钱科植物马钱 *Strychnos nux-vomica* L. 的干燥成熟种子。

识别要点　【植株】乔木，高约 10m，树干直立，粗壮，树皮灰色。【叶片】叶对生，叶柄长 4~6mm，叶片革质，椭圆形、卵形至圆卵形，长 6~15cm，先端急尖，基部圆形至广楔形，全缘，上面深绿色，下面色较淡，均光滑无毛，主脉 5，在下面隆起。【花果】聚伞花序顶生；花较小，灰白色；花萼绿色，5 裂；花冠筒状，长 10~12mm，先端 5 裂，裂片卵形，先端钝，花冠筒内侧近基部生长柔毛；雄蕊 5，着生于花冠筒喉部，几无花丝；子房上位，卵形，花柱细长，柱头头状。浆果球形，直径 2.5~5cm，成熟时橙色。种子 2~5，表面灰黄色。

分布区域　原产于印度、越南、泰国、缅甸、斯里兰卡，我国福建、台湾、广东、广西、海南、云南南部有栽培。

采收加工　冬季采收成熟果实，取出种子，晒干。

性味功用　苦，温；有大毒。通络止痛，散结消肿。用于跌仆损伤，骨折肿痛，风湿顽痹，麻木瘫痪，痈疽疮毒，咽喉肿痛。煎服，0.3~0.6g，炮制规范后入丸散用。孕妇禁用；不宜多服久服及生用；运动员慎用；有毒成分能经皮肤吸收，外用不宜大面积涂敷。马钱子粉为马钱子的炮制加工品。

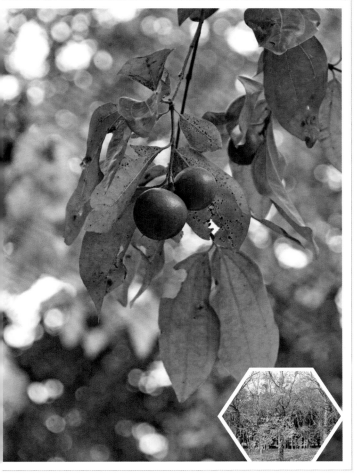

马钱 ▲

整株 △

苏木

【植物别名】红苏木。

【植物基原】豆科植物苏木 *Caesalpinia sappan* L. 的干燥心材。

识别要点 【植株】灌木或小乔木，高 5~10m。树干有刺，新幼时被细柔毛，皮孔凸出圆形。【叶片】复叶互生，长 6~15cm，叶轴上被柔毛。小叶 9~17 对，长圆形，长 0.5~1.5cm，先端钝或微凹，全缘，两面无毛，下面具腺点，基部截形。【花果】锥花序顶生或腋生，几和叶等长，被短柔毛，花两性，花萼 5 裂，下面一花瓣较小，雄蕊 10，花丝上部细，扭曲，下部较粗，密细绵毛；雌蕊 1，花柱细长，短于雄蕊，子房上位，卵状披针形略扁，被灰色茸毛，1 室。荚果，扁斜状倒卵圆形，厚革质，6~10cm。种子 3~5，椭圆形或长圆形。【花果期】花期 4-6 月，果期 8-11 月。

分布区域 生于高温多湿、阳光充足的平坝。分布于广西、广东、云南、贵州、四川、台湾等地。

采收加工 多于秋季采伐，除去白色边材，干燥。

性味功用 甘、咸，平。活血祛瘀，消肿止痛。用于跌仆损伤，骨折筋伤，瘀滞肿痛，经闭痛经，产后瘀阻，胸腹刺痛，痈疽肿痛。煎服，3~9g。孕妇慎用。

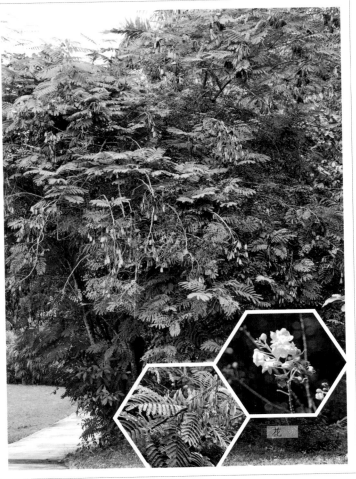

苏木 ▲　　　　　　　　果枝 △

骨碎补

【植物别名】爬岩姜。
【植物基原】水龙骨科植物槲蕨 *Drynaria fortunei* (Kunze) J. Sm. 的干燥根茎

识别要点　【植株】多年生附生草本，高 20~40cm。根茎粗壮，直径 1~2cm，肉质，横走，密生棕黄色钻状披针形鳞片，有睫毛。【叶片】叶二型，营养叶多数，厚革质，红棕色或灰褐色，无柄，宽卵形，边缘羽状浅裂，叶脉明显。孢子叶绿色，厚纸质，有短柄，柄有翅，叶长圆形或长椭圆形，羽状深裂，裂片互生。【孢子囊】孢子囊群圆形，黄褐色，生于小脉交叉点，沿中脉两侧各排成 2~3 行，无囊群盖。

分布区域　附生于海拔 100~1800m 的树干、山林石壁或墙上。分布于湖北、湖南、江西、江苏、安徽、福建、广东、香港、广西、贵州、重庆、四川、云南等地。

采收加工　全年均可采挖，除去泥沙，干燥，或再燎去茸毛(鳞片)。

性味功用　苦，温。疗伤止痛，补肾强骨；外用消风祛斑。用于跌仆损伤，筋骨折伤，肾虚腰痛，筋骨痿软，耳鸣耳聋，牙齿松动，外治斑秃，白癜风。煎服，3~9g。

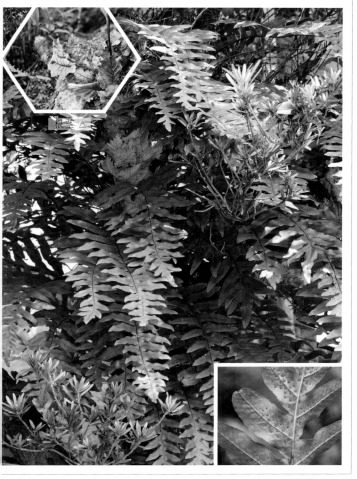

根茎 △

槲蕨 ▲   孢子囊 △

活血疗伤药

儿茶

【植物别名】黑儿茶、孩儿茶。

【植物基原】豆科植物儿茶 *Acacia catechu* (L. f.) Willd. 的去皮枝干的干燥煎膏。

识别要点 【植株】落叶乔木，高 6~13m。树皮棕色。【叶片】二回偶数羽状复叶，互生，长 6~20cm，叶轴上被灰色柔毛，着羽片 10~20 对，羽片长 2~4cm，每羽片上具小叶片 20~50 对，叶线形，长 3~6mm，两面被疏毛。【花果】总状花序腋生，萼状，先端 5 裂，有疏毛，花瓣 5，黄色或白色，为萼长的 2~3 倍，雄蕊多数，伸出花冠外；雌蕊 1，子房上位，长卵形。荚果扁而薄，紫褐色，有光泽。【花果期】花期 8-9 月，果期 10-11 月。

分布区域 多生于路边。分布于云南西双版纳，广东、广西有栽培。

采收加工 冬季采收枝、干，除去外皮，砍成大块，加水煎煮，浓缩，干燥。

性味功用 苦、涩，微寒。活血止痛，止血生肌，收湿敛疮，清肺化痰。用于跌仆伤痛，外伤出血，吐血衄血，疮疡不敛，湿疹湿疮，肺热咳嗽。煎服，1~3g，包煎；多入丸散服。外用适量。

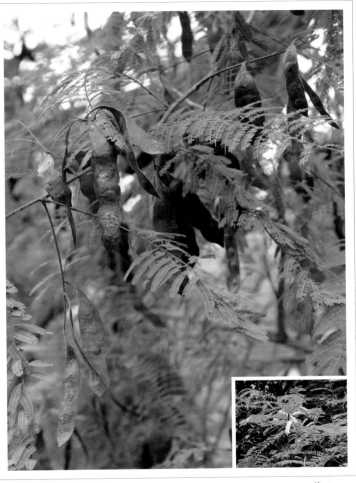

儿茶 ▲

花 △

刘寄奴

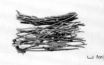

【植物别名】南刘寄奴。

【植物基原】菊科植物奇蒿 *Artemisia anomala* S. Moore 的干燥全草。

识别要点 【植株】多年生草本。茎直立，圆柱形，具明显纵棱，上部有分枝。【叶片】茎上部的叶互生，中下部的叶常对生或近对生；中部叶卵状披针形或卵状椭圆形，长 6~10cm，先端渐尖或尾状渐尖基部狭，下延成短柄而稍抱茎，边缘具锐尖的锯齿，上面绿色，近无毛，下面淡绿色或灰白色，有细柔毛；上部叶渐小，椭圆状披针形或披针形。【花果】头状花序钟状，密集成圆锥花丛；总苞棕黄色，无毛，膜质，半透明，苞片 4 层，复瓦状排列，最外层苞片最短，卵圆形，向内渐长，中层苞片椭圆形，内层苞片狭长椭圆形；花全部管状，外层花雌性；内部花两性；雄蕊 5，聚药，基部有尾；柱头 2 裂，裂片先端呈画笔状外曲。瘦果长圆形或椭圆形，无冠毛。【花果期】花期 7~9 月，果期 8~10 月。

分布区域 生于旷野、山坡、路旁杂草丛中。分布于江苏、安徽、浙江、江西、福建、湖北、湖南、广东、广西、四川、贵州、云南等地。

采收加工 7~8 月开花时采集，连根拔起，去泥沙、杂质，晒干。

性味功用 苦，温。散瘀止痛，疗伤止血，破血通经，消食化积。用于跌仆损伤，肿痛止血，血瘀经闭，产后瘀滞腹痛，食积腹痛，赤白痢疾。煎服，3~9g；外用适量捣敷或研末撒。

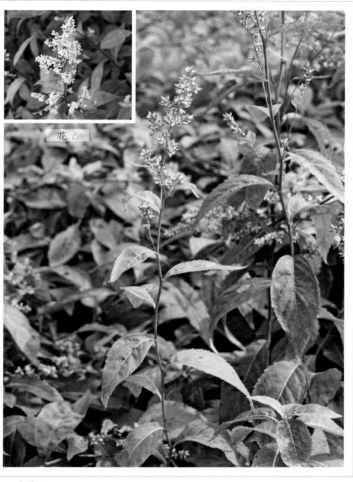

花 △

奇蒿 ▲

莪术

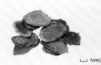

【植物别名】黑心姜、蓝心姜。

【植物基原】姜科植物蓬莪术 *Curcuma phaeocaulis* Val. 的干燥根茎。

识别要点 【植株】高约 1m。根茎切面浅蓝色，浅绿色，浅黄绿色或黄色；根端具纺锤形块根。【叶片】叶鞘深褐色；叶柄长于叶片；叶片上面沿绿色中脉两侧有紫色带，长圆状披针形，长25~60cm，宽 10~15cm，上面无毛，背面疏被毛。【花】穗状花序于根茎处抽出，长 10~18cm，宽 5~8cm；中下部苞片浅绿色，先端紫红色，阔披针形，先端渐尖或急尖；冠部苞片白色，先端深红色；花冠管白色，长约 3cm；花冠裂片红色，长约 1.5cm；侧生退化雄蕊花瓣状；唇瓣近倒卵圆形，黄色，中央深黄色；中间裂片先端下凹。子房被毛。【花期】花期 4-6 月。

分布区域 生于山野、林旁半阴湿的土壤中，亦见于林下。分布于云南。栽培于福建、广东、广西、四川等地。

采收加工 冬季茎叶枯萎后采挖，洗净，蒸或煮至透心，晒干或低温干燥后除去须根和杂质。

性味功用 辛、苦，温。行气破血，消积止痛。用于癥瘕痞块，瘀血经闭，胸痹心痛，食积胀痛。煎服，6~9g。孕妇禁用。

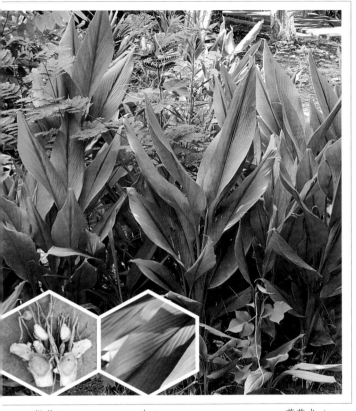

根茎 △   叶 △   蓬莪术 ▲

注 姜科植物广西莪术 *C. kwangsiensis* S. G.Lee et C. F. Liang 或温郁金 *C. wenyujin* Y. H. Chen et C. Ling 的干燥根茎同等入药。蓬莪术的干燥块根为郁金,具有活血止痛、行气解郁、清心凉血、利胆退黄的功效。

三棱

└ 1cm ┘

【植物别名】京三棱。

【植物基原】黑三棱科植物黑三棱 *Sparganium stoloniferum* Buch.-Ham. 的干燥块茎。

识别要点 【植株】茎直立，粗壮，高 0.7~1.2m，或更高。【叶片】叶片长 40~90cm，具中脉，上部扁平，下部背面呈龙骨状突起，呈三棱形。【花果】圆锥花序开展，具 3~7 个侧枝，每个侧枝着生 7~11 个雄性头状花序和 1~2 个雌性头状花序，主轴顶端常具 3~5 个雄性头状花序，或更多。果实长 6~9mm，倒圆锥形，具棱。【花果期】5-10 月。

分布区域 生于水湿低洼地及沼泽地。分布于全国大部分地区。

采收加工 冬季至次年春采挖，洗净，削去外皮，晒干。

性味功用 辛、苦，平。破血行气，消积止痛。用于癥瘕痞块，痛经，瘀血经闭，胸痹心痛，食积腹痛。煎服，5~9g。孕妇禁用；不宜与芒硝、玄明粉同用。

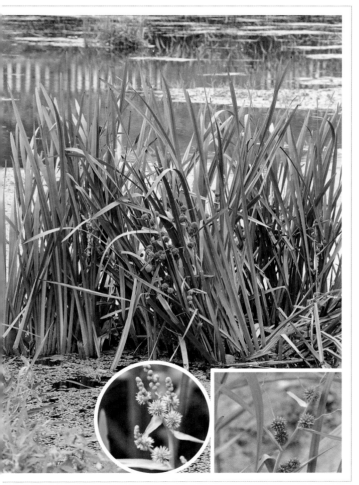

黑三棱 ▲   花 △   果 △

水红花子

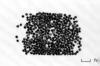

【植物别名】红蓼。

【植物基原】蓼科植物红蓼 *Polygonum orientale* L. 的干燥成熟果实。

识别要点 【植株】一年生草本。茎直立，粗壮，节部稍膨大中空，上部分枝多，密生柔毛。【叶片】叶宽椭圆形、宽披针或近圆形，长 7~20cm，先端渐尖，基部圆形或略呈心脏形，全缘有时呈浅波状；两面被毛，脉上毛较密。托叶鞘筒状，顶端绿色扩大成开展或向外反卷的绿色环状小片，具缘毛。【花果】圆花序顶生或腋生；苞片卵形，具长缘毛，每苞片内生多数相继开放的白色或粉红色花，花开时下垂；花被片 5；雄蕊 7，伸出花被外，花柱 2，柱头球形。瘦果近圆形，黑色，具光泽，包在宿存花被内。【花果期】花期 7~9 月，果期 9~10 月。

分布区域 生于田间、路旁湿地。分布几遍全国。

采收加工 秋季果实成熟时割取果穗，晒干，打下果实，除去杂质。

性味功用 咸，微寒。散血消癥，消积止痛，利水消肿。用于癥瘕痞块，瘿瘤，食积不消，胃脘胀痛，水肿腹水。煎服 15~30g。外用适量，熬膏敷患处。

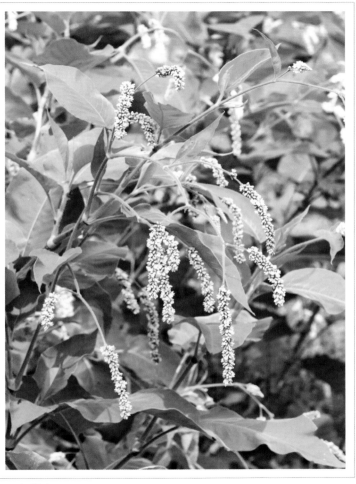

红蓼 ▲

卷柏

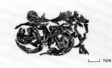

【植物别名】回生草。

【植物基原】卷柏科植物垫状卷柏 *Selaginella pulvinata* (Hook. et Grev.) Maxim. 的干燥全草。

识别要点 【植株】多年生常绿草本，高 5~15cm，全株呈莲座状干后内卷如拳。根散生，不聚生成干。【叶片】主茎短，分枝多而密，中叶先端直向，形成 2 平行线，叶缘厚，全缘。【孢子囊】孢子囊穗着生枝顶，四棱形，孢子叶卵状三角形；孢子囊圆肾形。

分布区域 多生于向阳的干旱岩石缝中。我国大部分地区有分布。

采收加工 全年均可采收，除去须根及泥沙，晒干。

性味功用 辛，平。活血通经。用于经闭痛经，癥瘕痞块，跌仆损伤。卷柏炭化瘀止血，用于吐血，崩漏，便血，脱肛。煎服，5~10g。孕妇慎用。

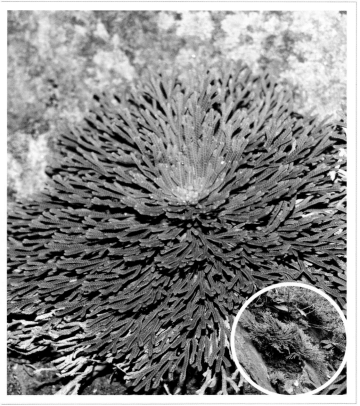

垫状卷柏 ▲   整株 △

附注　卷柏科植物卷柏 *S. tamariscina* (Beauv.) Spring 的干燥全草同等
入药。

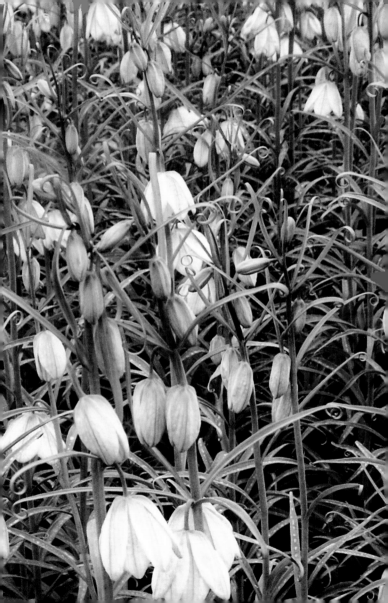

第十三章
化痰止咳平喘药

半夏

【植物别名】三叶半夏、三步跳。

【植物基原】天南星科植物半夏 *Pinellia ternate* (Thunb.) Breit. 的干燥块

识别要点　【植株】多年生草本。块茎圆球形。【叶片】叶基生
一年生者为单叶，心状箭形至椭圆状箭形；二至三年生者为 3 小
叶，集生柄端；小叶片卵状椭圆形至倒卵状长圆形；总叶柄长
10~20cm，基部具鞘，鞘内、鞘部以上或叶片基部具珠芽。【花果
花序柄长于叶柄；佛焰苞绿色或绿白色，管部狭圆柱形；肉穗花厂
雌花序长 2cm，雄花序长 5~7mm，其中间隔 3mm；附属器绿色
青紫色。浆果，卵圆形，黄绿色，先端渐狭为明显的花柱。【花果
花期 5-7 月，果期 8 月。

分布区域　生于荒地、田间、山坡、林下。分布于辽宁、河北、山ī
陕西、甘肃、河南及长江以南地区。

采收加工　夏、秋二季采挖，洗净，除去外皮及须根，晒干。

性味功用　辛，温；有毒。燥湿化痰，降逆止呕，消痞散结。用
湿痰寒痰，咳喘痰多，痰饮眩悸，风痰眩晕，痰厥头痛，呕吐反胃
胸脘痞闷，梅核气；外治痈肿痰核。内服一般炮制规范后使用，煎月
3~9g。外用适量，磨汁涂或研末以酒调敷患处。不宜与川乌、制川
草乌、制草乌、附子同用。生品内服宜慎。法半夏、姜半夏、清
夏为半夏的炮制加工品。法半夏以治寒痰、湿痰为主。姜半夏ℓ
中化痰，降逆止呕为主。清半夏以燥湿化痰为主。

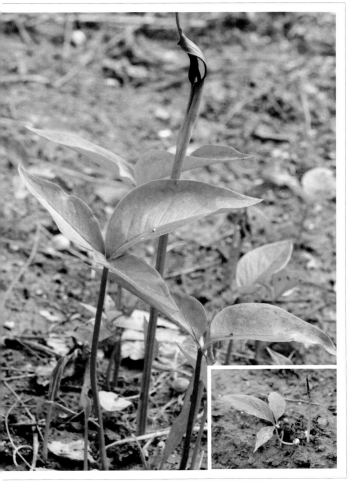

半夏 ▲

整株 △

天南星

【植物别名】山苞米、一把伞。

【植物基原】天南星科植物天南星 *Arisaema erubescens* (Wall.) Schott 的干燥块茎。

识别要点　【植株】多年生草本。块茎扁球形。【叶片】叶 1 枚，小叶片 7~23，轮生于叶柄顶端，线形、披针形或倒披针形，顶端细丝状；叶柄长 15~25cm。【花果】雌雄异株。花序柄短于叶柄，佛焰苞通常绿色或上部带紫色，少有紫色而具白色条纹，管部圆筒形。肉穗花序，包在长筒内，附属器为棍棒状；雄花具短柄，雄蕊 2~4；雌花的子房卵圆形。果序柄常下弯，有时为直立；浆果红色。种子球形。【花果期】花期 5~8 月，果期 8~9 月。

分布区域　生于林下灌丛中。分布于全国各地。

采收加工　秋、冬二季茎叶枯萎时采挖，除去须根及外皮，干燥。

性味功用　苦、辛，温；有毒。燥湿化痰，祛风解痉；外用散结消肿。用于湿痰、寒痰证，风痰眩晕，中风，癫痫，破伤风；外用治痈肿，蛇虫咬伤。煎服，3~10g，多制用。外用生品适量，研末以醋或酒调敷患处。孕妇慎用；生品内服宜慎。制天南星、胆南星为天南星的炮制加工品。

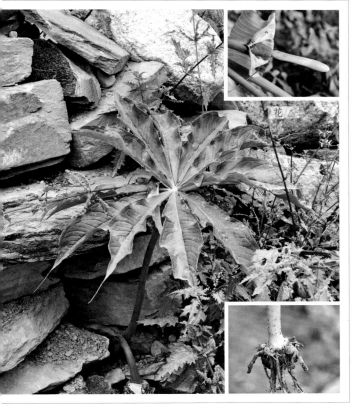

天南星 ▲ 　　　　　　　　　　　　　　　　　块茎 △

注　天南星科植物异叶天南星 *A. heterophyllum* Bl. 或东北天南星 *A. urense* Maxim. 的干燥块茎同等入药。

芥子

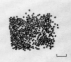

【植物别名】欧芥子。

【植物基原】十字花科植物白芥 *Sinapis alba* L. 的干燥成熟种子。

识别要点 【植株】一或二年生草本，高达 1m。茎较粗壮，全被稀疏粗毛。【叶片】叶互生，茎基部的叶具长柄，叶片宽大倒卵形，长 10~15cm，最宽处达 5cm 以上，琴状深裂或近全裂裂片 5~7，先端大，向下渐小，茎上部的叶具短柄，叶片较小裂片较细，近花序之叶常小裂。【花果】总状花序顶生，花黄色小花梗长 1cm 左右；萼片 4，绿色，直立，花瓣 4，长方卵形，部有直立长爪；雄蕊 6，4 长 2 短；子房长方形，密被白毛，花细长，柱头小。长角果广条形，长 2~3cm，密被粗白毛，先端有喙种子圆形，淡黄白色，直径 1.5~2mm。【花果期】6-8 月。

分布区域 原产于欧洲，我国部分地区有栽培。

采收加工 夏末秋初果实成熟时采割植株，晒干，打下种子，去杂质。

性味功用 辛，温。温肺豁痰，利气，散结通络，消肿止痛。于寒痰咳嗽，胸胁胀痛，痰滞经络，关节麻木、疼痛，痰湿流注阴疽肿毒。煎服，3~9g。外用适量。

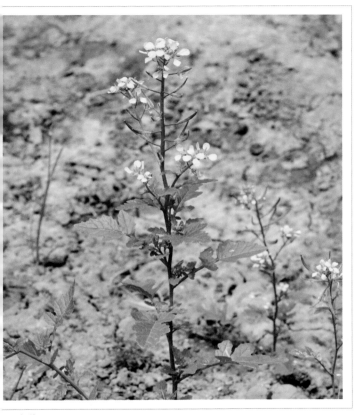

白芥 ▲

注 十字花科植物芥 *Brassica juncea* (L.) Czern. et Coss. 的干燥成熟
种子同等入药。

旋覆花

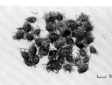

【植物别名】金沸花。

【植物基原】菊科植物旋覆花 *Inula japonica* Thunb. 的干燥头状花序。

识别要点 【植株】多年生草本，高 30~70cm。【叶片】叶生，无柄；基部叶花期枯萎；中部叶长椭圆形或长圆状披针形，长 5~10cm，先端尖，基部狭，无柄，全缘或有疏齿，上面有毛或无毛，下面有疏伏毛；上部叶渐小。【花果】头状花序直径 2.5~4cm，单生或数个排成疏散伞房状；总苞半球形，总苞片 5 层，外层总苞片披针形，内层苞片干膜质；边缘舌状花黄色，雌性，舌片线形，长 16~19mm；管状花两性，花冠长 4~5mm，裂齿 5，雄蕊 5。瘦果圆柱形，长不及 1mm，疏生伏毛，冠毛 1 轮，白色。【花果期】花期 7~10 月，果期 9~10 月。

分布区域 生于海拔 100~2400m 的河滩、山谷、田埂、草丛及路边湿地。分布于东北、华北、华东、华中及广西等地。

采收加工 夏、秋二季花开放时采收，除去杂质，阴干或晒干。

性味功用 苦、辛、咸，微温。降气，消痰，行水，降逆止呕。用于风寒咳嗽，咳喘痰多，痰饮蓄结，胸膈痞满，呕吐噫气，心下痞硬。煎服，3~9g，包煎。

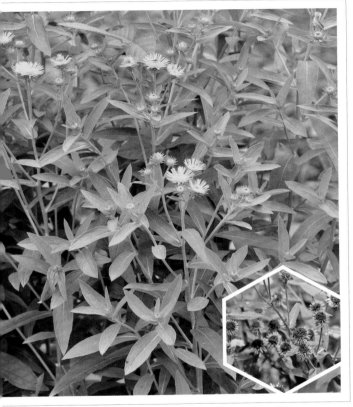

旋覆花 ▲   果 △

注　菊科植物欧亚旋覆花 *I. britannica* L. 的干燥头状花序同等入药。
物旋覆花的干燥地上部分为金沸草，具有降气、消痰、行水的功效。

白前

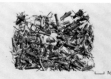

【植物别名】竹叶白前。

【植物基原】萝藦科植物柳叶白前 *Cynanchum stauntonii* (Decne.) Schhr. Lévl. 的干燥根茎和根。

识别要点　【植株】直立草本，高 30~70cm。根茎细长，中空，茎单一，圆柱形，灰绿色，有细棱。【叶片】叶对生，有短柄，叶片稍革质，披针形或线状披针形，先端渐尖，基部渐狭，全缘，中脉明显。【花果】聚伞花序腋生，有花 3~8 朵，小苞片多数，花萼 5 深裂，内面基部有腺体；花冠辐状，5 深裂，裂片线形，红色，内面有长柔毛，副花冠裂片杯状，较蕊柱短；雄蕊 5，与雌蕊合生成蕊柱，花药 2 室，每室有 1 下垂花粉块，淡黄色；子房上位，由 2 离生心皮组成，2 花柱顶端连合成盘状柱头。蓇葖果单生，披针形。种子长圆形。【花果期】花期 5-8 月，果期 9-10 月。

分布区域　生于山谷湿地、溪边、江边浸水砂地中。分布于江苏、安徽、浙江、江西、福建、湖南、湖北、广东、广西、四川。

采收加工　秋季采挖，洗净，晒干。

性味功用　辛、苦，微温。降气，消痰，止咳。用于肺气壅实，咳嗽痰多，胸满喘急。煎服，3~10g。

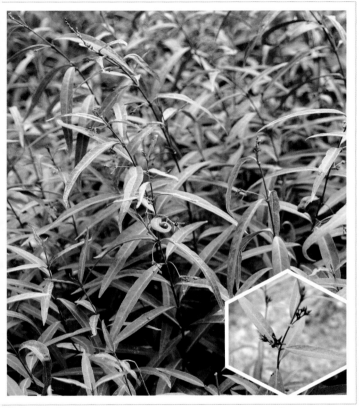

柳叶白前 ▲   花 △

附注　萝藦科植物芫花叶白前 *C. glaucescens* (Decne.) Hand. -Mazz. 的
干燥根茎和根同等入药。

猫爪草

1cm

【植物别名】金花草。

【植物基原】毛茛科植物小毛茛 *Ranunculus ternatus* Thunb. 的干燥块根。

识别要点　【植株】多年生小草本。块根数个簇生，肉质，近纺锤形或近球形。茎高 10~17cm。【叶片】基生叶丛生，有长柄，三出复叶或 3 浅裂至 3 深裂的单叶，小叶片长 0.5~1.7cm；茎生叶多无柄，裂片细窄。【花果】聚伞花序有花 1~3；萼片 5，绿色，长约 3mm，外面被疏柔毛；花瓣 5，黄色，倒卵形，长约 8mm，基部有蜜槽；雄蕊多数，花丝扁平；心皮多数，离生，丛集于膨大的花托上；子房有 1 胚珠，柱头细小。多数瘦果集成球状聚合果，瘦果扁卵形，细小，直径约 1mm。【花果期】花期 3-4 月，果期 4-5 月。

分布区域　生于湿草地或水田边。分布于河南、江苏、安徽、浙江、江西、福建、台湾、湖北、湖南、广东、广西、四川、贵州、云南等地。

采收加工　春、秋二季采挖，除去须根及泥沙，晒干。

性味功用　甘、辛，温。化痰散结，解毒消肿。用于瘰疬痰核、疔疮肿毒，蛇虫咬伤。煎服，15~30g；外用适量，捣敷或研末调敷。

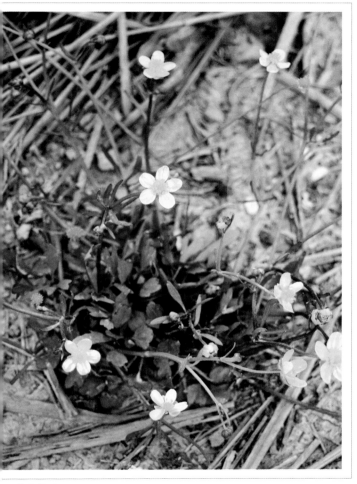

小毛茛 ▲

川贝母

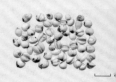

【植物别名】卷叶贝母。

【植物基原】百合科植物川贝母 *Fritillaria cirrhosa* D.Don 的干燥鳞茎。

识别要点 【植株】草本，高 15~60cm。鳞茎由 2 枚鳞片组成，直径 1~2cm。【叶片】叶 7~11，通常对生，少数在中部兼有互生或 3~4 枚轮生的，条形至条状披针形，长 4~12cm，先端稍尖或卷曲。【花果】花通常单朵，极少 2~3 朵；叶状苞片 3 枚，先端稍弯或卷曲；花下垂，钟状或狭钟状。花被片黄色至黄绿色，通常有紫色小方格，少数仅具斑点或条纹，花被片长圆形，长3~5cm；蜜腺椭圆形或卵形，长 3~5mm，蜜腺窝在背面明显凸出；柱头 3 裂，裂片长 3~5mm。蒴果，棱上有宽 1~1.5mm 的狭翅。【花果期】花期 5~7 月，果期 8~10 月。

分布区域 通常生于海拔 3200~4600m 的林中、草地。分布于甘肃、青海、四川、西藏、云南。

采收加工 夏、秋二季或积雪融化时采挖，除去须根、粗皮及泥沙，晒干或低温干燥。

性味功用 苦、甘，微寒。清热化痰，润肺止咳，散结消痈。用于肺热燥咳，干咳少痰，阴虚劳嗽，痰中带血，瘰疬，乳痈，肺痈。煎服，3~10g；研粉冲服，每次 1~2g。不宜与川乌、制川乌、草乌、制草乌、附子同用。

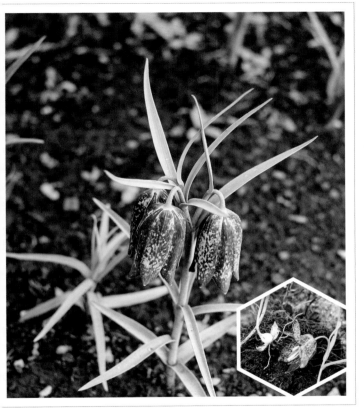

川贝母 ▲

花和鳞茎 △

附注 百合科植物暗紫贝母 *F.unibracteata* Hsiao et K.C.Hsia、甘肃贝母 *F. przewalskii* Maxim.、梭砂贝母 *F. delavayi* Franch.、太白贝母 *F. taipaiensis* P. Y. Li 的干燥鳞茎也作川贝母入药。

浙贝母

【植物别名】浙贝、大贝、象贝。

【植物基原】百合科植物浙贝母 *Fritillaria thunbergii* Miq. 的干燥鳞茎。

识别要点 　【植株】多年生草本，高 30~80cm。鳞茎扁球形，径 2~6cm。茎单一，直立，绿色或稍带紫色。【叶片】叶无柄，叶片窄披针形至线状披针形，长 6~17cm，茎下部叶对生，中部轮生，上部叶互生，先端卷曲。【花果】每株有花 1 至数朵，钟状，下垂，生于茎顶或上部叶的叶腋，淡黄色或黄绿色，有时稍带淡紫色；顶生花具苞片 3~4，侧生花具苞片 2，苞片叶状，先端卷曲；花被片 6，内外轮相似，长 2.5~2.8cm，宽约 1cm；雄蕊6；子房 3 室，柱头 3 裂，裂片长 1.5~2mm。蒴果卵圆形，具 6 棱。种子多数，扁平。【花果期】花期 3~4 月，果期 4~5 月。

分布区域 　生于山坡草丛及林中。分布于江苏、安徽、浙江、河南等地，浙江有大量栽培。

采收加工 　初夏植株枯萎时采挖，洗净。大小分开，大者除去芯芽习称"大贝"；小者不去芯芽，习称"珠贝"。分别撞擦，除去外皮，拌以煅过的贝壳粉，吸去擦出的浆汁，干燥；或取鳞茎，大小分开，洗净，除去芯芽，趁鲜切成厚片，洗净，干燥，习称"浙贝片"。

性味功用 　苦，寒。清热化痰止咳，解毒散结消痈。用于风热咳嗽，痰火咳嗽，肺痈，乳痈，瘰疬，疮毒。煎服，5~10g。不宜与川乌、制川乌、草乌、制草乌、附子同用。

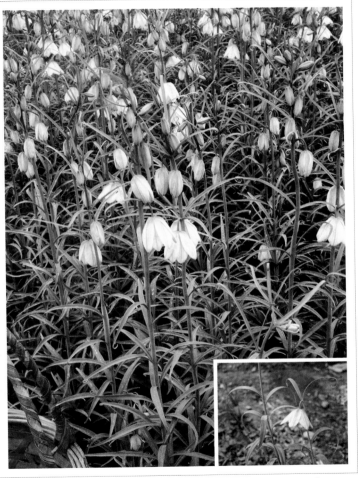

浙贝母 ▲

花 △

瓜蒌

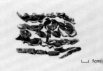

【植物别名】栝楼、药瓜。

【植物基原】葫芦科植物栝楼 *Trichosanthes kirilowii* Maxim. 的干燥成熟果实。

识别要点 【植株】多年生攀缘草本。块根肥厚，圆柱状。茎多分枝，无毛，长达 10 余米，有棱槽；卷须 2~5 分枝。【叶片】近圆形，长、宽约 8~15cm，常掌状 3~7 中裂或浅裂，稀为深裂或不裂，裂片长圆形或长圆状披针形，先端锐尖，基部心形，边缘有较大的疏齿或呈缺刻状，表面散生微硬毛；叶柄长 3~7cm。【花果】雌雄异株；雄花 3~8 朵，顶生总梗端，有时具单花，总梗长 10~20cm；雌花单生；苞片倒卵形或宽卵形，边缘有齿；花萼 5 裂，裂片披针形，全缘；花冠白色，5 深裂，裂片倒卵形，顶端和边缘分裂成流苏状；雄蕊 5，花丝短，花药靠合，药室 "S" 形折曲；雌花子房卵形，花柱 3 裂。果卵圆形至近球形，长 8~10cm。【花果期】花期 7~8 月，果期 9~10 月。

分布区域 生于山坡、草丛、林缘。分布于全国大部分地区。

采收加工 秋季果实成熟时连果梗剪下，置通风处阴干。

性味功用 甘、微苦，寒。清热化痰，宽胸散结，润肠通便。用于肺热咳喘，痰浊黄稠，胸痹心痛，痰热结胸，胸膈痞满，乳痈，肺痈，肠痈，大便秘结。煎服，9~15g。不宜与川乌、制川乌、草乌、制草乌、附子同用。

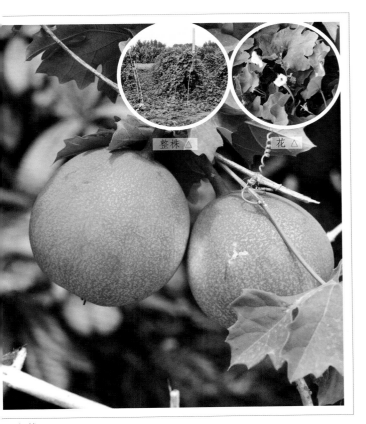

整株 △

花 △

栝楼 ▲

注 葫芦科植物双边栝楼 *T. rosthornii* Harms 的干燥成熟果实同等
入药。栝楼及双边栝楼的根、果皮、种子分别为中药天花粉、瓜蒌皮、
瓜蒌子。

前胡

【植物别名】鸡脚前胡。

【植物基原】伞形科植物白花前胡 *Peucedanum praeruptorum* Dunn 的干燥根。

识别要点　【植株】多年生草本。根直生，圆锥形，有少数分枝，根头处存留多数棕褐色枯鞘纤维。茎直立，圆柱形。【叶片】基生叶有长柄，基部扩大成鞘状抱茎；叶片宽三角状卵形，三式二至三回羽状分裂，第一回羽片 2~3 对，最下方的 1 对有柄，其他有短柄或无柄，末回裂片菱状卵形，基部楔形，两面脉上有短柔毛，边缘有粗锯齿；茎生叶和基生叶相似，较小，端叶片简化，但叶鞘宽大。【花果】复伞形花序顶生或侧生，辐 6~18；总苞片少数，小花序有花约 20，花梗不等长；小总片 7~10，线状披针形，先端长渐尖；萼齿 5；花瓣 5，白色，卵形至近圆形；雄蕊 5，子房下位。果实卵状椭圆形，背部扁压背棱和中棱线形，略凸起，侧棱扩展成狭而厚的翅，棱槽内油管 3~5，合生面油管 6~10。【花果期】花期 7-9 月，果期 9-10 月。

分布区域　生于山坡林下及向阳的荒坡草丛中。分布于江苏、安徽、江西、福建、台湾、湖北、湖南、四川等地。

采收加工　冬季至次春茎叶枯萎或未抽花茎时采挖，除去须根，洗净，晒干或低温干燥。

性味功用　苦、辛，微寒。降气化痰，散风清热。用于痰热喘满，咯痰黄稠，风热咳嗽痰多。煎服，3~10g。

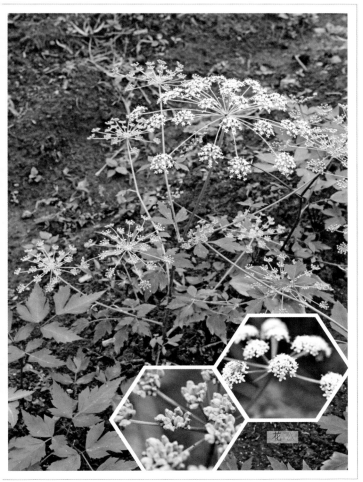

白花前胡 ▲ 　　　　　 花 △　　　　　 果 △

桔梗

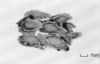

【植物别名】铃铛花。

【植物基原】桔梗科植物桔梗 *Platycodon grandiflorum* (Jacq.) A. DC. 的干燥根。

识别要点 【植株】多年生草本。具白色乳汁。根粗壮，长圆柱形表皮黄褐色。茎直立，单一或分枝。【叶片】叶 3 枚轮生，有自为对生或互生，叶为卵形或卵状披针形，长 2~7cm，宽 1~3cm，叶缘具尖锯齿，下面被白粉。【花果】花 1 至数朵，生于茎和分枝顶端；花萼钟状，无毛，裂片 5，三角形；花冠蓝紫色，浅钟状，直径约 3.5cm，无毛，5 浅裂，宽三角形，先端尖，开展；雄蕊 5，与花冠裂片互生，花丝基部加宽；柱头 5 裂，裂片线形。蒴果，倒卵形，成熟时顶端 5 瓣裂。种子卵形，具 3 棱，黑褐色，具光泽。【花果期】花期 7~9 月，果期 8~10 月。

分布区域 生于山坡、草地、林缘。分布于全国各地，并有栽培。

采收加工 春、秋二季采挖，洗净，除去须根，趁鲜剥去外皮或不去外皮，干燥。

性味功用 苦、辛，平。宣肺，利咽，祛痰，排脓。用于咳嗽痰多，胸闷不畅，咽痛暗哑，肺痈吐脓。煎服，3~10g。

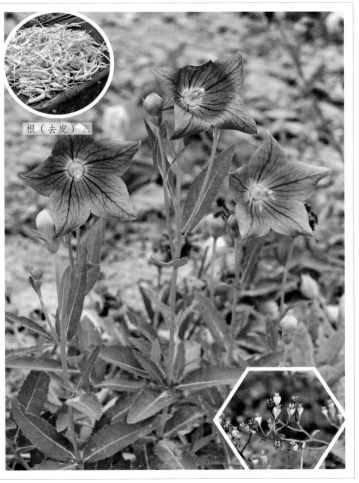

根（去皮）△

桔梗 ▲   果 △

胖大海

└─┘ 1cm

【植物别名】大海、大发。

【植物基原】梧桐科植物胖大海 *Sterculia lychnophora* Hance 的干燥成熟种子。

识别要点 【植株】落叶乔木，高可达 40m。树皮粗糙，有细条纹。【叶片】单叶互生；叶片革质，卵形或椭圆状披针形，长 10~20cm，宽 6~12cm，通常 3 裂，先端钝或锐尖，基部近圆形或近截形，全缘，光滑无毛，下面网脉明显。【花果】圆锥花序顶生或腋生，花杂性同株；花萼钟状，长 7~10mm，深裂，裂片披针形，宿存，外面被星状柔毛；雄花具 10~15 个雄蕊，花药及花丝均被疏柔毛，不育心皮被短柔毛；雌花具 1 枚雌蕊，由 5 个被短柔毛的心皮组成，具 1 细长纤弱的子房柄。蓇葖果 1~5 个，呈船形，长可达 24cm，在成熟前开裂。

分布区域 原产于越南、泰国、印度尼西亚及马来西亚等热带地区；我国海南、广西等地有少量引种栽培。

采收加工 4-6 月由蓇葖果上摘取成熟种子，晒干。

性味功用 甘，寒。清肺化痰，利咽开喑，润肠通便。用于肺热声哑咳嗽，咽喉疼痛，燥热便秘，头痛目赤。用量 2~3 枚，沸水泡服或煎服。

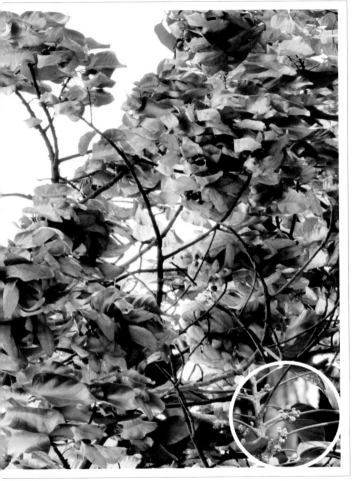

胖大海 ▲   花 △

海藻

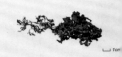

【植物别名】大叶海藻、大蒿子。

【植物基原】马尾藻科植物海蒿子 *Sargassum pallidum* (Turn.) C. Ag. 的干燥藻体。

识别要点 【植株】多年生褐藻，藻体直立，高 30~60cm，最高达 1m，褐色。固着器盘状或钝圆锥状，直径 1~2cm，主干圆柱形，多为单一，直径 2~7mm，小枝互生，冬春脱落后于主干上残留圆锥状残迹。【叶片】单叶互生，叶形变异甚大，初生叶倒卵形、披针形，长 2~7cm，宽 3~12mm，全缘，有中肋；次生叶较狭小，线形或披针形，有时浅羽裂或有疏锯齿，较薄，中肋不明显。腋出侧枝上生狭线形叶，其叶腋间又生出有丝状叶的小枝，小枝末端常生气囊，圆球形，直径 2~5mm。【生殖托】生殖托单生或呈总状排列于生殖枝上，长卵形或棍棒状，长 3~15mm，直径 1~2mm。雌雄异株。成熟期 9~12 月。

分布区域 生于大干潮线下 1~4m 深海水激荡处的岩石上。本种为北太平洋西部特有的暖温性海藻。我国黄海、渤海沿岸甚为常见。

采收加工 夏、秋二季采捞，除去杂质，洗净，晒干。

性味功用 苦、咸，寒。消痰软坚散结，利水消肿。用于瘰疬，瘿瘤，睾丸肿痛，痰饮水肿。煎服，6~12g。不宜与甘草同用。

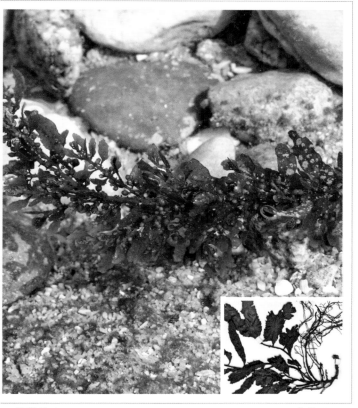

海蒿子 ▲   整株 △

附注　马尾藻科植物羊栖菜 *Sargassum fusiforme* (Harv.) Setch. 的干燥
藻体同等入药。

黄药子

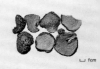

【植物别名】黄独子。

【植物基原】薯蓣科植物黄独 *Dioscorea bulbifera* L. 的干燥块茎。

识别要点　【植株】缠绕草质藤本。块茎卵圆形至长圆形，表面密生多数细长须根。茎无毛。【叶片】单叶互生；叶片宽卵状心形或卵状心形，长5~16（~26）cm，先端尾状渐尖，边缘全缘或微波状，两面无毛；叶腋内有大小不等的紫褐色球形或卵圆形珠芽，直径1~3cm，外有圆形斑点。【花果】雄花序穗状下垂，常数个丛生于叶腋，有时基部花序延长排列成圆锥状；雄花单生密集，基部有卵形苞片2枚；花被片披针形，新鲜时紫色；雄蕊6，花丝与花药近等长。雌花序与雄花序相似，常2至数个丛生叶腋，长20~50cm，退化雄蕊6。蒴果两端圆形。种子深褐色，种翅栗褐色，向种子上方延伸呈长圆形。【花果期】花期7-10月，果期8-11月。

分布区域　多生于河谷边、山谷阴沟或杂木林边缘，有时房屋前后或路旁的树荫下也能生长。分布于河南、安徽、江苏、浙江、福建、台湾、湖北、湖南、江西、广东、广西、陕西、甘肃、四川、贵州、云南、西藏等地。

采收加工　夏末至冬初采挖块茎，去掉茎叶，洗净泥土，横切成厚1~1.5cm的片，晒干。

性味功用　苦、咸，寒，有小毒。清热解毒、凉血止血、散结消瘿。用于咽喉肿痛、痈肿疮毒、蛇虫咬伤、瘿瘤、吐血、咯血、肺热咳喘。煎服，3~6g。外用适量，捣敷或研末调敷。

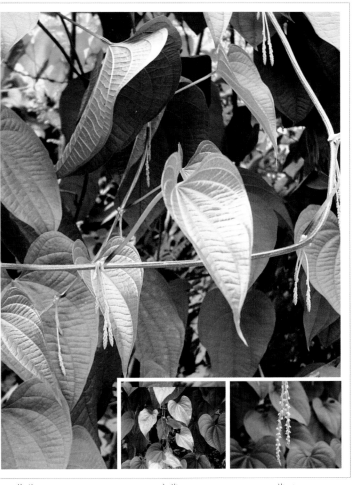

黄独 ▲　　　　　　　　珠芽 △　　　　　　　　花 △

苦杏仁

└─ 1cm ─┘

【植物别名】野杏。

【植物基原】蔷薇科植物山杏 *Prunus armeniaca* L. var. *ansu* Maxim. 的干燥成熟种子。

识别要点　【植株】落叶乔木，高可达 10m。小枝褐色或红紫色，有光泽，通常无毛。【叶片】叶片卵圆形或近圆形；先端具短尾尖，稀具长尾尖；基部楔形或宽楔形，边缘具钝锯齿，两面无毛或仅在脉腋处具毛。【花果】花常 2 朵并生，无梗或具极短梗，先叶开放，直径 2~3cm。萼筒圆筒形，基部被短柔毛；萼片卵圆形至椭圆形，花后反折。花瓣粉白色。雄蕊 20~50；心皮 1，有短柔毛。核果球形，黄白色至黄红色，常具红晕，微被短柔毛。果梗极短；果肉多汁，成熟时不开裂；果核表面粗糙或具网状脉纹。种子扁球形。【花果期】花期 4 月，果期 6~7 月。

分布区域　生于海拔 1000~1500m 的溪谷或丘陵山地，也有栽培。分布于辽宁、内蒙古、河北、山西、陕西、甘肃、宁夏、青海、河南、山东、江苏、四川。

采收加工　夏季采收成熟果实，除去果肉及核壳，取出种子，晒干。

性味功用　苦，微温；有小毒。降气化痰，止咳平喘，润肠通便。用于咳嗽气喘，胸满痰多，肠燥便秘。煎服，5~10g，生品入煎剂后下。内服不宜过量，以免中毒。

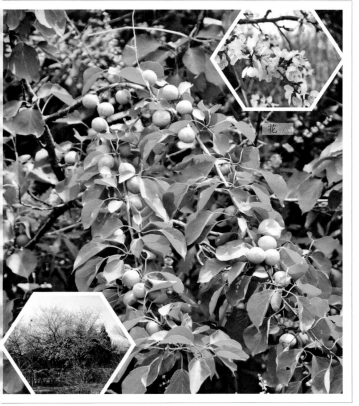

整株 △   山杏 ▲

附注　蔷薇科植物西伯利亚杏 *P. sibirica* L.、东北杏 *P. mandshurica* (Maxim.) Koehne 或杏 *P. armeniaca* L. 的干燥成熟种子同等入药。

百部

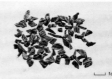

【植物别名】百部袋。

【植物基原】百部科植物直立百部 *Stemona sessilifolia* (Miq.) Miq. 的干燥块根。

识别要点　【植株】多年生草本，高 30~60cm。块根肉质，呈纺锤形，数个至数十个簇生。茎直立，不分枝。【叶片】叶常 3~4 片轮生，偶有 5 片，或 2 片对生；叶片卵形或椭圆形，长 4~6cm，宽 2~4cm，先端短尖，基部渐窄成短柄或近无柄，全缘，主脉 3~5（~7）条，中间 3 条明显。【花果】花多数生于茎下部鳞叶腋间，苞片稍大；雄蕊 4，紫色，药隔先端膨大成披针形附属物，花药线形，顶端具窄卵形附属物；子房三角形，柱头短，无花柱。蒴果扁卵形，2 裂。【花果期】花期 4~5 月，果期 7 月。

分布区域　生于山地林下或栽培。分布于河南、山东、安徽、浙江、江西、福建、湖南。

采收加工　春、秋二季采挖，除去须根，洗净，置沸水中略烫或蒸至无白心，取出，晒干。

性味功用　甘、苦，微温。润肺下气止咳，杀虫灭虱。用于新久咳嗽，肺痨咳嗽，顿咳；外用于头虱，体虱，蛲虫病，阴痒。蜜百部润肺止咳，主治阴虚劳嗽。煎服，3~9g。外用适量，水煎或酒浸。

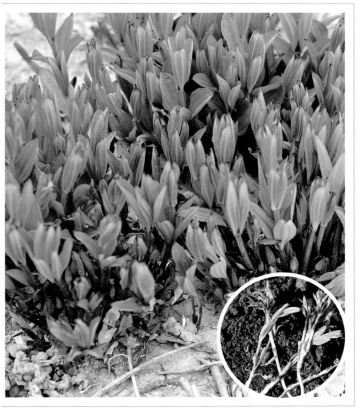

直立百部 ▲   花 △

附注　百部科植物蔓生百部 *S. japonica* (Bl.) Miq. 或对叶百部 *S. tuberosa* Lour. 的干燥块根同等入药。

紫菀

【植物别名】驴耳朵菜。

【植物基原】菊科植物紫菀 *Aster tataricus* L. f. 的干燥根和根茎。

识别要点　【植株】多年生草本。高 70~150cm。茎直立，粗壮。【叶片】基生叶大型，花时枯萎，长圆形或椭圆状匙形，长 20~30cm，先端钝尖，基部渐狭，延长成具翅的长叶柄，边缘具齿，两面疏生短硬毛；茎下部叶及中部叶椭圆状匙形至披针形，长 10~20cm；上部叶渐变小。【花果】头状花序，直径 2.5~4.5cm，多数排成伞房状；总苞半球形，直径 10~25mm；总苞片 3 层，外层渐短，全部或上部草质，长圆状披针形，先端尖或圆形；舌状花蓝紫色，长 15~18mm；管状花长约 6mm。瘦果，倒卵状圆形，紫褐色，冠毛污白色或带红色。【花果期】7-9 月。

分布区域　生于山地、河旁、草地。分布于黑龙江、吉林、辽宁、河北、内蒙古、山西、陕西、甘肃、青海、安徽等地。

采收加工　春、秋二季采挖，除去有节的根茎（习称"母根"）和泥沙，编成辫状晒干，或直接晒干。

性味功用　辛、苦，温。润肺下气，消痰止咳。用于痰多喘咳，新久咳嗽，劳嗽咳血。煎服，5~10g。

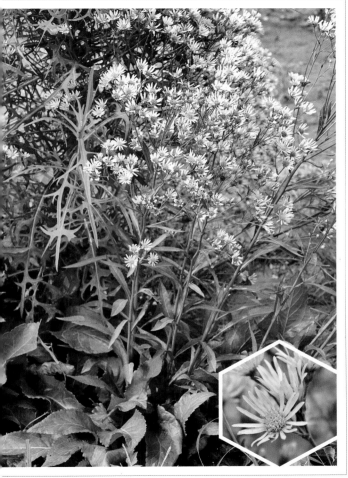

紫菀 ▲   花 △

款冬花

【植物别名】冬花。

【植物基原】菊科植物款冬 *Tussilago farfara* L. 的干燥花蕾。

识别要点　【植株】多年生草本。根状茎褐色，横生地下。【叶】后生出基生叶，阔心形，边缘有波状顶端增厚的黑褐色疏齿，面密生白色茸毛，具掌状网脉，主脉 5~9 条；叶柄长 5~15cm，被白色绵毛。【花果】早春先抽出花葶数条，高 5~10cm，淡紫色。头状花序，顶生。总苞片 1~2 层，薄膜质，披针形，带紫色，背面有蛛丝状绵毛；边缘有多层雌花，舌状，黄色，舌片状线形，花柱伸长；中央有多数两性花，管状，黄色，顶端 5 裂，花药基部具尾，先端有短披针形附片，柱头头状。瘦果，具 5~10 棱。【花果期】花期 3–4 月，果期 5 月。

分布区域　生于河边沙地，多有栽培。分布于全国各地。

采收加工　12 月或地冻前当花尚未出土时采挖，除去花梗和泥沙，阴干。

性味功用　辛、微苦，温。润肺下气，止咳化痰。用于新久咳嗽，喘咳痰多，劳嗽咳血。煎服，5~10g。

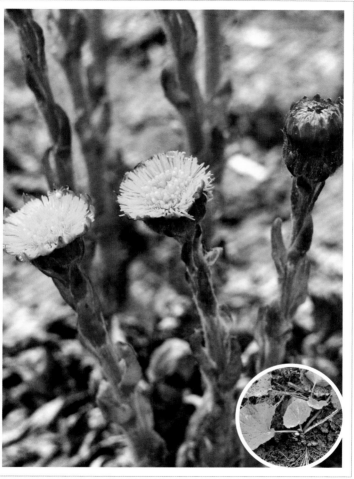

款冬 ▲   整株 △

马兜铃

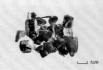

【植物别名】臭铃铛。
【植物基原】马兜铃科植物北马兜铃 *Aristolochia contorta* Bge. 的干燥成熟果实。

识别要点 【植株】多年生缠绕草本。植株无毛。茎细长，具纵沟。【叶片】叶互生，三角状心形或卵状心形，长 4~12cm，全缘，上面绿色，下面灰绿色，具 7 条主脉，叶脉明显而隆起。花数朵，簇生于叶腋。【花果】花被管状，下面绿色，上部带紫色；基部呈球形；上部筒状；花被的筒部连球形的基部共长 1~2.5cm；花被筒的上部呈二唇形开展，先端延伸成细线状的尾尖。雄蕊 6；子房下位，6 室；柱头膨大 6 裂，肉质。蒴果下垂，广倒卵形或椭圆状倒卵形，顶端圆形而微凹。【花果期】花期 7~8 月，果期 9~10 月。

分布区域 生于山野、林缘、路旁。分布于黑龙江、吉林、辽宁、河北、河南、山东、山西。

采收加工 秋季果实由绿变黄时采收，干燥。

性味功用 苦，微寒。清肺化痰，止咳平喘，清肠消痔。用于肺热咳喘，痰中带血，肠热痔血，痔疮肿痛。煎服，3~9g。本品含马兜铃酸，可引起肾脏损害等不良反应；儿童及老年人慎用；孕妇、婴幼儿及肾功能不全者禁用。

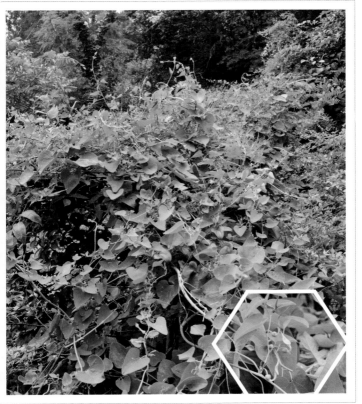

北马兜铃 ▲   花 △

附注 马兜铃 *A. debilis* Sieb.et Zucc. 的干燥成熟果实同等入药。北马兜铃的干燥地上部分为天仙藤，有行气活血、通络止痛的功效。

枇杷叶

└─┘ 1cm

【植物别名】卢橘。

【植物基原】蔷薇科植物枇杷 *Eriobotrya japonica* (Thunb.) Lindl. 的干燥叶

识别要点 【植株】常绿小乔木，高 3~8m。小枝粗壮，被锈色茸毛。【叶片】叶互生，有短柄或近无柄，托叶 2，三角形；叶片革质，长椭圆形或倒卵状披针形，长 12~30cm，先端短尖或渐尖，基部楔形，边缘有疏锯齿，上面有光泽，下面密被锈色茸毛。【花果】圆锥花序顶生，密被锈色茸毛；花密集，苞片披针状，被褐色茸毛；萼筒壶形，黄绿色，密被茸毛，5 浅裂；花瓣 5，白色，倒卵形，内面近基部被毛；雄蕊 20~25，花丝基稍呈三角形；子房下位被长茸毛，5 室，每室胚珠 2，花柱 5，柱头头状。浆果黄色或橙色，果核数个，棕褐色。【花果期】花期 9-11 月，果期翌年 4-5 月。

分布区域 多栽培于村边、平地或坡地。分布于陕西及长江以南各地。

采收加工 全年均可采收，晒至七八成干时，扎成小把，再晒干。

性味功用 苦，微寒。清肺止咳，降逆止呕。用于肺热咳嗽，气逆喘急，胃热呕逆，烦热口渴。煎服，6~10g。

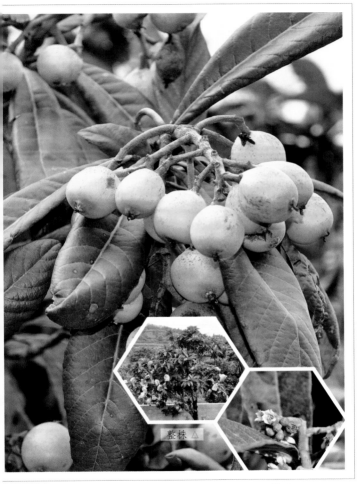

整株 △

枇杷 ▲   花 △

葶苈子

【植物别名】眉毛蒿、麦蒿。

【植物基原】十字花科植物播娘蒿 *Descurainia sophia* (L.) Webb ex Prantl 的干燥成熟种子。

识别要点 【植株】一年生或二年生草本，植株幼时被灰黄色茸毛及分叉毛，老时毛渐少。茎单一，上部多分枝。【叶片】叶互生，下部稍有柄，上部叶无柄，二至三回羽状全裂或深裂，裂片纤细，近线形，两面密生灰黄色柔毛及分叉毛，老时几无毛。【花果】总状花序顶生，花小，多数；萼片4，线形或狭长圆形，长约2mm；花瓣4，黄色，匙形，短于萼片或与萼片等长。长角果细圆柱形，果瓣中肋明显，成熟时果实稍呈念珠状；果梗纤细，在果轴上斜向开展。种子1行，多数，细小，褐色，近椭圆形而扁，长约1mm，无膜质边缘。【花果期】花期4-6月，果期5-8月。

分布区域 生于田野、村旁、荒地及山坡。分布几遍全国。

采收加工 夏季果实成熟时采割植株，晒干，搓出种子，除去杂质。

性味功用 辛、苦，大寒。泻肺平喘，行水消肿。用于痰涎壅肺，喘咳痰多，胸胁胀满，不得平卧，胸腹水肿，小便不利。煎服，3~10g，包煎。

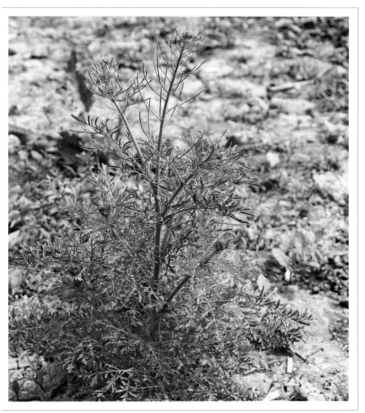

播娘蒿 ▲

附注　十字花科植物独行菜 *L. apetalum* Willd. 的干燥成熟种子同等
入药。

闹羊花

└──┘ 1cm

【植物别名】黄牯牛花、黄杜鹃。
【植物基原】杜鹃花科植物羊踯躅 *Rhododendron molle* G. Don 的干燥花。

识别要点 【植株】落叶灌木，高 1~2m。幼枝有短柔毛，老枝无毛，棕褐色。【叶片】单叶互生，长椭圆形至披针形，长 6~15cm，宽 3~6cm，全缘，边缘具缘毛，嫩叶上面有柔毛，下面被灰色短柔毛。【花果】花数朵至 10 余朵排成顶生伞状短总状花序，先花后叶或与叶同时开放；花大，直径 5~6cm，金黄色；花萼极小，先端 5 裂；花冠宽钟状，先端 5 裂，上面 1 片较大，有淡绿色斑点；雄蕊 5，花药孔裂，花丝稍伸出花冠之外，花丝中部以下有长柔毛；子房 5 室，被毛，花柱细长。蒴果长椭圆形。【花果期】花期 4~5 月，果期 6~7 月。

分布区域 生于山坡丘陵地带的石缝、灌木丛中。分布于河南、江苏、浙江、江西、福建、湖南、湖北、广东、广西、云南、四川、贵州等地。也有栽培供观赏的。

采收加工 4-5 月花初开时采收，阴干或晒干。

性味功用 辛，温，有大毒。祛风除湿，散瘀定痛。用于风湿痹痛、偏正头痛，跌仆肿痛，顽癣。用量 0.6~1.5g，浸酒或入丸散。外用适量，煎水洗或鲜品捣敷。不宜多服、久服。体虚者及孕妇禁用。

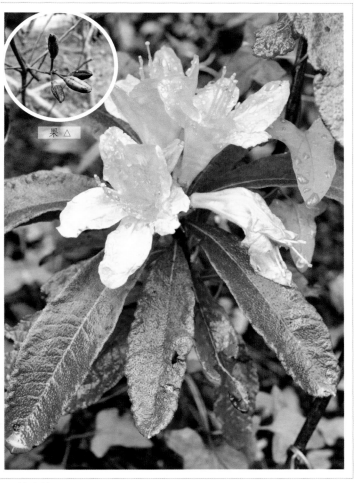

果 △

羊踯躅 ▲

矮地茶

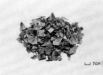

【植物别名】矮茶。

【植物基原】紫金牛科植物紫金牛 *Ardisia japonica* (Thunb.) Blume 的干燥全草。

识别要点 【植株】常绿小灌木，高10~30cm。地上茎直立，不分枝，表面紫褐色，有细条纹，具短腺毛，幼嫩时毛密而明显。【叶片】单叶互生，柄短，有毛，叶片近革质，常成对或3~4（~7）片集生于茎端，窄椭圆形至宽椭圆形，长4~7cm，两端尖，边缘具尖锯齿，上面亮绿色，下面淡绿色，两面中脉有微毛，腺点多集中近于叶缘部分。【花果】花通常2~6朵，组成腋生短总状花序；萼片5；花冠辐状展开，直径1cm，先端5裂，青白色，有赤色小点；雄蕊5，着生于花冠喉部，花丝短；子房上位。核果球形，熟时红色，有宿存花萼和花柱。【花果期】花期5-6月，果期11-1月，有时次年的5-6月仍有果。

分布区域 生于低山区较稀疏的林下或竹林下。分布于陕西及华东、中南、西南等地。

采收加工 夏、秋二季茎叶茂盛时采挖，除去泥沙，干燥。

性味功用 辛、微苦，平。化痰止咳，清利湿热，活血化瘀。用于新久咳嗽，喘满痰多，湿热黄疸，经闭瘀阻，风湿痹痛，跌仆损伤。煎服，15~30g。

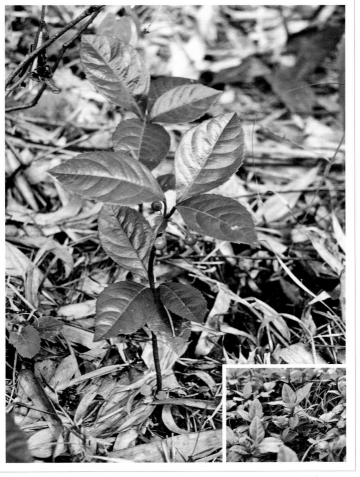

紫金牛 ▲   整株 △

洋金花

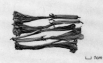

└┘ 1cm

【植物别名】闹洋花、曼陀罗花。

【植物基原】茄科植物白花曼陀罗 *Datura metel* L. 的干燥花。

识别要点 【植株】一年生草本或亚灌木。植株近无毛。【叶片】叶互生，叶片卵形或宽卵形，顶端渐尖，叶基为不对称的楔形，边缘具不规则的短齿或浅裂，或者全缘而波状，侧脉每边 4~6 条；叶柄长 2~5cm。【花果】花单生于枝杈间或叶腋；花萼筒状，5 裂裂片狭三角形或披针形；花冠长漏斗状，长 14~20cm，裂片顶端具小尖头，白色、黄色、浅紫色；雄蕊 5；子房疏生短刺毛。蒴果近球形或扁球形，疏生粗短刺，成熟时呈不规则 4 瓣裂。【花果期】花期 3-11 月，果期 4~11 月。

分布区域 生于山坡、草地、路旁。分布于华东、西南及广东、广西、湖北。

采收加工 花初开时采收，晒干或低温干燥。

性味功用 辛，温；有毒。平喘止咳，麻醉镇痛，止痉。用于哮喘咳嗽，脘腹冷痛，风湿痹痛，跌仆损伤，癫痫，小儿慢惊，外科麻醉。用量 0.3~0.6g，宜入丸散；亦可作卷烟分次燃吸（一日量不超过 1.5g）。外用适量。孕妇及外感、痰热咳喘、青光眼、高血压、心动过速者禁用。

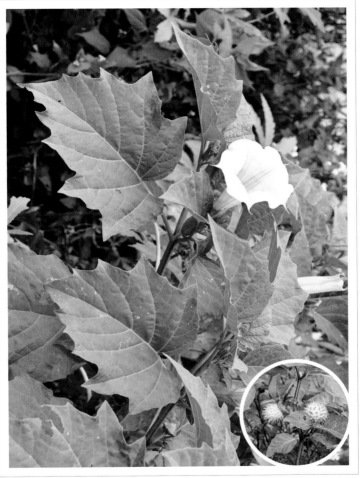

白花曼陀罗 ▲

果 △

华山参

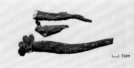

【植物别名】热参、白毛参。

【植物基原】茄科植物漏斗泡囊草 *Physochlaina infundibularis* Kuang 的干燥根。

识别要点 【植株】高 20~60cm。除叶片外全株被腺状短柔毛。【叶片】叶三角形或卵状三角形，稀近卵形，长 4~9cm，先端尖，基部心形、平截，骤窄下延成叶柄，疏生三角形牙齿，侧脉 4~5 对。【花果】花序伞形，顶生，具鳞状苞片。花梗长 3~5mm；花萼漏斗状钟形，长约 6mm；花冠漏斗状钟形，长约 1cm，绿黄色，冠筒带淡紫色，5 浅裂，裂片卵形，长约筒部的 1/3；雄蕊稍不等长；花柱与花冠近等长。蒴果近球形，径约 5mm。种子肾形，淡橘黄色。【花果期】花期 3-4 月，果期 4-6 月。

分布区域 生于海拔 800~1600m 的山谷或林下。分布于山西、陕西、河南。

采收加工 春季采挖，除去须根，洗净，晒干。

性味功用 甘、微苦，温；有毒。温肺祛痰，止咳平喘，安神镇惊。用于寒痰喘咳，惊悸失眠。用量 0.1~0.2g。不宜多服，以免中毒；青光眼患者禁服；孕妇及前列腺重度肥大者慎用。

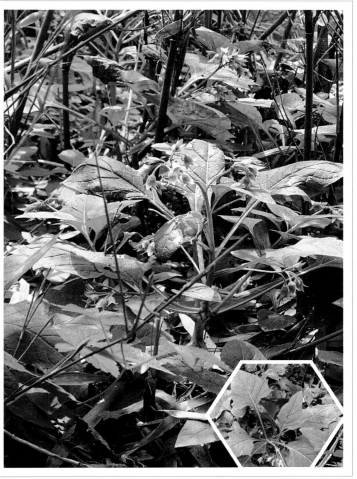

漏斗泡囊草 ▲   整株 △

罗汉果

└┘1cm

【植物别名】拉汉果。

【植物基原】葫芦科植物罗汉果 *Siraitia grosvenorii* (Swingle) C. Jeffrey ex A. M. Lu et Z. Y. Zhang 的干燥果实。

识别要点 【植株】多年生草质藤本。块根纺锤形或近球形。全株被黄褐色柔毛和黑色腺鳞。茎与枝稍粗壮。【叶片】叶互生；叶柄长 3~10cm；叶心状卵形，膜质，长 12~23cm，先端渐尖或长渐尖，基部宽心形或耳状心形，全缘，两面有白柔毛，下面有红棕色腺毛。【花果】花单性，雌雄异株；雄花腋生，6~10 朵排成总状花序，花萼宽钟形，被柔毛，5 裂，先端有线状长尾，花冠5 全裂，黄色，先端渐尖；雄蕊 5，有白色柔毛；雌花单生或 2~5花簇生于叶腋，呈短总状花序。子房有柔毛，花柱 3，柱头 2 分叉瓠果圆形或长圆形，有黄色及黑色茸毛。种子扁长圆形，淡黄色。【花果期】花期 5-7 月，果期 7-9 月。

分布区域 生于山区海拔较低的林中、灌丛及沟边。多为栽培。分布于湖南、江西、广东、广西、贵州等地。

采收加工 秋季果实由嫩绿变深绿色时采收，晾数天后，低温干燥。

性味功用 甘，凉。清热润肺，利咽开音，润肠通便。用于肺热燥咳，咽痛失音，肠燥便秘。煎服，9~15g。

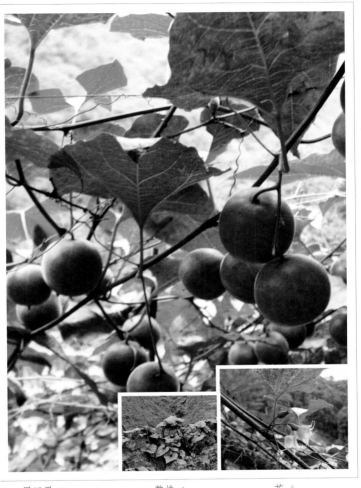

罗汉果 ▲   整株 △   花 △

满山红

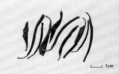

└──┘ 1cm

【植物别名】达乌里杜鹃。

【植物基原】杜鹃花科植物兴安杜鹃 *Rhododendron dauricum* L. 的干燥叶。

识别要点　【植株】半常绿小灌木。小枝细而弯曲，有鳞片和柔毛。【叶片】叶互生，近革质，有鳞片，长圆形或椭圆形，先端钝圆，基部楔形，近全缘或具细钝齿。【花果】花1~4朵，顶生，粉红色，先叶开放，有毛或鳞片，花冠漏斗状，5裂，外面有毛；雄蕊10；雌蕊1，子房密被鳞片。蒴果长圆形，被有鳞片。【花果期】花期4~5月，果期7月。

分布区域　生于山坡林缘或落叶松林、桦木林下。分布于黑龙江、吉林、内蒙古等地。

采收加工　夏、秋二季采收，阴干。

性味功用　辛、苦，寒。止咳祛痰平喘。用于咳嗽气喘痰多。煎服，25~50g；6~12g，用40%乙醇浸服。

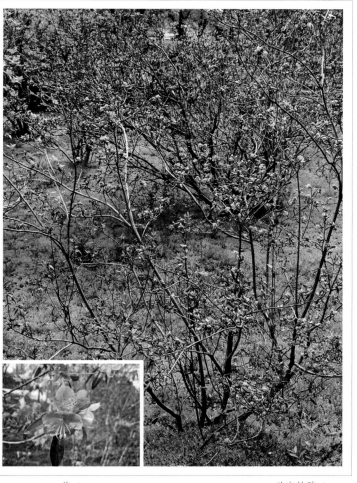

花 △

兴安杜鹃 ▲

胡颓子叶

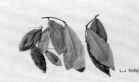

【植物别名】羊奶奶。

【植物基原】胡颓子科植物胡颓子 *Elaeagnus pungens* Thunb. 的叶。

识别要点 　【植株】灌木，高 3~5m。枝深灰色，有棘刺，小枝被锈色鳞片。【叶片】叶互生，被鳞片，无托叶；叶革质，广椭圆形或长圆形，长 5~10cm，宽 2~5cm，先端短尖，基部圆形，全缘或微波状并向下面稍反卷，上面绿色，有光泽，幼时被稀疏鳞片，下面被银白色星状毛及褐色鳞片。【花果】花 1~5 朵生于叶腋，下垂；花被筒呈管状或漏斗状，萼管长 6~8mm，具 4 棱，先端 4 裂，裂片三角形，内面被短柔毛，萼片短于萼管；雄蕊 4，花丝短，不外露；子房上位，1 室，胚珠 1，花柱单一，无毛，柱头不裂。核果状，长圆形，长 12~15mm，外包肉质花托，棕红色，密被锈色鳞片。【花果期】花期 10-11 月，果期 11 月至翌年 5 月。

分布区域 　生于山坡疏林下或林缘灌木丛中。分布于陕西、安徽、江苏、浙江、江西、福建、湖北、湖南、广东、广西、贵州、四川等地。

采收加工 　夏、秋季采摘叶，晒干；或切成细丝，晒干。

性味功用 　酸，平。敛肺，平喘止咳，止血，解毒。用于肺虚咳嗽气喘、咯血、痈疽发背、痔疮等症。煎服，9~15g。外用，适量捣敷，或煎水熏洗。

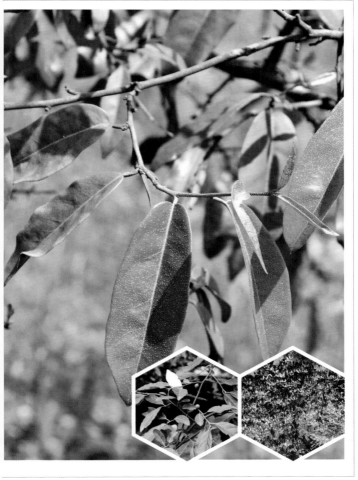

胡颓子 ▲   果 △   整株 △

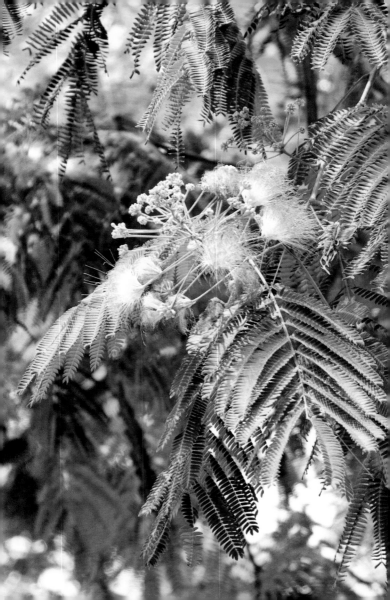

第十四章
安神药

灵芝

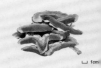

【植物别名】红芝。

【植物基原】多孔菌科真菌赤芝 *Ganoderma lucidum* (Leyss. ex Fr.) Karst. 的干燥子实体。

识别要点 【植株】腐生真菌。【子实体】子实体有柄，菌盖（菌帽）半圆形至肾形，罕近圆形，木栓质，皮壳黄色，渐变为红褐色，表面稍有光泽，但久置则光泽消失，具有环状棱纹和辐射状皱纹，边缘薄或平截，往往稍内卷。菌柄长 3~19cm，粗 0.5~4cm，皮壳带紫褐色，质坚硬，表面的光泽比菌盖更为显著。菌肉近白色至淡褐色，厚 0.2~1cm。菌管长与菌肉厚度相等。【孢子】孢子褐色，卵形，一端平截，长 8.5~11.5μm，宽 5~7μm，外孢壁光滑，内孢壁粗糙，中央有一个大油滴。

分布区域 腐生于栎树或其他阔叶树的根部枯干或腐朽的木桩旁，我国很多地区已人工培养。分布于河北、河南、山东、山西、江苏、安徽、浙江、江西、福建、台湾、广东、海南、广西、四川、贵州、云南等地。

采收加工 全年采收，除去杂质，剪除附有朽木、泥沙或培养基质的下端菌柄，阴干或 40~50℃烘干。

性味功用 甘，平。补气安神，止咳平喘。用于心神不宁，失眠心悸，肺虚咳喘，虚劳短气，不思饮食。煎服，6~12g。

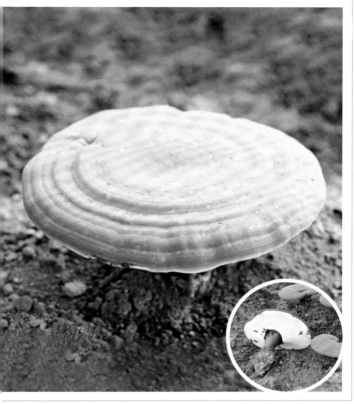

赤芝 ▲ 整株 △

注 多孔菌科真菌紫芝 *G. sinense* Zhao, Xu et Zhang 的干燥子实体
等入药。

合欢皮

【植物别名】绒花树。

【植物基原】豆科植物合欢 *Albizia julibrissin* Durazz. 的干燥树皮。

识别要点 【植株】落叶乔木。高16m。树皮灰褐色，不裂或浅裂，小枝绿棕色，皮孔明显。【叶片】羽片4~12对。小叶10~30对，镰刀形或长圆形，长6~12mm，宽1~4mm，先端锐尖，基部形，中脉极明显偏向叶片的上侧，全缘；托叶线状披针形，早落。【花果】头状花序，多数，生于新枝的顶端，呈伞房状排列；花粉红色，连同雄蕊长25~50mm；萼片5裂，钟形；花冠长为管的2~3倍，淡黄色，漏斗状，顶端5裂；雄蕊多数，花丝基部连合；子房上位，花柱丝状，与花丝等长，粉红色。荚果，扁平带状。种子8~14，扁平，椭圆形。【花果期】花期6~7月，期8~10月。

分布区域 生于山谷、平原或栽培于庭园中。分布于华东、华南西南及辽宁、河北、河南、陕西。

采收加工 夏、秋二季剥取，晒干。

性味功用 甘，平。解郁安神，活血消肿。用于心神不安，忧郁失眠，肺痈，疮肿，跌仆伤痛。煎服，6~12g。外用适量，研末调敷。

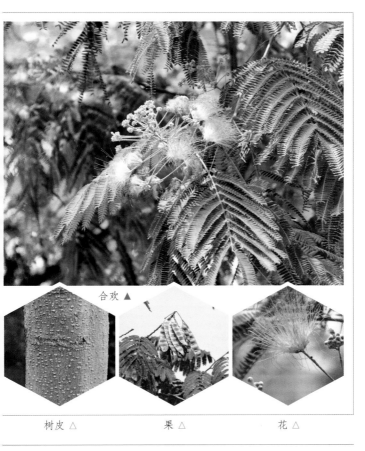

合欢 ▲

树皮 △ 　　　　　　　果 △ 　　　　　　　花 △

附注　合欢花为植物合欢的干燥花序或花蕾，具有解郁安神的功效。

远志

【植物别名】细叶远志。

【植物基原】远志科植物远志 *Polygala tenuifolia* Willd. 的干燥根。

识别要点　【植株】多年生草本。高 15~40cm。茎丛生，直立或斜生。【叶片】叶互生，近无柄。叶片线形或线状披针形，长 1~4cm，宽 1~3mm，全缘，两端尖，通常无毛。【花果】总状花序，偏生于小枝顶端。花淡蓝色或蓝紫色，长 6mm；花梗细长，与花长或短。苞片 3，易脱落。萼片 5，外轮 3 片小，内轮 2 片花瓣状，长圆状倒卵形。花瓣 3；中央 1 瓣呈龙骨瓣状，下面顶部有鸡冠状附属物；侧瓣长约 4mm，基部与雄蕊管贴生。雄蕊 8，结合成 8mm 的雄蕊管。蒴果，近圆形。种子 2 粒，长圆形，长约 2mm。【花果期】花期 5-7 月，果期 6-9 月。

分布区域　生于向阳带石砾或砂质干山坡、路旁、河岸。分布全国各地。

采收加工　春、秋二季采挖，除去须根和泥沙，晒干。

性味功用　苦、辛，温。安神益智，祛痰开窍，消肿。用于心肾不交引起的失眠多梦、健忘惊悸、神志恍惚，癫痫惊狂，咳痰不爽，疮疡肿毒，乳房肿痛。煎服，3~10g。

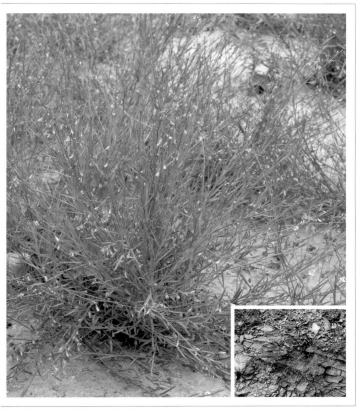

远志 ▲   整株 △

附注　远志科植物卵叶远志 *P. sibirica* L. 的干燥根同等入药。

缬草

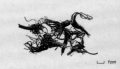

└─┘ 1cm

【植物别名】拔地麻、臭草。

【植物基原】败酱科植物缬草 *Valeriana officinalis* L. 的干燥根及根茎。

识别要点 【植株】多年生草本，高可达 1.5m。根状茎短粗，簇生多数须根，有特异香气。茎直立，中空，具纵棱。【叶片】基生叶丛生，有长柄，叶柄基部呈鞘状，叶片长卵形，为单数羽状深裂，小裂片 9~15，顶端裂较大，全缘或少有锯齿，基生叶于花期枯萎；茎生叶对生，叶柄短或无，羽状全裂，裂片 3~15，中央裂片与两侧裂片近同形，有时与第一对侧裂片合生呈 3 裂状，裂片披针形或条形，尖端渐窄，全缘或疏生浅齿。【花果】伞房状三出聚伞圆锥花序顶生；苞片羽裂；小苞片条形；花萼不显；花冠筒状，上部稍宽，5 裂，初时淡粉红色，后变为白色；雄蕊 3；子房下位，3 室，仅一室发育。瘦果扁卵形，顶端有宿萼多条，羽毛状。【花果期】花期 5-7 月，果期 6-10 月。

分布区域 生于山坡草地、林下沟边。分布于河北、山东、湖南、湖北、河南、陕西、山西、甘肃、青海、新疆、四川及台湾等地。

采收加工 9~10 月采挖根茎及根，去掉茎、叶及泥土，晒干。

性味功用 辛、甘，温。宁心安神，理气，活血止痛。用于心神不宁、失眠、癔病、癫痫、脘腹疼痛、血瘀经闭、痛经、腰腿痛、跌仆损伤等症。煎服，3~6g，外用适量。

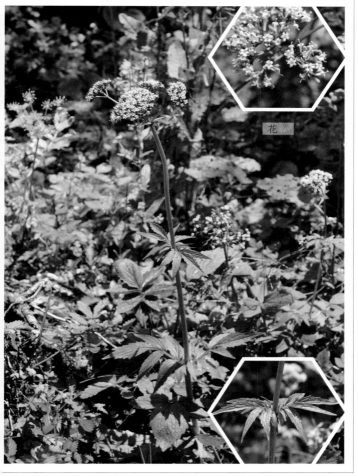

花 △

缬草 ▲   叶 △

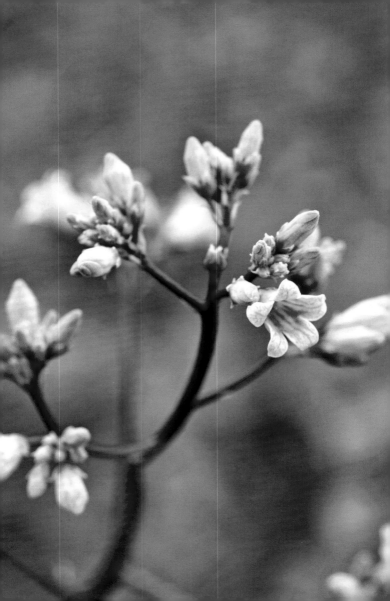

第十五章
平肝息风药

平肝潜阳药

罗布麻叶

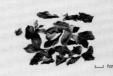

└─┘ 1cm

【植物别名】红麻、野茶。

【植物基原】夹竹桃科植物罗布麻 *Apocynum venetum* L. 的干燥叶。

识别要点　【植株】多年生草本或亚灌木。高 1~2m，具乳汁。【叶片】茎直立，多分枝。叶对生，长椭圆形、长圆状披针形或卵状披针形，长 1~5cm，宽 4~15mm，先端急尖或钝，有短尖头，基部楔形或圆形；叶柄长 3~5mm，叶柄间有腺体。【花果】聚伞花序顶生；苞片披针形，长约 4mm；萼 5 深裂，裂片披针形或卵状披针形，长约 2mm；花冠钟状，花冠筒长约 6mm，花冠裂片长，筒部短，粉红色；雄蕊 5，生于花冠筒基部，与花冠附属物互生；心皮 2，离生，含多数胚珠。蓇葖果，双生，下垂，长角状，长15~20cm；种子有毛。【花果期】花期 6~7 月，果期 7~8 月。

分布区域　生于沙漠边缘、河岸、河滩。分布于辽宁、河北、山西、内蒙古、陕西、甘肃、青海、新疆、河南、山东、江苏、西藏。

采收加工　夏季采收，除去杂质，干燥。

性味功用　甘、苦，凉。平肝抑阳，清热利水。用于肝阳眩晕，心悸失眠，浮肿尿少。煎服，6~12g。

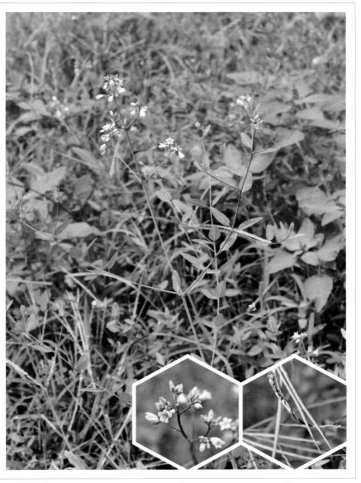

罗布麻 ▲   花 △   果 △

蒺藜

【植物别名】刺蒺藜、硬蒺藜。

【植物基原】蒺藜科植物蒺藜 *Tribulus terrestris* L. 的干燥成熟果实。

识别要点 【植株】一年生草本。茎由基部分枝，平卧，长 1m 左右，全株密生丝状柔毛。【叶片】偶数羽状复叶，互生或对生。小叶 5~8 对，长圆形，长 6~17mm，先端锐尖或钝，基部稍偏斜，近圆形，全缘，上面叶脉上有细毛，下面密生白色伏毛；托叶小，边缘半透明状膜质；有叶柄和小叶柄。【花果】花单生于叶腋；萼片 5，宿存；花瓣 5，比萼片稍长，黄色；雄蕊 10，生于花盘基部，5 枚花丝较短的基部有鳞片状腺体；子房 5 棱，花柱单一，柱头 5 裂。分果，由 5 个分果瓣组成，扁球形，每果瓣具刺。【花果期】花期 5-8 月，果期 6-9 月。

分布区域 生于荒丘、田边、路旁及河边草丛。分布于全国各地。

采收加工 秋季果实成熟时采割植株，晒干，打下果实，除去杂质。

性味功用 辛，苦，微温；有小毒。平肝解郁，活血祛风，明目，止痒。用于头痛眩晕，胸胁胀痛，乳闭乳痈，目赤翳障，风疹瘙痒。煎服，6~10g。

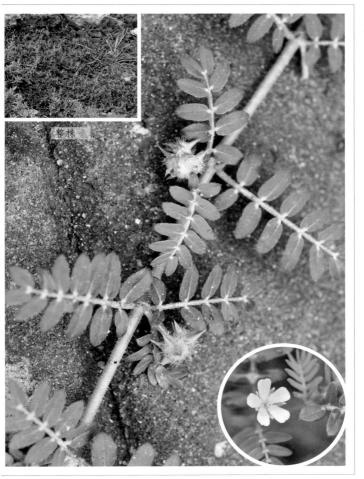

整株 △

蒺藜 ▲

花 △

钩藤

└─┘1cm

【植物别名】双钩藤。

【植物基原】茜草科植物钩藤 *Uncaria rhynchophylla* (Miq.) Miq.ex Havil. 的干燥带钩茎枝。

识别要点 【植株】攀缘藤本，长达 10m。枝褐色，小枝光滑无毛，幼时具白粉，变态枝呈钩状，成对或单生于叶腋。【叶片】叶对生，叶柄长 8~12mm，叶片椭圆形，纸质，先端尾尖，基部宽楔形，全缘，上面光滑，下面在脉腋内常有束毛，稍带白粉，干后变褐红色，托叶 2 深裂，裂片线状锥形，长 6~12mm。【花果】头状花序径 2~2.5cm，单生于叶腋或为顶生的总状花序；花序梗纤细，上有线形小苞片 4~6；花萼管状，长约 2mm，顶端 5 裂；花冠长管状漏斗形，黄色，长 6~7mm，先端 5 裂，裂片近圆形；雄蕊 5，花丝极短；子房下位，2 室。蒴果倒圆锥形，疏被柔毛。【花果期】花期 5-7 月，果期 10-11 月。

分布区域 生于湿润林下或灌丛。分布于浙江、江西、福建、湖南、广东、广西、四川、贵州。

采收加工 秋、冬二季采收，去叶，切段，晒干。

性味功用 甘，凉。息风定惊，清热平肝。用于肝风内动，惊痫抽搐、高热惊厥，感冒夹惊，小儿惊啼，妊娠子痫，头痛眩晕。煎服，3~12g，后下。

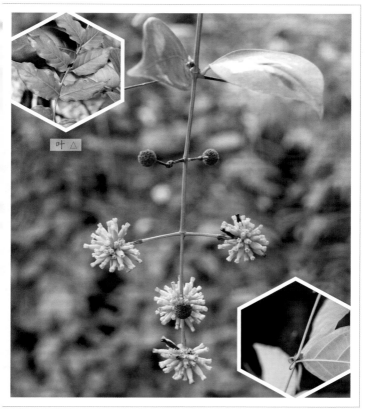

叶 △

钩藤 ▲   钩 △

附注　茜草科植物大叶钩藤 *U. macrophylla* Wall.、毛钩藤 *U. hirsuta* Havil.、华钩藤 *U. sinensis* (Oliv.) Havil. 或无柄果钩藤 *U. sessilifructus* Roxb. 的干燥带钩茎枝同等入药。

天麻

└ 1cm

【植物别名】赤箭、明天麻。

【植物基原】兰科植物天麻 *Gastrodia elata* Bl. 的干燥块茎。

识别要点 【植株】多年生寄生植物。块茎椭圆形或卵圆形，横生，肉质。茎单一，高 30~150cm，圆柱形，黄褐色。【叶片】叶呈鳞片状，膜质，长 1~2cm，下部鞘状抱茎。【花果】总状花序顶生；苞片膜质，窄披针形，或条状长椭圆形，长约 1cm；花淡黄绿色或黄色；萼片和花瓣合生成歪筒，口部偏斜，顶端 5 裂；合蕊柱长 5~6mm，顶端有 2 个小的附属物；子房倒卵形。种子多数而细小，粉尘状。【花果期】花期 6-7 月，果期 7-8 月。

分布区域 生于林下阴湿和腐殖质较厚地。分布于我国大部分地区。

采收加工 立冬后至次年清明前采挖，洗净，蒸透，敞开低温干燥。

性味功用 甘，平。息风止痉，平抑肝阳，祛风通络。用于肝风内动，癫痫抽搐，破伤风，头痛眩晕，肢体麻木，手足不遂，风湿痹痛。煎服，3~10g。

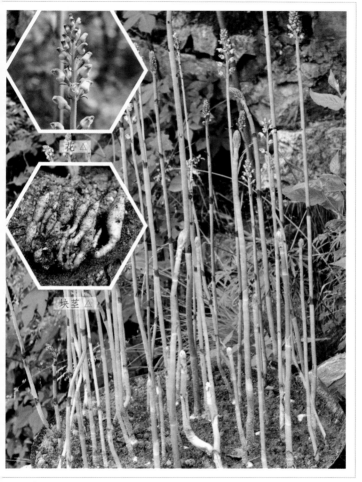

花 △

块茎 △

天麻 ▲

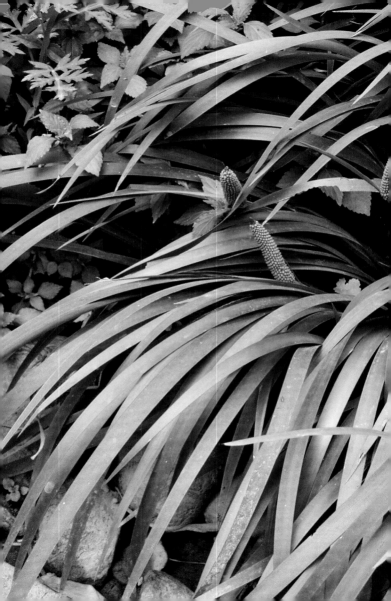

第十六章
开窍药

石菖蒲

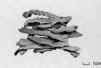

└─┘1cm

【植物别名】水剑草、石蜈蚣。

【植物基原】天南星科植物石菖蒲 *Acorus tatarinowii* Schott 的干燥根茎。

识别要点 【植株】多年生常绿草本，茎丛生，全株有香气。根茎横走，细长而弯曲，节密集，节上密布须根，分枝甚多。【叶片】叶基生，叶片剑状线形，长 10~50cm，宽 2~6mm，先端渐尖，基部对折，中部以上平展，无明显中肋。【花果】肉穗花序，当年生叶从叶腋抽出，花茎长 10~30cm，花序长 5~12cm，宽 5~10mm，狭圆柱形，较柔弱；叶状佛焰苞片为花序长的 2~5 倍；花小，密生，两性，淡黄绿色；花被片 6，2 轮；雄蕊 6。浆果倒卵形，长宽均约 2mm。【花果期】花期 4~7 月，果期 8 月。

分布区域 生于山涧浅水石上或溪流旁的岩石缝中。分布于河南、山东、江苏、浙江、江西、福建、台湾、湖北、湖南、广东、广西、陕西、贵州、四川、云南、西藏等地。

采收加工 秋、冬二季采挖，除去须根及泥沙，晒干。

性味功用 辛、苦，温。开窍豁痰，醒神益智，化湿开胃。用于神昏癫痫，健忘失眠，耳鸣耳聋，脘腹痞闷，噤口痢。煎服，3~9g。

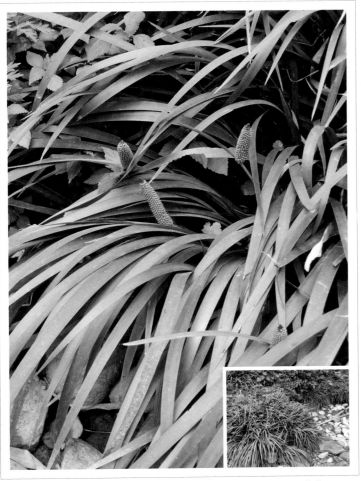

石菖蒲 ▲

整株 △

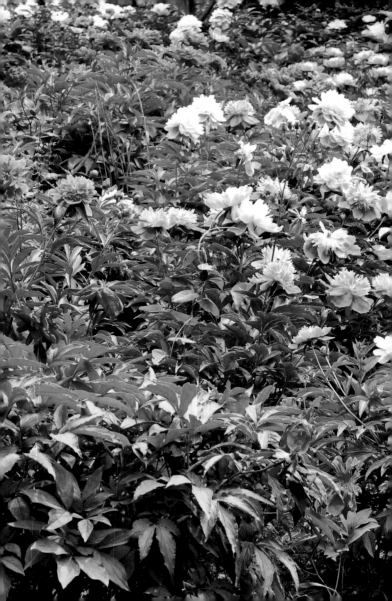

第十七章
补虚药

人参

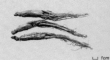

【植物别名】园参、山参、林下山参。

【植物基原】五加科植物人参 *Panax ginseng* C. A. Mey. 的干燥根和根茎。

识别要点 【植株】多年生草本，高 30~60cm。主根肥大，纺锤形或圆柱形。【叶片】掌状复叶，3~6 枚轮生茎顶，小叶片3~5，膜质。中央小叶片椭圆形至长圆状椭圆形，长 8~12cm，最外一对侧生小叶片卵形或菱状卵形，长 2~4cm。【花果】伞形花序单个顶生，有花 30~50 朵。果实扁球形，鲜红色，长 4~5mm。【花果期】花期 5~6 月，果期 6~9 月。

分布区域 生于山地针、阔叶林或杂木林下，多栽培。分布于黑龙江、吉林、辽宁。

采收加工 多于秋季采挖，洗净，晒干或烘干。

性味功用 甘、微苦，微温。大补元气，复脉固脱，补脾益肺，生津，安神益智。用于体虚欲脱，肢冷脉微，脾虚食少，肺虚喘咳，津伤口渴，内热消渴，气血亏虚，久病虚羸，惊悸失眠，阳痿宫冷。煎服，3~9g。不宜与藜芦、五灵脂同用。

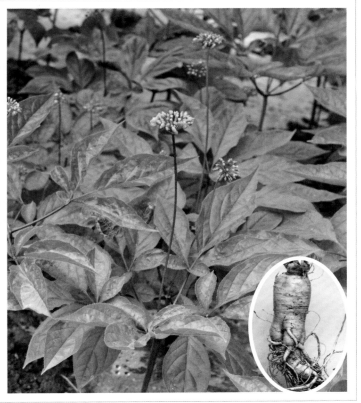

人参 ▲   鲜根 △

附注　红参为人参的栽培品经蒸制后的干燥根及根茎。用于体虚欲脱，肢冷脉微，气不摄血，崩漏下血。人参叶为人参的干燥叶，用于气虚咳嗽，暑热烦躁，津伤口渴，头目不清，四肢倦乏。

西洋参

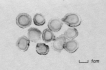

└─┘ 1cm

【植物别名】花旗参、洋参。

【植物基原】五加科植物西洋参 *Panax quinquefolium* L. 的干燥根。

识别要点 【植株】多年生草本。根肉质，圆柱形或纺锤形。茎有细条纹，或略具棱。【叶片】掌状五出复叶，通常3~4片轮生于茎端；小叶片膜质，广卵形至倒卵形，边缘具粗锯齿。【花果】总花梗由茎端中央抽出；伞形花序；萼绿色，钟状，5齿裂；花瓣5，绿白色；雄蕊5，花药卵形至矩圆形；雌蕊1，花柱2，上部分离成叉状；花盘肉质。浆果扁球形，熟时鲜红色，果柄伸长。【花果期】花期7月，果熟期9月。

分布区域 原产于美国、加拿大，我国吉林、山东、北京、陕西等地也有栽培。

采收加工 秋季采挖，洗净，晒干或低温干燥。

性味功用 甘、微苦，凉。补气养阴，清热生津。用于气虚阴亏，虚热烦倦，咳喘痰血，内热消渴，口燥咽干。用量3~6g，另煎兑服。不宜与藜芦同用。

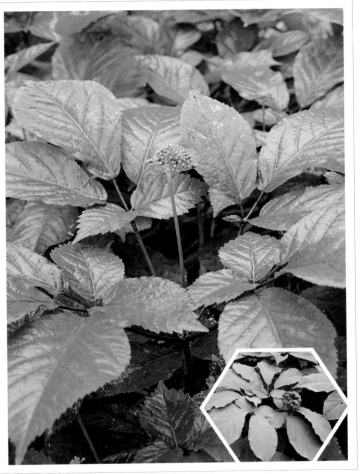

西洋参 ▲　　　　　　　　　　　　果 △

党参

__| 1cm

【植物别名】西党、东党、潞党。

【植物基原】桔梗科植物党参 *Codonopsis pilosula* (Franch.) Nannf. 的干燥根。

识别要点　【植株】多年生草质藤本。植株具臭味，具白色乳汁。茎细长而多分枝，光滑无毛。【叶片】叶互生或对生，卵形或狭卵形，长 1~6.5cm，宽 0.8~5cm，叶缘具波状齿或全缘。【花果】花 1~3 朵生于分枝顶端；花萼无毛，裂片 5，稀为 4，长圆披针形或三角状披针形；花冠淡黄绿色，具污紫色斑点，宽钟形，长约 2~2.5cm，无毛，先端 5 浅裂，裂片正三角形；雄蕊 5，花丝中下部略加宽；子房半下位，3 室，胚珠多数，柱头 3 裂。蒴果，圆锥形，花萼宿存，3 瓣裂。种子长圆形，棕褐色，具光泽。【花果期】花期 7-8 月，果期 8-9 月。

分布区域　生于海拔 900~2900m 的山地灌丛或林缘。分布于辽宁、吉林、黑龙江、内蒙古、河北、河南、山东、山西、陕西、甘肃、宁夏、青海、四川。

采收加工　秋季采挖，洗净，晒干。

性味功用　甘，平。健脾益肺，养血生津。用于脾肺气虚，食少倦怠，咳嗽虚喘，气血不足，面色萎黄，心悸气短，津伤口渴，内热消渴。煎服，9~30g。不宜与藜芦同用。

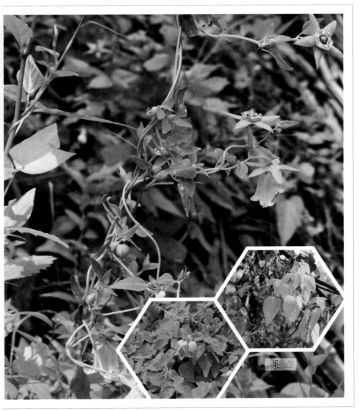

党参 ▲

花 △

果 △

附注　桔梗科植物素花党参 C. pilosula Nannf. var. modesta (Nannf.) L. T. Shen 或川党参 C. tangshen Oliv. 的干燥根同等入药。

太子参

_1cm

【植物别名】童参、异叶假繁缕。

【植物基原】石竹科植物孩儿参 *Pseudostellaria heterophylla* Pax ex Pax et Hoffm. 的干燥块根。

识别要点 【植株】多年生草本。块根肉质，纺锤形。茎单一，稀有双生者，下部带紫色，上部绿色，茎上有 2 行短柔毛。【叶片】叶对生，叶通常 4~5 对，叶片倒披针形；茎顶端有 4 片大型叶状总苞，总苞片卵状披针形至长卵形。【花果】花 2 型。普通花 1~3 朵生于茎端总苞内，白色，花梗长 1~4cm，萼片 5，花瓣状，顶端 2 齿裂；雄蕊 10，子房卵形，花柱 3，线形。闭锁花生茎下部叶腋，小型，花梗细，萼片 4，疏生柔毛，无花瓣。蒴果卵形，内有种子 7~8 粒。种子褐色，表面有疣状突起。【花果期】花期 5~6 月，果期 7~8 月。

分布区域 生于山坡林下和岩石缝中。分布于东北、河北、河南、山东、山西、江苏、安徽、浙江、江西、湖北、陕西等地。

采收加工 夏季茎叶大部分枯萎时采挖，洗净，除去须根，置沸水中略烫后晒干或直接晒干。

性味功用 甘、微苦，平。益气健脾，生津润肺。用于脾虚体倦，食欲不振，病后虚弱，气阴不足，自汗口渴，肺燥干咳。煎服，9~30g。

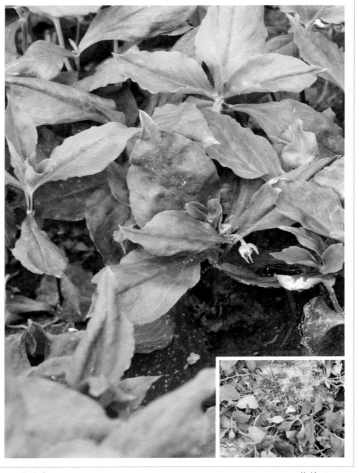

孩儿参 ▲ 　　　　　　　　　　　　　　　　整株 △

黄芪

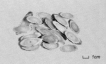

└┘ 1cm

【植物别名】白皮芪。

【植物基原】豆科植物蒙古黄芪 *Astragalus membranaceus* Bge. var. *mongholicus* (Bge.) Hsiao 的干燥根。

识别要点 【植株】多年生直立草本。高 40~100cm。上部分枝，有棱，具毛。【叶片】奇数羽状复叶。托叶三角状披针形，先端渐尖。小叶 25~37，宽椭圆形、椭圆形或长圆形，长 5~10mm，宽 3~5mm，两端近圆形，上面无毛，下面有短柔毛。【花果】总状花序生于茎的上部叶腋，花序梗比复叶长；花多数，排列较稀疏。苞片线状披针形，比花梗短或近等长。萼钟状，有黑色短毛；萼齿不等长，三角形至披针形，比萼筒短。花冠黄色。旗瓣倒卵状长圆形，比翼瓣长；翼瓣与龙骨瓣近等长。子房有柄，结果时延伸突出萼外。荚果，半椭圆形，果皮膜质，稍膨胀。【花果期】花期 6-7 月，果期 7-8 月。

分布区域 生于向阳草地及山坡。分布于东北、华北、西北。

采收加工 春、秋二季采挖，除去须根和根头，晒干。

性味功用 甘，微温。补气升阳，固表止汗，利水消肿，生津养血，行滞通痹，托毒排脓，敛疮生肌。用于气虚乏力，食少便溏，中气下陷，久泻脱肛，便血崩漏，表虚自汗，气虚水肿，内热消渴，血虚萎黄，半身不遂，痹痛麻木，痈疽难溃，久溃不敛。煎服，9~30g。炙黄芪为黄芪的炮制加工品，具有益气补中的功效。

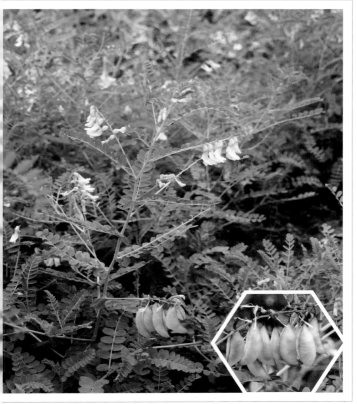

蒙古黄芪 ▲   果 △

注　豆科植物膜荚黄芪 *Astragalus membranaceus* (Fisch.) Bge. 的干
燥根同等入药。

白术

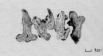

【植物别名】于术、浙术。

【植物基原】菊科植物白术 *Atractylodes macrocephala* Koidz. 的干燥根茎。

识别要点　【植株】多年生草本。高 50~60cm。根状茎块状。茎直立，上部分枝。【叶片】叶有长柄，3 裂或羽状 5 深裂，裂片卵状披针形至披针形，长 5~8cm，宽 1.5~3cm，顶端长渐尖，基部渐狭，边缘有贴伏的细刺齿，顶裂片大；茎上部叶狭披针形，不裂。【花果】头状花序较大，长约 2.5cm，直径约 3.5cm；基部苞片叶状，长 3~5cm，羽状裂片刺状；总苞片约 5~7 层，外面略有微柔毛，外层短，卵形，顶端钝，最内层线形，顶端钝尖，伸长；管状花紫红色，长约 1.5cm。瘦果，密生柔毛；冠毛长约 1.3cm，羽状，基部连合。【花果期】9-10 月。

分布区域　生于山坡、林缘、灌木林中。分布于安徽、浙江、江西、湖南、湖北、陕西等省。全国各地多有栽培。

采收加工　冬季下部叶枯黄、上部叶变脆时采挖，除去泥沙，烘干或晒干，再除去须根。

性味功用　苦、甘、温。健脾益气，燥湿利水，止汗，安胎。用于脾虚食少，腹胀泄泻，痰饮眩悸，水肿，自汗，胎动不安。煎服6~12g。炒用可增加补气健脾止泻作用。

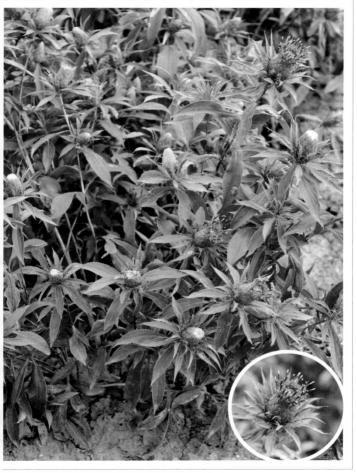

白术 ▲   花 △

山药

1cm

【植物别名】怀山药、毛山药。
【植物基原】薯蓣科植物薯蓣 *Dioscorea opposita* Thunb. 的干燥根茎。

识别要点　【植株】块茎垂直生长，长圆柱形，断面干时白色。
茎右旋，通常带紫红色，无毛。叶腋内常有珠芽。【叶片】单叶，
在茎下部的互生，中部以上的对生；叶片干后浅灰色或浅绿色，
卵状三角形至箭形，常 3 浅裂至 3 深裂，长 3~7cm，宽 2~7cm，
纸质或薄革质，无毛，顶端渐尖，基部深心形、宽心形或近截形，
侧裂片耳状，圆形、近方形至长圆形。【花果】雄花序为穗状花
序，长 2~8cm，近直立。雄花：花被片有紫褐色斑点，外轮花被
片为宽卵形，内轮卵形，较小；雄蕊 6。雌花序为穗状花序，1~
个着生于叶腋。蒴果不反折，三棱状扁圆形或三棱状圆形，外面
有白粉。种子着生于每室中轴中部，四周有膜质翅。【花果期】
花期 6—9 月，果期 7—11 月。

分布区域　生于海拔 100~2500m 的山坡、山谷林下，或溪边、路
旁灌丛中或杂草中。几乎全国都有野生或栽培。

采收加工　冬季茎叶枯萎后采挖，切去根头，洗净，除去外皮和
须根，干燥。

性味功用　甘，平。补脾养胃，生津益肺，补肾涩精。用于脾虚食少，
久泻不止，肺虚喘咳，肾虚遗精，带下，尿频，虚热消渴。煎服，
15~30g。麸炒可增强补脾止泻作用。

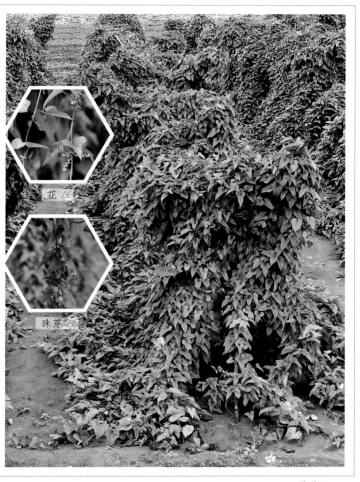

花 △

珠芽 △

薯蓣 ▲

甘草

【植物别名】乌拉尔甘草、甜草。

【植物基原】豆科植物甘草 *Glycyrrhiza uralensis* Fisch. 的干燥根及根茎。

识别要点　【植株】多年生草本。根粗壮，味甜，外皮红棕色或暗棕色。茎直立。【叶片】单数羽状复叶互生，叶柄长约6cm，托叶早落；小叶7~17片，卵状椭圆形，长2~5.5cm，宽1~3cm，先端钝圆，基部浑圆，两面被腺体及短毛。【花果】总状花序腋生，花密集；花萼钟状，被短毛和刺毛状腺体；蝶形花冠淡红紫色，旗瓣大，矩状椭圆形，基部有短爪，翼瓣及龙骨瓣均有长爪，二体雄蕊。荚果条状长圆形，常密集，有时呈镰状以至环状弯曲，密被棕色刺毛状腺体。种子2~8，扁圆形或稍肾形。【花果期】花期6-8月，果期7-10月。

分布区域　生于干燥草原及向阳山坡。分布于东北、华北及陕西、甘肃、青海、新疆、山东等地区。

采收加工　春、秋二季采挖，除去须根，晒干。

性味功用　甘，平。补脾益气，祛痰止咳，缓急止痛，清热解毒，调和诸药。用于脾胃虚弱，倦怠乏力，心悸气短，咳嗽痰多，脘腹、四肢挛急疼痛，痈肿疮毒，缓解药物毒性、烈性。煎服，2~10g。不宜与海藻、京大戟、红大戟、甘遂、芫花同用。炙甘草为甘草的炮制加工品，具有补脾和胃、益气复脉的功效。

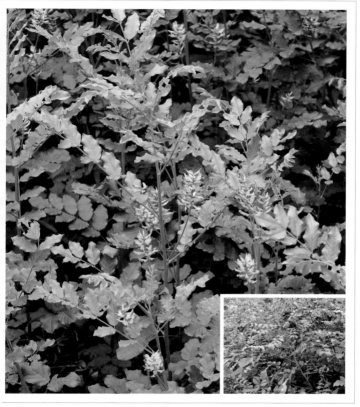

甘草 ▲   果枝 △

附注　豆科植物胀果甘草 *G. inflata* Bat. 或光果甘草 *G. glabra* L. 的干
燥根及根茎同等入药。

刺五加

【植物别名】五加皮、老虎獠子。

【植物基原】五加科植物刺五加 *Acanthopanax senticosus* (Rupr. et Maxim.) Harms 的干燥根和根茎或茎。

识别要点 【植株】灌木，高 1~3m。茎多分枝，常生密刺，刺直而细长，针状，基部不膨大。【叶片】掌状复叶互生，小叶 5，稀3，常疏生细刺；小叶纸质，有时有细刺，小叶片椭圆状倒卵形或长圆形，先端渐尖，基部阔楔形；边缘有锐利重锯齿；上面粗糙，深绿色，脉上有粗毛，下面淡绿色，脉上有短柔毛。【花果】伞形花序单个顶生或 2~6 个组成稀疏的圆锥花序，直径 2~4cm，有花多数；总花梗长 5~7cm，无毛；花梗无毛或基部略有毛；花紫黄色；萼 5，无毛；花瓣 5，卵形；雄蕊 5；子房 5 室，花柱全部合生成柱状。果球形或卵球形，有 5 棱，黑色。【花果期】花期 6~7 月，果期 8~10 月。

分布区域 生于海拔 2000m 以下的森林或灌丛中。分布于黑龙江、吉林、辽宁、河北和山西等地。

采收加工 春、秋二季采收，洗净，干燥。

性味功用 辛、微苦，温。益气健脾，补肾安神。用于脾肺气虚，体虚乏力，食欲不振，肺肾两虚，久咳虚喘，肾虚腰膝酸痛，心脾不足，失眠多梦。煎服，9~27g。

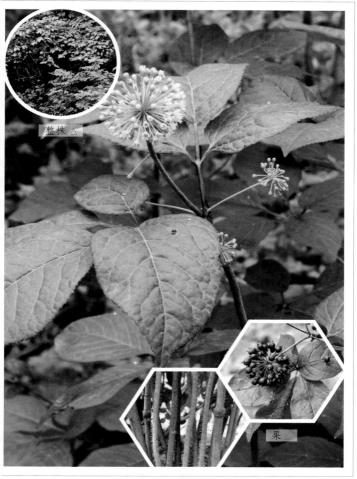

整株 △

果 △

刺五加 ▲ 茎 △

绞股蓝

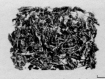

【植物别名】七叶胆。

【植物基原】葫芦科植物绞股蓝 *Gynostemma pentaphyllum* (Thunb.) Makino 的根茎或全草。

识别要点 【植株】多年生攀缘草本。茎细弱，节部生疏细毛，卷须 2 歧。【叶片】叶互生，掌状复叶鸟趾状，小叶通常 5~7 片，卵状长椭圆形或卵形，有小叶柄；中央小叶片长 4~12cm，先端渐钝或短尖，基部楔形，边缘有锯齿，下面脉有短毛，两侧小叶较小。【花果】圆锥花序腋生，长 9~15cm；花单性，雌雄异株；花萼纤小，5 裂；花冠淡绿色，5 深裂，裂片披针形，先端长尖；雄花雄蕊 5，花丝短，连合成柱；子房球形，花柱 3，短叉，柱头 2 裂；浆果圆形，绿黑色。种子长椭圆形，有皱纹。【花果期】花期 7~月，果期 9~10 月。

分布区域 生于山涧的阴湿环境，山地林下、沟边。分布于陕西以南和长江以南各地。

采收加工 秋季采收，洗净，晒干。

性味功用 苦，寒。益气健脾，止咳祛痰，清热解毒。用于脾虚乏力，脾胃气阴两伤之口渴、咽干、心烦，肺虚咳嗽，肿瘤有热毒之证。煎服，6~9g；外用 2~3g，研末服；或制成冲剂、口服液、保健茶、饮料等。

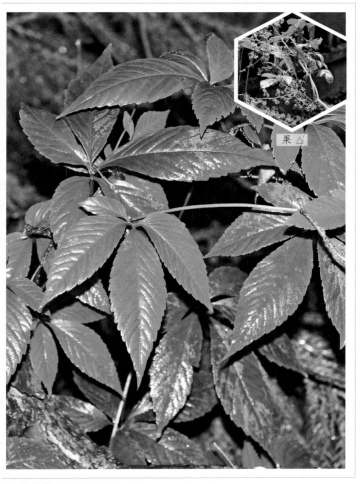

果 △

绞股蓝 ▲

红景天

【植物别名】宽瓣红景天、宽叶景天。

【植物基原】景天科植物大花红景天 *Rhodiola crenulata* (Hook. f. et Thoms) H.Ohba 的干燥根及根茎。

识别要点　【植株】多年生草本。地上根茎短，残存茎少数，干后黑色。花茎多，直立或扇状排列，高达 20cm，稻秆色或红色。【叶片】叶有短的假柄，椭圆状长圆形或近圆形，长 1.2~3cm，全缘、波状或有圆齿。【花果】花序伞房状，多花，有苞片。花大有长梗，雌雄异株；雄花萼片 5，窄三角形或披针形；花瓣 5，红色，倒披针形，长 6~7.5mm；雄蕊 10，与花瓣等长；鳞片 5，近正方形或长方形，先端微缺；心皮 5，披针形，长 3~3.5mm，不育；蓇葖 5，直立，干后红色。种子倒卵形，两端有翅。【花果期】花期 6-7 月，果期 7-8 月。

分布区域　生于海拔 2800~5600m 山坡草地、灌丛或石缝中。分布于西藏、云南、四川、青海。

采收加工　秋季花茎凋枯后采挖，除去粗皮，洗净，晒干。

性味功用　甘、苦，平。健脾益气，清肺止咳，活血化瘀。用于脾虚倦怠乏力，肺阴不足、咳嗽痰黏，跌仆损伤。煎服，6~12g。

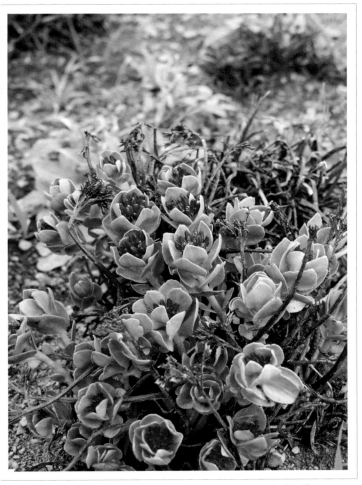

大花红景天 ▲

沙棘

1cm

【植物别名】醋柳、酸柳柳。

【植物基原】胡颓子科植物沙棘 *Hippophae rhamnoides* L. 的干燥成熟果实。本品系蒙古族、藏族习用药材。

识别要点 【植株】落叶灌木或小乔木，高 1~5m，有时达 18m，棘刺较多，粗壮，幼枝密被褐锈色鳞片。【叶片】叶互生或近对生，无柄或几无柄；叶纸质，狭披针形或长圆状披针形，长 3~8cm，两端钝尖或基部近圆形，全缘，上面被星状柔毛，下面被白色鳞片，无星状毛。【花果】花小，淡黄色，先叶开放；总状花序短，腋生于小枝基部；花单性，雌雄异株；花被短筒状，先端 2 裂；雄花无梗，花序轴常脱落，雄蕊 4，2 枚与花萼片对生，2 枚与花萼片互生，花丝短；雌花单生，具短梗，花萼囊状，先端 2 齿裂，花柱丝状。果实肉质近球形或卵球形，直径 4~6mm。种子黑色或紫黑色，具光泽。【花果期】花期 4-5 月，果期 9-10 月。

分布区域 生于高山、河流两岸及草原上。分布于辽宁、河北、内蒙古、陕西、山西、甘肃、青海、四川等地。

采收加工 秋、冬二季果实成熟或冻硬时采收，除去杂质，干燥或蒸后干燥。

性味功用 酸、涩，温。健脾消食，止咳祛痰，活血散瘀。用于脾虚食少，食积腹痛，咳嗽痰多，胸痹心痛，瘀血经闭，跌打瘀肿。煎服，3~10g。

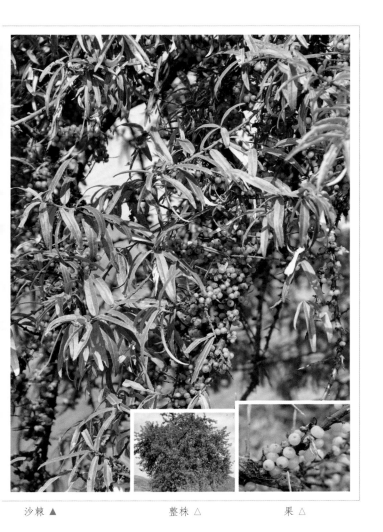

沙棘 ▲   整株 △   果 △

红芪

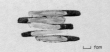

【植物别名】独根。

【植物基原】豆科植物多序岩黄芪 *Hedysarum polybotrys* Hand.-Mazz. 的干燥根。

识别要点 【植株】多年生草本，高 100~120cm。茎直立，丛生，多分枝，枝条无毛。【叶片】托叶披针形，合生至上部；叶长 5~9cm；小叶 11~19；小叶片卵形、卵状披针形或卵状长圆形，长 1.5~30mm，宽 4~15mm，下面被贴伏柔毛，上面无毛。【花果】总状花序腋生，高度一般不超出叶；花多数；苞片钻状披针形，等于或稍短于花梗，被柔毛；花萼斜宽钟状，被短柔毛，萼齿三角状钻形，下萼齿长；花冠淡黄色，旗瓣倒长卵形，翼瓣线形，等于或稍长于旗瓣，龙骨瓣长于旗瓣 2~3mm；子房被短柔毛。荚果 2~4 节，被短柔毛，节荚近圆形或宽卵形。【花果期】花期 7-8月，果期 8-9 月。

分布区域 生于海拔 1200~3200m 的山坡或灌丛、林缘等。分布于山西、甘肃、宁夏、湖北、四川。

采收加工 春、秋二季采挖，除去须根和根头，晒干。

性味功用 甘，微温。补气升阳，固表止汗，利水消肿，生津养血，行滞通痹，托毒排脓，敛疮生肌。用于气虚乏力，食少便溏，中气下陷，久泻脱肛，便血崩漏，表虚自汗，气虚水肿，内热消渴，血虚萎黄，半身不遂，痹痛麻木，痈疽难溃，久溃不敛。煎服，9~30g。炙红芪为红芪的炮制加工品。

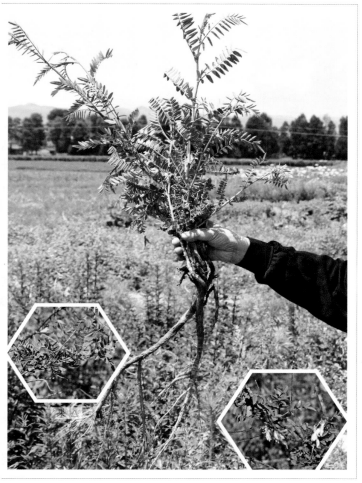

多序岩黄芪 ▲

花 △

补血药

当归

└─┘ 1cm

【植物别名】西当归、岷当归、云归。

【植物基原】伞形科植物当归 *Angelica sinensis* (Oliv.) Diels 的干燥根。

识别要点　【植株】多年生草本，高 0.4~1m。茎直立，带紫色，有明显的纵直槽纹，无毛。【叶片】叶为二至三回奇数羽状复叶，叶柄长 3~11cm，叶鞘膨大；叶片卵形，小叶 3 对，近叶柄的一对小叶柄长 5~15mm，近顶端的一对无柄，呈一至二回分裂，裂片边缘有缺刻。【花果】复伞形花序顶生，伞梗长短不等，基部有 2 枚线形总苞片或缺；小总苞片 2~4 枚，线形；每一小伞形花序有花 12~36 朵，小伞梗长 3~15mm，密被细柔毛；萼齿 5，细卵形；花瓣白色，稀紫红色，长卵形，先端狭尖略向内折；雄蕊 5；子房下位，花柱短，花柱基部圆锥形。双悬果椭圆形；分果有果棱 5 条，每棱槽有 1 个油管，接合面 2 个油管。【花果期】花期 7 月，果期 8-9 月。

分布区域　生于海拔 1800~2500m 的高寒阴湿地方。栽培于甘肃、四川、云南、湖北、陕西、贵州等地。

采收加工　秋末采挖，除去须根及泥沙，待水分稍蒸发后，捆成小把，上棚，用烟火慢慢熏干。

性味功用　甘、辛，温。补血活血，调经止痛，润肠通便。用于血虚萎黄，眩晕心悸，月经不调，经闭痛经，虚寒腹痛，风湿痹痛，跌仆损伤，痈疽疮疡，肠燥便秘。煎服，6~12g。酒当归活血通经。用于经闭痛经，风湿痹痛，跌仆损伤。

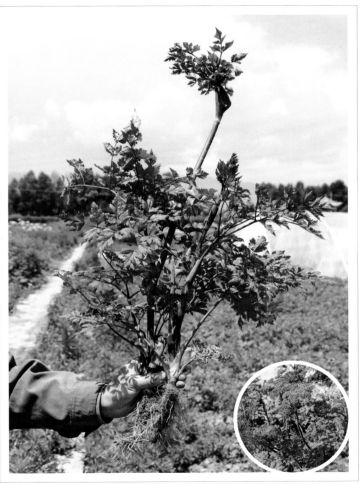

当归 ▲

花 △

白芍

1cm

【植物别名】赤芍。

【植物基原】毛茛科植物芍药 *Paeonia lactiflora* Pall. 的干燥根。

识别要点 【植株】多年生草本。根粗壮，黑褐色。茎无毛，基部具鳞片，高40~90cm。【叶片】下部茎生叶为二回三出复叶，上部为三出复叶；小叶狭卵形、椭圆形或披针形，先端渐尖，基部楔形或偏斜，边缘有白色骨质细齿，两面无毛；叶柄长5~9cm。【花果】花数朵，生茎顶和叶腋，直径9~13cm；萼片4，宽卵形或近圆形，长1~1.5cm；花瓣9~13，倒卵形，长3.5~6cm，白色，有时基部深紫色斑；雄蕊多数，花丝黄色；心皮通常3，无毛。蓇葖果，长2.5~3cm，顶端具喙。种子圆形，黑色。【花果期】花期5~6月，果熟期9月。

分布区域 生于山坡、山谷、灌木丛。分布于东北、华北及河南、山东、陕西。全国各地均有栽培。

采收加工 夏、秋二季采挖，洗净，除去头尾及细根，置沸水中煮后除去外皮或去皮后再煮，晒干。

性味功用 苦、酸，微寒。养血调经，敛阴止汗，柔肝止痛，平抑肝阳。用于血虚萎黄，月经不调，自汗，盗汗，胁痛，腹痛，四肢挛痛，头痛眩晕。煎服，6~15g。不宜与藜芦同用。

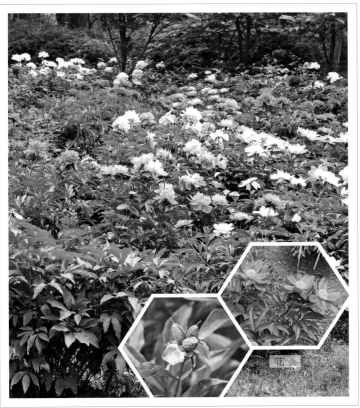

芍药 ▲ 　　　　　　　　　果 △

附注　芍药 *P. lactiflora* Pall. 的根直接晒干为赤芍，具有清热凉血、散瘀止痛的功效。

何首乌

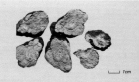

1cm

【植物别名】首乌。

【植物基原】蓼科植物何首乌 *Polygonum multiflorum* Thunb. 的干燥块根。

识别要点 【植株】多年生草本。块根肥大。茎缠绕，多分枝，下部稍木质化，上部较细，中空，无毛。【叶片】叶卵状心形，先端渐尖，基部心形或近心形，全缘，两面较粗糙，无毛。托叶鞘短筒状，膜质，常早落。【花果】花序圆锥状，顶生或腋生，开展；苞片卵形，中部绿色，边缘膜质透明，无毛；苞片内生白色小花 2~4 朵；花被 5 深裂，不等大，结果时外轮 3 片增大、肥厚，背部生宽翅，翅下延至花梗的节处；雄蕊 8，短于花被；花柱 3，柱头头状。瘦果三棱形，黑色，具光泽，包于宿存的花被内。【花果期】花期 6-9 月，果期 8-10 月。

分布区域 生于山坡、石缝、林下。分布于河北、河南、山东以及长江以南各省。

采收加工 秋、冬二季叶枯萎时采挖，削去两端，洗净，个大的切成块，干燥。

性味功用 苦、甘、涩，微温。制用：补益精血，固肾乌须。生用：解毒，消痈，截疟，润肠通便。用于疮痈，瘰疬，风疹瘙痒，久疟体虚，肠燥便秘。煎服，3~6g。

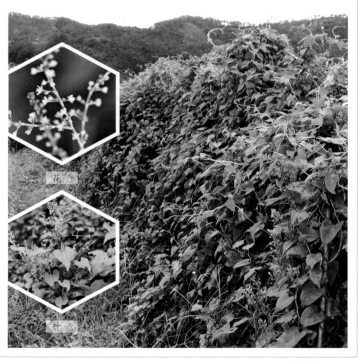

花 △

叶 △

何首乌 ▲

附注 首乌藤为蓼科植物何首乌 *Polygonum multiflorum* Thunb. 的干燥藤茎，具有养血安神、祛风通络的功效。制何首乌为何首乌的炮制加工品，具有补肝肾、益精血、乌须发、强筋骨的功效。

楮实子

【植物别名】野杨梅子。

【植物基原】桑科植物构树 *Broussonetia papyrifera* (L.) Vent. 的干燥成熟果实。

识别要点　【植株】落叶乔木。树皮暗灰色，平滑或浅裂。小枝粗壮，密生茸毛。【叶片】叶宽卵形或长圆状卵形，不裂或不规则的3~5深裂，叶缘具粗锯齿，上面具粗糙伏毛，下面被柔毛；叶长7~20cm，宽6~15cm；叶柄长2.5~8cm，密生柔毛。【花果】花单性，雌雄异株。雄花呈葇荑花序，腋生，长3~6cm，下垂，花被片4，基部结合，雄蕊4。雌花呈球形头状花序，直径1.2~1.8cm；雌花的苞片棒状，先端有毛；花被管状，顶端3~4齿裂；花柱侧生，丝状。聚花果球形，直径2~3cm，成熟时肉质，橘红色。【花果期】花期5~6月，果熟期9~10月。

分布区域　生于山地或平原，常为栽培。分布于河北、河南、山东、山西、江苏、安徽、浙江、江西、福建、台湾、湖北、湖南、广东、广西、陕西、甘肃、云南、贵州、四川。

采收加工　秋季果实成熟时采收，洗净，晒干，除去灰白色膜状宿萼和杂质。

性味功用　甘，寒。补肾，清肝，明目，利尿。用于肝肾不足，腰膝酸软，虚劳骨蒸，头晕目昏，目生翳膜，水肿胀满。煎服，6~12g。

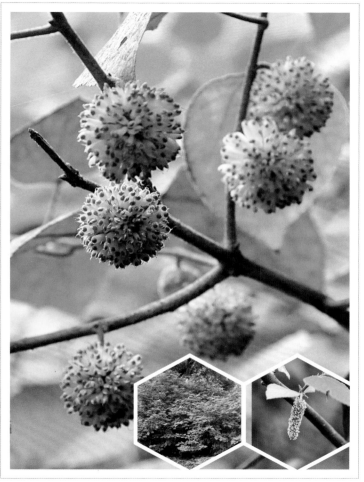

构树 ▲   整株 △   花 △

巫山淫羊藿

【植物基原】小檗科植物巫山淫羊藿 *Epimedium wushanense* T. S. Ying 的干燥叶。

识别要点 【植株】多年生常绿草本，高 50~80cm。根状茎结节状，粗短。【叶片】一回三出复叶基生和茎生；叶片革质，小叶披针形至狭披针形，先端渐尖或长渐尖，边缘具刺齿，基部心形，顶生小叶基部具均等的圆形裂片，侧生小叶基部的裂片偏斜；花茎具 2 枚对生叶。【花果】圆锥花序顶生，长 15~30cm，具多数花朵，花序轴无毛；花梗长 1~2cm，疏被腺毛或无毛；花淡黄色；萼片 2 轮，外萼片近圆形，内萼片阔椭圆形，先端钝；花瓣呈角状距，淡黄色，向内弯曲，基部浅杯状，有时基部带紫色；雄蕊长约 5mm；雌蕊长约 5mm，子房斜圆柱状，含胚珠 10~12 枚。蒴果长约 1.5cm。【花果期】花期 4-5 月，果期 5-6 月。

分布区域 生于海拔 300~1700m 的林下、灌丛、草丛或石缝中。分布于湖北、广西、四川、贵州。

采收加工 夏、秋季茎叶茂盛时采收，除去杂质，晒干或阴干。

性味功用 辛、甘，温。补肾阳，强筋骨，祛风湿。用于肾阳虚衰，阳痿遗精，筋骨痿软，风湿痹痛，麻木拘挛，绝经期眩晕。煎服，3~9g。

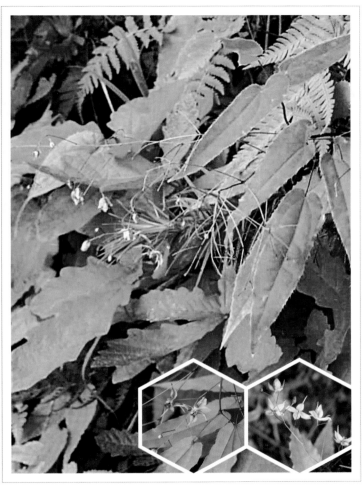

巫山淫羊藿 ▲   花枝 △   花 △

巴戟天

【植物别名】鸡肠风。

【植物基原】茜草科植物巴戟天 *Morinda officinalis* How 的干燥根。

识别要点 【植株】藤状灌木。根肉质肥厚，圆柱形，不规则地断续膨大，呈念珠状。小枝幼时被短粗毛，后变粗糙。【叶片】叶对生，叶片长圆形，长 6~10cm，先端急尖或短渐尖，基部钝或圆，上面被稀疏糙毛或无毛，下面沿中脉被粗短毛，脉腋内有短束毛。【花果】花序头状，3 至数个伞形排列于枝端；总花梗长 3~10mm，头状花序有花 2~10 朵；萼裂片三角形，不等大；花冠白色，肉质，长可达 7mm；裂片 4（3），长椭圆形，内弯；雄蕊 4；子房长约 1.5mm，花柱长约 0.6mm，2 深裂。核果近球形，熟时红色，小核有种子 4 粒。【花果期】花期 4-7 月，果期 6-11 月。

分布区域 生于山谷、溪边、山地林下。分布于福建、江西、广东、海南、广西等地。

采收加工 全年均可采挖，洗净，除去须根，晒至六七成干，轻轻捶扁，晒干。

性味功用 甘、辛，微温。补肾阳，强筋骨，祛风湿。用于阳痿遗精，宫冷不孕，月经不调，少腹冷痛，风湿痹痛，筋骨痿软。煎服，3~10g。

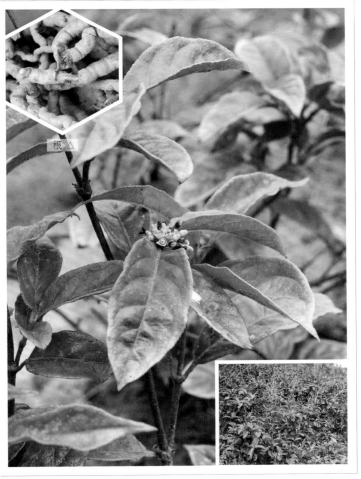

根 △

巴戟天 ▲

整株 △

仙茅

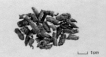

1cm

【植物别名】地棕。
【植物基原】石蒜科植物仙茅 *Curculigo orchioides* Gaertn 的干燥根茎。

识别要点 【植株】多年生草本。根茎向下直生，圆柱形，粗约1cm，肉质；须根常丛生，肉质，具环状横纹。地上茎不明显。【叶片】叶基生，3~6枚，披针形，长10~30cm，宽0.1~2.5cm，先端渐尖，基部下延成柄，柄基部扩大成鞘状，叶脉明显，两面疏生长柔毛，后渐光滑。【花果】花葶极短，隐藏于叶鞘内；花杂性，上部为雄花，下部为两性花；苞片披针形，膜质，被长柔毛；花黄色，下部花筒线形，上部6裂，裂片披针形，被长柔毛；雄蕊6枚，子房下位，被长柔毛，花柱细长，柱头棒状。浆果长矩圆形，稍肉质，先端呈喙状，被长柔毛。种子稍呈球形，亮黑色。【花果期】4~9月。

分布区域 生于海拔1600m的林下草地或荒坡上。分布于浙江、福建、江西、台湾、湖南、湖北、广东、广西、四川、贵州、云南等地。

采收加工 秋、冬二季采挖，除去根头和须根，洗净，干燥。

性味功用 辛，热；有毒。补肾阳，强筋骨，祛寒湿。用于阳痿精冷，筋骨痿软，腰膝冷痛，阳虚冷泻。煎服，3~10g。

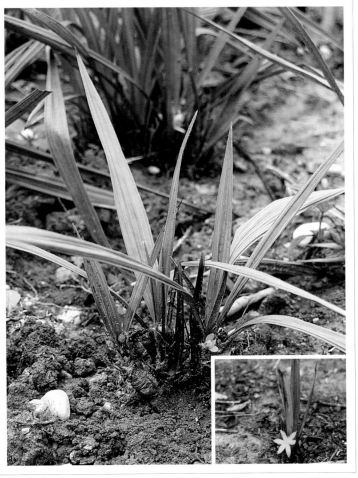

仙茅 ▲

花 △

杜仲

└─┘ 1cm

【植物别名】丝棉木、丝棉皮。

【植物基原】杜仲科植物杜仲 *Eucommia ulmoides* Oliv. 的干燥树皮。

识别要点　【植株】落叶乔木。高约 10m。树皮灰色，折断后有银白色橡胶丝。小枝无毛，枝具片状髓心。【叶片】单叶，互生，卵状椭圆形，长 6~16cm，宽 3~7cm，先端锐尖，基部宽楔形或圆形，边缘有锯齿，表面无毛，背面脉上有长柔毛，侧脉 6~9；叶柄长 1~2cm。【花果】雌雄异株，无花被。花常先叶开放，生于小枝基部。雄花具短梗，长约 9mm；雄蕊 4~10，花药线形，花丝极短。雌花具短梗，长约 8mm；子房狭长，顶端有 2 叉状花柱，1 室，胚珠 2。具翅小坚果，扁平，长 3~4cm。【花果期】花期 4~5 月，果期 9~10 月。

分布区域　生于山地林中或栽培。分布于陕西、甘肃、河南、湖北、湖南、四川、云南、贵州、浙江等地。

采收加工　4~6 月剥取，刮去粗皮，堆置"发汗"至内皮呈紫褐色，晒干。

性味功用　甘，温。补肝肾，强筋骨，安胎。用于肝肾不足，腰膝酸痛，筋骨无力，头晕目眩，妊娠漏血，胎动不安。煎服，6~10g。

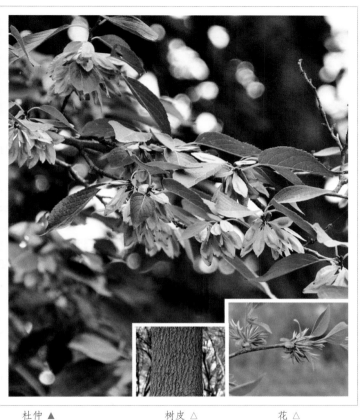

杜仲 ▲　　　　　　　　树皮 △　　　　　　　　花 △

附注　杜仲叶为杜仲的干燥叶，具有补肝肾、强筋骨的功效。

续断

└┘ 1cm

【植物别名】川断。

【植物基原】川续断科植物川续断 Dipsacus asper Wall.ex Henry 的干燥根。

识别要点　【植株】多年生草本。茎直立，多分枝，中空，有棱，茎上生细柔毛，棱上疏生刺毛。【叶片】基生叶具长柄，叶片羽状深裂，顶裂片卵形，较大，侧裂3~5对，矩圆形，边缘有粗锯齿；茎生叶对生，具短柄或无柄，中央裂片最大，椭圆形或宽披针形，顶端渐尖，两侧裂片1~2对，较小，边缘有粗锯齿，两面被短毛和刺毛。【花果】头状花序圆形；每花外有1苞片，倒卵形，顶端有尖头状长喙，被短毛；副萼具4钝齿，密生柔毛；萼浅盘状，4齿裂；花冠白色或浅黄色，基部为较短细筒，上部4裂，裂片2大2小，外被短毛；雄蕊4，着生于花冠筒上部，伸出花冠外；雌蕊1。瘦果椭圆状楔形，具4棱。【花果期】花期8-9月，果期9-10月。

分布区域　生于荒山、路旁、沟边、草地。分布于四川、湖南、湖北、贵州、云南、陕西、西藏等地。

采收加工　秋季采挖，除去根头及须根，用微火烘至半干，堆置"发汗"至内部变绿色时，再烘干。

性味功用　苦、辛，微温。补肝肾，强筋骨，续折伤，止血安胎。用于肝肾不足，腰膝酸软，风湿痹痛，跌仆损伤，筋伤骨折，崩漏，胎漏。酒续断多用于风湿痹痛，跌仆损伤，筋伤骨折。盐续断多用于腰膝酸软。煎服，9~15g。

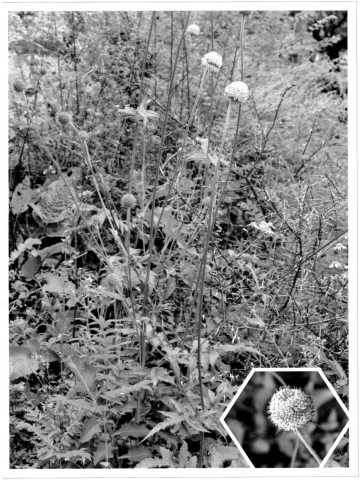

川续断 ▲   花 △

肉苁蓉

【植物别名】大芸、苁蓉。

【植物基原】列当科植物肉苁蓉 *Cistanche deserticola* Y. C. Ma 的干燥带鳞叶的肉质茎。

识别要点　【植株】多年生寄生草本。茎肉质，黄色，高10~45cm。【叶片】叶鳞片状，黄褐色，覆瓦状排列，卵形或卵状披针形，在下部排列较紧密。【花果】穗状花序，长5~20cm，密生多花；苞片卵状披针形，长1.5cm；小苞片2，狭披针形，与萼近等长；花萼钟状，5浅裂，裂片近圆形；花冠近唇形，顶端5裂，裂片蓝紫色，筒部白色，筒内面离轴方向具2条突起的黄色纵纹；雄蕊4，花丝基部和花药上被毛；丁字形侧膜胎座，4室。蒴果椭圆形，2裂，花柱宿存。【花果期】花期5~6月，果期6~8月。

分布区域　生于荒漠中，寄生在藜科植物梭梭 *Haloxylon ammodendron* Bge. 的根上。分布于内蒙古、陕西、甘肃、宁夏、青海、新疆。

采收加工　多于春季苗刚出土时或秋季冻土之前采挖，除去茎尖，切段，晒干。

性味功用　甘、咸，温。补肾阳，益精血，润肠通便。用于肾阳不足，精血亏虚，阳痿不孕，腰膝酸软，筋骨无力，肠燥便秘。煎服，6~9g。

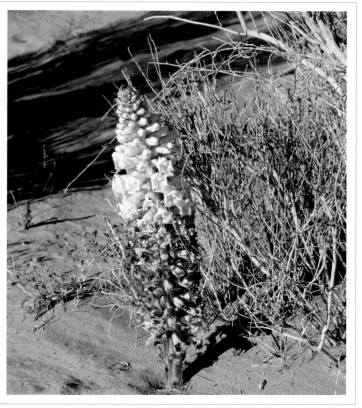

肉苁蓉 ▲

附注　列当科植物管花肉苁蓉 *C. tubulosa* (Schrenk) Wight 的干燥带鳞
叶的肉质茎同等入药。

淫羊藿

└─┘ 1cm

【植物别名】心叶淫羊藿、三支九叶草。

【植物基原】小檗科植物淫羊藿 *Epimedium brevicornu* Maxim. 的干燥叶。

识别要点　【植株】多年生草本，高 30~40cm。茎直立，有棱。【叶片】通常无基生叶；茎生叶 2，生于茎顶，二回三出复叶，小叶 9，小叶片宽卵形或近圆形，先端宽阔锐尖，边缘有锯齿，齿缘黄色，基部深心形，侧生小叶不对称，外侧有小尖头，上面绿色，无毛，有光泽，下面灰绿色，疏生直立短毛，主脉上尤为明显。【花果】顶生聚伞状圆锥花序，花序轴及花梗被腺毛；花梗基部有苞片，卵状披针形，膜质；花通常白色，直径约 8mm；花萼 8，内轮萼片 4，卵状长圆形，外轮萼片 4，卵形；花瓣 4，距短于内轮萼片；雄蕊 4；雌蕊 1，花柱长。蓇葖果纺锤形。【花果期】花期 6-7 月，果期 8 月。

分布区域　生于山谷林下、山坡灌丛或山沟阴湿处。分布于全国大部分地区。

采收加工　夏、秋季茎叶茂盛时采收，晒干或阴干。

性味功用　辛、甘，温。补肾阳，强筋骨，祛风湿。用于肾阳虚衰阳痿遗精，筋骨痿软，风湿痹痛，麻木拘挛。煎服，3~10g。

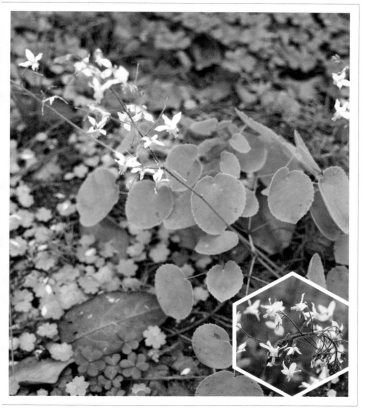

淫羊藿 ▲   花 △

附注 小檗科植物箭叶淫羊藿 *E. sagittatum* (Sieb. et Zucc.) Maxim.、
柔毛淫羊藿 *E. pubescens* Maxim. 或朝鲜淫羊藿 *E. koreanum* Nakai 的
干燥叶同等入药。

锁阳

└─┘ 1cm

【植物别名】锈铁棒。

【植物基原】锁阳科植物锁阳 *Cynomorium songaricum* Rupr. 的干燥肉质茎

识别要点 【植株】多年生寄生草本，无叶绿素，高10~100cm。【茎】茎圆柱状，暗紫红色，有散生鳞片，基部膨大，埋藏于土中。【花果】穗状花序生于茎顶，棒状、矩圆形或狭椭圆形，长5~12cm，直径2~4cm，生密集的花和鳞片状苞片；花杂性，暗紫色有香气；雄花花被裂片1~6条，条形；长3~5mm；雄蕊1，长于花被，退化雌蕊不显著或有时呈倒卵状白色突起；雌花花被片椎状，长1~3mm；子房下位或半下位，1室，花柱棒状。坚果球形很小。【花期】6-7月。

分布区域 生于干燥多沙的地区。分布于内蒙古、宁夏、甘肃、陕西、青海、新疆等地。

采收加工 春季采挖，除去花序，切段，晒干。

性味功用 甘，温。补肾阳，益精血，润肠通便。用于肾阳不足，精血亏虚，腰膝痿软，阳痿滑精，宫冷不孕，肠燥便秘。煎服，5~10g。

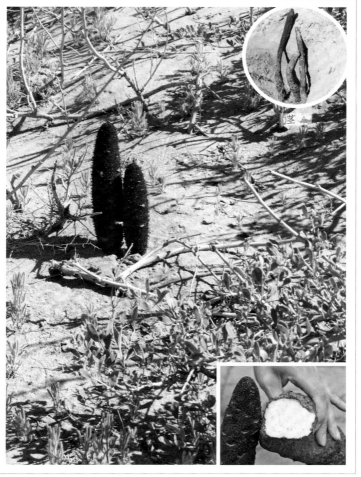

茎 △

锁阳 ▲   茎（横切面） △

补骨脂

1cm

【植物别名】破故纸、川故子。

【植物基原】豆科植物补骨脂 *Psoralea corylifolia* L. 的干燥成熟果实。

识别要点　【植株】一年生草本，高 0.5~1.5m。全株被白色柔毛及黑棕色腺点。茎直立，具纵棱。【叶片】单叶互生；托叶成对，三角状披针形；叶片阔卵形或三角状卵形，长 4~11cm，先端圆形或钝，基部微心形、斜心形或截形，边缘具稀疏不规则的粗齿，两面均具黑色腺点，叶脉及缘处有毛。【花果】花多数，生于叶腋，密集成穗状总状花序；花较小，长 3~5mm；花梗短，花萼淡黄褐色，与花冠几等长，基部连合成钟状，萼齿 5；蝶形花冠，淡紫色或黄色，旗瓣阔倒卵形，翼瓣阔线形，龙骨瓣矩圆形，先端钝；雄蕊 10，连成一体；子房倒卵形或线形。荚果椭圆状肾形，成熟后黑色，种子 1，与果皮粘贴。【花果期】花期 7~8 月，果期 9~10 月。

分布区域　生长于山坡、溪边或田边，各地多栽培。分布于河南、山西、安徽、江西、陕西、四川、贵州、云南等地。

采收加工　秋季果实成熟时采收果序，晒干，搓出果实，除去杂质。

性味功用　辛、苦，温。温肾助阳，固精缩尿，纳气平喘，温脾止泻；外用消风祛斑。用于肾阳不足，阳痿遗精，遗尿尿频，腰膝冷痛，肾虚作喘，五更泄泻；外用治白癜风，斑秃。煎服，6~10g。

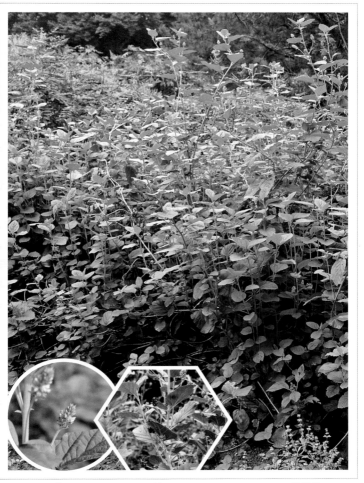

花 △ 　　　　　　果 △ 　　　　　　　　　补骨脂 ▲

益智

【植物别名】益智仁。

【植物基原】姜科植物益智 *Alpinia oxyphylla* Miq. 的干燥成熟果实。

识别要点 【植株】多年生丛生草本，高 1.5~2.2m，全株有辛辣味。茎直立。【叶片】叶 2 列；叶柄短；叶舌膜质，棕色，2 裂；叶片宽披针形，长 20~35cm，先端渐尖，基部宽楔形，边缘有细锯齿和脱落性的小刚毛，上面深绿色，下面淡绿色，两面无毛。【花果】总状花序顶生，直立，在花蕾时包藏于鞘状的苞片内；苞片膜质，棕色；花萼管状；花冠管与花萼管几等长，裂片 3，长圆形；唇瓣倒卵形，粉红色，并有红色条纹，先端 3 浅裂；退化雄蕊锥状；雄蕊 1，花丝扁平，线形；子房下位，卵圆形，密被茸毛。蒴果椭圆形，果皮上有明显的纵向维管束条纹，果熟时黄绿色。【花果期】花期 1~3 月，果期 3~6 月。

分布区域 生于林下阴处。分布于广东和海南。此外，福建、广西、云南有栽培。

采收加工 夏、秋间果实由绿变红时采收，晒干或低温干燥。

性味功用 辛，温。暖肾固精缩尿，温脾止泻摄唾。用于肾虚遗尿，小便频数，遗精白浊，脾寒泄泻，腹中冷痛，口多涎唾。煎服，3~10g。

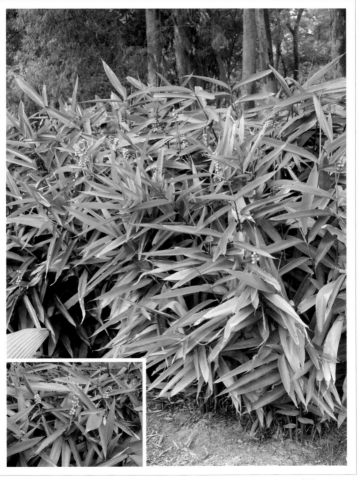

果 △

益智 ▲

菟丝子

└─┘ 1cm

【植物别名】女萝、金线藤。
【植物基原】旋花科植物南方菟丝子 *Cuscuta australis* R. Br. 的干燥成熟种子

识别要点 【植株】茎黄色，纤细，径约 1mm。【叶片】无叶片。
【花果】花序侧生，少花至多花集成聚伞状团伞花序；苞片及小
苞片鳞片状。花梗长 1~2.5mm；花萼杯状，萼片 3~5，长圆形或
近圆形；花冠白或乳白色，杯状，裂片卵形或长圆形，与花冠筒
近等长，直伸；雄蕊生于花冠裂片间弯缺处，短于裂片，鳞片短
于花冠筒，2 裂，具小流苏；花柱 2，等长或不等长，柱头球形。
蒴果扁球形，径 3~4mm，下部为宿存花冠所包，不规则开裂。种
子 4，卵圆形，粗糙。【花果期】花期 7~8 月，果期 8~9 月。

分布区域 生于海拔 100~2000m 的田野及路边，寄生于豆科、菊
科蒿属、马鞭草科牡荆属植物上。分布于辽宁、河北、河南、山东、
江苏、安徽、浙江、福建、台湾、江西、湖北、湖南、广东、云南、
贵州、四川、陕西、宁夏、新疆。

采收加工 秋季果实成熟时采收植株，晒干，打下种子，除去杂质。

性味功用 辛、甘，平。补益肝肾，固精缩尿，安胎，明目，止泻；
外用消风祛斑。用于肝肾不足，腰膝酸软，阳痿遗精，遗尿尿频，
宫冷不孕，肾虚胎漏，胎动不安，目昏耳鸣，脾肾虚泻；外治白癜风。
煎服，6~12g。外用适量。

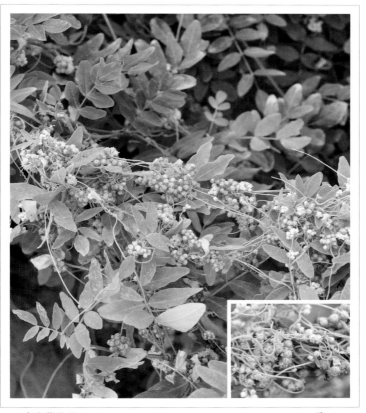

南方菟丝子 ▲   果 △

附注　旋花科植物菟丝子 *C. chinensis* Lam. 的干燥成熟种子同等入药。

沙苑子

【植物别名】蔓黄芪。

【植物基原】豆科植物扁茎黄芪 *Astragalus complanatus* R. Br. 的干燥成熟种子。

识别要点 【植株】多年生草本。茎丛生，稍扁，常平卧，长1m以上，有白色柔毛。【叶片】奇数羽状复叶；托叶披针形，与叶柄离生；小叶9~21，椭圆形或卵状椭圆形，长7~20mm，先端钝圆，基部圆形，上面无毛，下面有白色短柔毛。【花果】总状花序，腋生，有3~7朵花。苞片锥形，萼下有小苞片2。萼钟状，长5~7mm，有黑色和白色短硬毛；萼齿披针形，与萼筒近等长。花冠白色或带淡紫色，长8~11mm。旗瓣近圆形，先端凹，基部有短爪。荚果纺锤形，或长圆状，长2~3.5cm，膨胀，背腹扁，先端有尖喙。【花果期】花期7~8月，果期8~10月。

分布区域 生于山坡、草地及路旁。分布于吉林、辽宁、河北、山西、内蒙古、陕西、宁夏、甘肃。

采收加工 秋末冬初果实成熟尚未开裂时采割植株，晒干，打下种子，除去杂质，晒干。

性味功用 甘，温。补肾助阳，固精缩尿，养肝明目。用于肾虚腰痛，遗精早泄，遗尿尿频，白浊带下，眩晕，目暗昏花。煎服，9~15g。

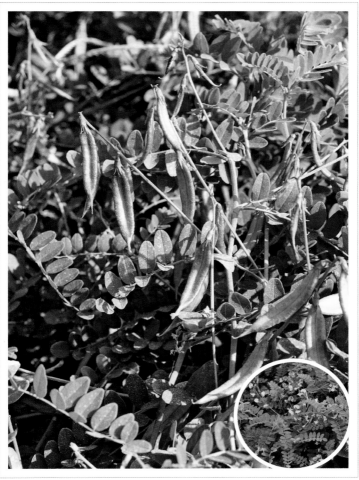

扁茎黄芪 ▲   花 △

冬虫夏草

【植物别名】虫草、冬虫草。

【植物基原】麦角菌科真菌冬虫夏草菌 *Cordyceps sinensis* (BerK.) Sacc. 寄生在蝙蝠蛾科昆虫幼虫上的子座及幼虫尸体的复合体。

识别要点　【子实体】子囊菌的子实体从寄主幼虫的头部生出，通常单一，偶有 2~3 个者，呈细长棒球棍状，全长 4~11cm，下面不育柄部分长 3~8cm，上面膨大部分为子座，近圆筒形，表面灰棕色，长 1.5~3.5cm，直径 2~4mm，幼时内部中间充塞，成熟后中空。

分布区域　寄生在生于海拔 3000~4200m 高山草甸地带鳞翅目幼虫上。分布于甘肃、青海、四川、云南、西藏等地。

采收加工　夏初子座出土、孢子未发散时挖取，晒至六七成干，除去似纤维状的附着物及杂质，晒干或低温干燥。

性味功用　甘，平。补肾益肺，止血化痰。用于肾虚精亏，阳痿遗精，腰膝酸痛，久咳虚喘，劳嗽咯血。煎汤或炖服，3~9g。也可入丸、散。

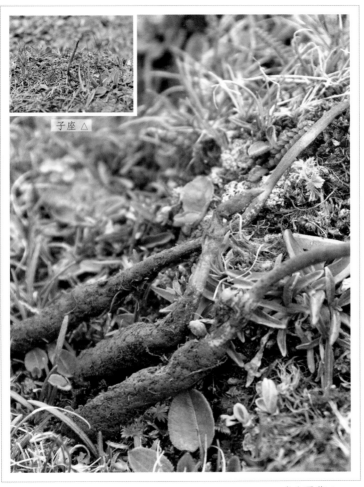

子座 △

冬虫夏草 ▲

胡芦巴

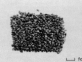

└─┘ 1cm

【植物别名】芦巴子、香豆子。

【植物基原】豆科植物胡芦巴 *Trigonella foenum-graecum* L. 的干燥成熟种子。

识别要点　【植株】一年生草本，高 40~80cm，全株有香气。茎直立，中空，多丛生，被疏毛。【叶片】叶互生，三出羽状复叶，具柄；托叶与叶柄相连合，宽三角形；小叶柄短，小叶片长卵形或卵状披针形，长 1~3.5cm，先端钝圆，基部楔形，上部边缘有锯齿，下部全缘，两面均生疏柔毛。【花果】花 1~2 朵生于叶腋，无梗，淡黄白色或白色；花萼筒状，萼齿披针形；花冠蝶形，基部稍带堇色，旗瓣长圆形，翼瓣狭长圆形，龙骨瓣长方倒卵形；雄蕊 10，不等长，9 枚合生成束，1 枚分离；子房线形，花柱不明显；柱头小，向一侧稍弯。荚果条状圆筒形，长 5.5~11cm，先端呈尾状。种子 10~20，长圆形。【花果期】花期 4-7 月，果期 7-9 月。

分布区域　喜生于温和气候，耐干旱，肥沃和排水良好的土壤中。分布于东北、河北、河南、安徽、浙江、湖北、广东、广西、陕西、甘肃、新疆、四川、贵州、云南等地。多为栽培植物。

采收加工　夏季果实成熟时采割植株，晒干，打下种子，除去杂质。

性味功用　苦。温。温肾助阳，祛寒止痛。用于肾阳不足，下元虚冷，寒疝腹痛，足膝冷痛，寒湿脚气。煎服，5~10g。

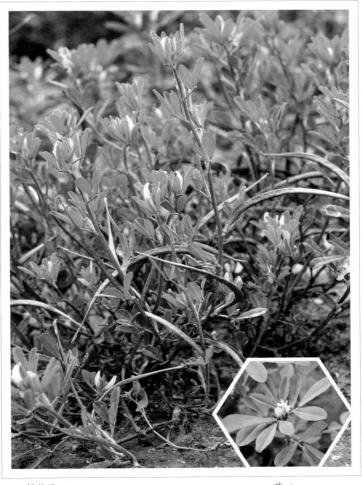

胡芦巴 ▲   花 △

南沙参

【植物别名】杏叶沙参。

【植物基原】桔梗科植物沙参 *Adenophora stricta* Miq. 的干燥根。

识别要点　【植株】茎单一，高 40~80cm，具短硬毛或柔毛，稀无毛。【叶片】基生叶心形；茎生叶无柄或具有翅短柄；叶片椭圆形或狭卵形，长 3~11cm，有稀疏短硬毛、粗毛或无毛，基部楔形，先端短渐尖或急尖。【花果】假总状花序或花序基部分枝形成狭圆锥花序，偶尔为圆锥花序，顶生；花梗短，长小于 5mm。花萼常被柔毛或疣状毛，较少无毛；萼管倒卵形，较少倒卵状圆锥形；萼裂片锥形，较少线状披针形，全缘。花冠宽钟形，蓝色或紫色，无毛，或外表面沿脉被毛；花冠裂片，三角状卵形，长为花冠的 1/3。花盘短管状。花柱长于花冠，稀较短。蒴果圆锥状球形。种子棕黄色，略扁。【花果期】花期 7-9 月，果期 8-10 月。

分布区域　生于海拔 3300m 以下的山坡阳面草丛、林缘草地、路边、岩缝。分布于陕西、甘肃、河南、湖北、湖南、江西、江苏、安徽、浙江、福建、广西、云南、贵州、重庆、四川。

采收加工　春、秋二季采挖，除去须根，洗后趁鲜刮去粗皮，洗净，干燥。

性味功用　甘，微寒。养阴清肺，益胃生津，化痰，益气。用于肺热燥咳，阴虚劳嗽，干咳痰黏，胃阴不足，食少呕吐，气阴不足，烦热口干。煎服，9~15g。不宜与藜芦同用。

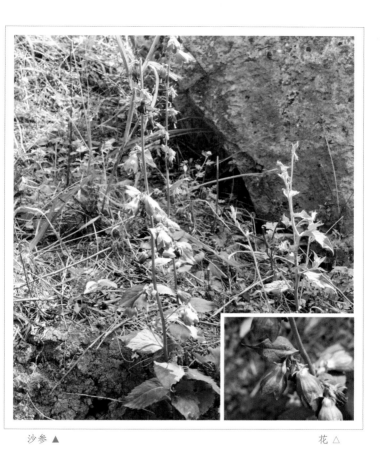

沙参 ▲   花 △

附注　桔梗科植物轮叶沙参 *A. tetraphylla* (Thunb.) Fisch. 的干燥根同等入药。

百合

⌐ 1cm

【植物别名】山百合。

【植物基原】百合科植物卷丹 *Lilium lancifolium* Thunb. 的干燥肉质鳞叶。

识别要点　【植株】多年生草本。鳞茎宽卵状球形，白色，鳞片叶宽卵形。茎直立，常带紫色条纹，具白色绵毛。【叶片】叶互生，长圆状披针形或披针形，两面近无毛，先端具白毛，叶缘具乳头状突起，具5~7脉，上部叶腋具珠芽。【花果】花3~6朵或更多，苞片叶状，卵状披针形；花下垂，花被片披针形，反卷，橙红色，具紫黑色斑点，蜜腺两边具乳头状突起；雄蕊6，向四面开张，淡红色；子房圆柱形；柱头膨大，3裂。蒴果，狭长卵形，长3~4cm。【花果期】花期7-8月，果期8-10月。

分布区域　生于林缘路旁、山坡草地。分布于河北、河南、山西、甘肃、陕西、青海、山东、江苏、安徽、浙江、江西、湖北、湖南、广西、四川。

采收加工　秋季采挖，洗净，剥取鳞叶，置沸水中略烫，干燥。

性味功用　甘，寒。养阴润肺，清心安神。用于阴虚燥咳，劳嗽咳血，虚烦惊悸，失眠多梦，精神恍惚。煎服，6~12g。

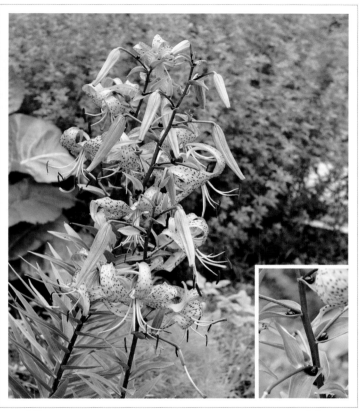

卷丹 ▲   珠芽 △

附注　百合科植物百合 *L. brownii* F. E. Brown var. *viridulum* Baker 或
细叶百合 *L. pumilum* DC. 的干燥肉质鳞叶同等入药。

山麦冬

【植物别名】麦门冬、麦冬、土麦冬。

【植物基原】百合科植物湖北麦冬 *Liriope spicata* Lour. var. *prolifera* Y. T. Ma 的干燥块根。

识别要点　【植株】多年生草本。根近末端常膨大成矩圆形、椭圆形或纺锤形的肉质块根。根状茎匍匐。【叶片】叶背面绿灰色；叶片线状，长 25~60cm；具 5 脉，在叶背面明显；叶柄有膜质鞘。【花果】花葶通常长 25~65cm。花序长 6~15（~20）cm，花多数；苞片披针形，花序基部的苞片长 5~6mm。花常 3~5 朵簇生，花梗长约 4mm；花被片淡紫色或淡蓝色，近椭圆形。花丝长约 2mm，花药长约 2mm，花柱长约 2mm；柱头与花柱等宽。种子近球形。【花果期】花期 5-7 月，果期 8-10 月。

分布区域　生于海拔 1800m 以下的山地林下或潮湿处。除东北、内蒙古、新疆、青海、西藏之外，全国各地有广泛分布和栽培。

采收加工　夏初采挖，洗净，反复曝晒、堆置，至近干，除去须根，干燥。

性味功用　甘、微苦，微寒。养阴生津，润肺清心。用于肺燥干咳，阴虚劳嗽，喉痹咽痛，津伤口渴，内热消渴，心烦失眠，肠燥便秘。煎服，9~15g。

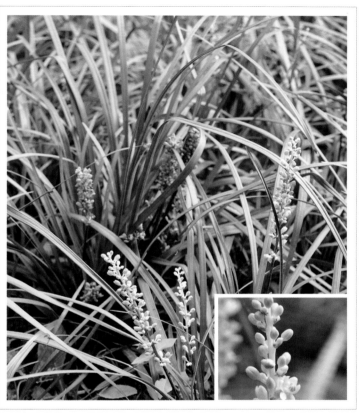

湖北麦冬 ▲ 花 △

附注 短葶山麦冬 *Liriope muscari* (Decne.) Baily 的干燥块根也作山麦冬入药。

天冬

└─┘ 1cm

【植物别名】小叶青、乳薯。

【植物基原】百合科植物天冬 *Asparagus cochinchinensis* (Lour.) Merr. 的干燥块根。

识别要点　【植株】多年生攀缘草本，全体光滑无毛。根稍肉质，于中部或近末端纺锤状或长椭圆状膨大。【叶片】叶状枝常 3 枚成簇，生于叶腋，扁平或略呈锐三角形，镰刀状。叶鳞片状，顶端长尖，基部具硬刺，茎上的刺长约 3mm，而在分枝上刺较短或不明显。【花果】雌雄异株，花常 2 朵腋生，淡绿色、黄白色或白色；花梗长 2~6mm；雄花花被片 6，雄蕊稍短于花被，花丝不贴生于花被片上；雌花与雄花等大，具 6 枚退化雄蕊，子房上位，柱头 3 裂。浆果球形，成熟时红色，具种子 1 枚。【花果期】花期 5~6 月，果期 10~12 月。

分布区域　生于山坡、路旁和林下。分布于除东北、西北外的大部分地区。

采收加工　秋、冬二季采挖，洗净，除去茎基和须根，置沸水中煮或蒸至透心，趁热除去外皮，洗净，干燥。

性味功用　甘、苦，寒。养阴润燥，清肺生津。用于肺燥干咳，顿咳痰黏，腰膝酸痛，骨蒸潮热，内热消渴，热病津伤，咽干口渴，肠燥便秘。煎服，6~12g。

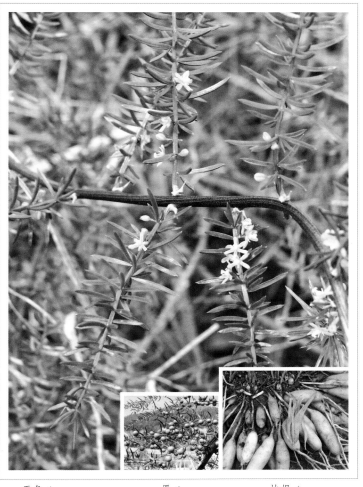

天冬 ▲ 果 △ 块根 △

石斛

`___` 1cm

【植物基原】兰科植物金钗石斛 *Dendrobium nobile* Lindl. 的栽培品的新鲜或干燥茎。

识别要点 【植株】多年生草本。茎丛生，直立，稍扁，黄绿色，茎节明显。【叶片】叶近革质，长圆形，长 6~11cm，宽 1~3cm，顶端 2 圆裂。【花】总状花序，生于节上，常具 2~3 朵花；苞片膜质；花白色，带淡紫色顶缘，下垂；萼片长，圆形，顶端略钝；萼囊短而钝，长约 5mm；花瓣椭圆形，与萼片等大，顶端钝；唇瓣宽卵状长圆形，比萼片略短，宽达 2.8cm，具短爪，两面被毛，上面具 1 个紫褐色斑点；合蕊柱具紫色条纹，狭长，半圆筒状。【花期】5-6 月。

分布区域 附生于高山的树干上或岩石上。分布于湖北、台湾、广东、广西、四川、贵州、云南等地。

采收加工 全年均可采收，鲜用者除去根及泥沙；干用者采收后，除去杂质，用开水略烫或烘软，再边搓边烘晒，至叶鞘搓净，干燥。

性味功用 甘，微寒。益胃生津，滋阴清热。用于热病津伤，口干烦渴，胃阴不足，食少干呕，病后虚热不退，阴虚火旺，骨蒸劳热，目暗不明，筋骨痿软。煎服，6~12g，鲜品 15~30g。

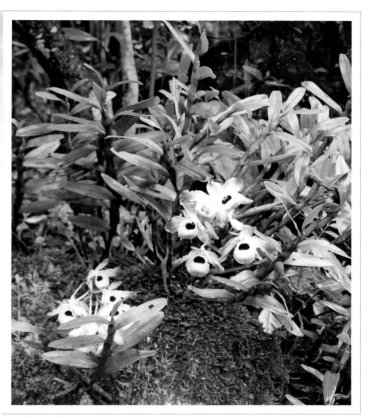

金钗石斛 ▲

附注　兰科植物鼓槌石斛 *D. chrysotoxum* Lindl. 或流苏石斛 *D. fimbriatum* Hook. 的栽培品及其同属植物近似种的新鲜或干燥茎同等入药。

玉竹

└─┘ 1cm

【植物别名】地管子、铃铛菜。

【植物基原】百合科植物玉竹 *Polygonatum odoratum* (Mill.) Druce 的干燥根茎。

识别要点　【植株】多年生草本。根状茎圆柱形，具节。【叶片】茎直立，具 7~12 枚叶；叶互生，椭圆形或卵状长圆形，近无柄，先端钝，全缘，两面无毛，下面带灰白色，有时仅在下面脉上呈乳头状粗糙。【花果】花腋生，具 1~4 朵花，最多可达 8 朵；花白色至黄绿色；花被筒钟形，先端 6 裂；雄蕊 6，着生于花被筒中部；子房长 3~4mm，3 室，柱头 3 裂。浆果，球形，熟时蓝黑色，具 7~9 粒种子。【花果期】花期 6-7 月，果期 7-9 月。

分布区域　生于林下、林缘、山坡灌丛中。分布于东北、河北、山西、内蒙古、陕西、甘肃、青海、河南、湖北、湖南、江西、山东、安徽、江苏、浙江、台湾。

采收加工　秋季采挖，除去须根，洗净，晒至柔软后，反复揉搓、晾晒至无硬心，晒干；或蒸透后，揉至半透明，晒干。

性味功用　甘，微寒。养阴润燥，生津止渴。用于肺胃阴伤，燥热咳嗽，咽干口渴，内热消渴。煎服，6~12g。

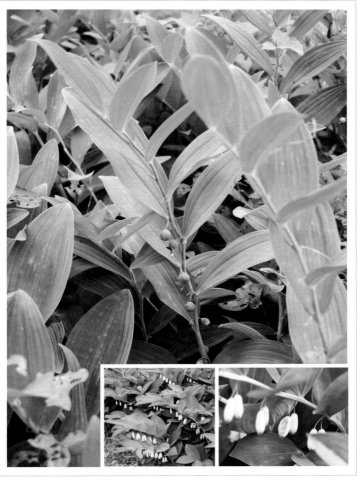

玉竹 ▲   花 △

黄精

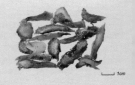

1cm

【植物别名】鸡头黄精。

【植物基原】百合科植物黄精 *Polygonatum sibiricum* Red. 的干燥根茎。

识别要点　【植株】多年生草本。根状茎圆柱形，节部膨大，横生。茎圆柱形，直立，常不分枝。【叶片】叶无柄，4~6 枚轮生，稀见 5、7 枚轮生；叶为线状披针形，先端拳卷或弯曲成钩。【花果】花序常具 2~4 朵花，似伞形；总花柄长 1~2cm，花柄长 4~10mm，俯垂；苞片位于花柄基部，膜质，线状披针形，具 1 脉；花乳白色至淡黄色，长 9~12mm，下垂，花被愈合成筒状，上端具齿；雄蕊 6；柱头具白毛。浆果，球形，成熟时黑色。【花果期】花期 5-6 月，果期 7-8 月。

分布区域　生于林下、灌丛、沟边。分布于黑龙江、吉林、辽宁、河北、河南、内蒙古、陕西、宁夏、甘肃、山东、安徽、江苏等地。

采收加工　春、秋二季采挖，除去须根，洗净，置沸水中略烫或蒸至透心，干燥。

性味功用　甘，平。补气养阴，健脾，润肺，益肾。用于脾胃气虚，体倦乏力，胃阴不足，口干食少，肺虚燥咳，劳嗽咳血，精血不足，腰膝酸软，须发早白，内热消渴。煎服，9~15g。

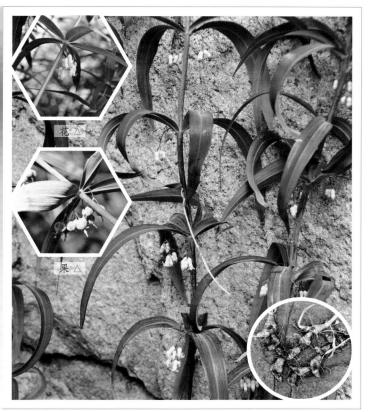

花 △

果 △

黄精 ▲   根茎 △

附注　百合科植物滇黄精 *P. kingianum* Coll. et Hemsl. 或多花黄精 *P. cyrtonema* Hua 的干燥根茎同等入药。

明党参

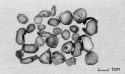

【植物别名】山萝卜、粉沙参。

【植物基原】伞形科植物明党参 *Changium smyrnioides* Wolff 的干燥根。

识别要点　【植株】多年生草本，高 60~100cm。根肥厚，圆柱形或粗短纺锤形。茎直立，上部分枝。【叶片】基生叶有长柄，柄长 30~35cm，基部扩大呈鞘状而抱茎，叶为二至三回三出复叶，第二回分裂具 3~4 对羽状小叶片，小裂片披针形；茎上部的叶缩小呈鳞片状或叶鞘状。【花果】复伞形花序，伞辐 6~10，无总苞片；小总苞片数个，钻形；小伞形花序有花 10~15，侧枝花序雌蕊常不发育；花白色，萼齿小；花瓣 5，卵状披针形，有一明显紫色中脉，顶端尖锐，内折，凹入；雄蕊 5；子房下位。双悬果近圆形或卵状长圆形而扁。果棱不明显，分果侧面扁，果棱槽有油管 3，合生面有油管 2。【花果期】花期 4–5 月，果期 5–6 月。

分布区域　生于山坡肥沃处和岩石缝中。分布于江苏、安徽、浙江。

采收加工　4–5 月采挖，除去须根，洗净，置沸水中煮至无白心，取出，刮去外皮，漂洗，干燥。

性味功用　甘、微苦，微寒。润肺化痰，养阴和胃，平肝，解毒。用于肺热咳嗽，呕吐反胃，食少口干，目赤眩晕，疗毒疮疡。煎服，6~12g。

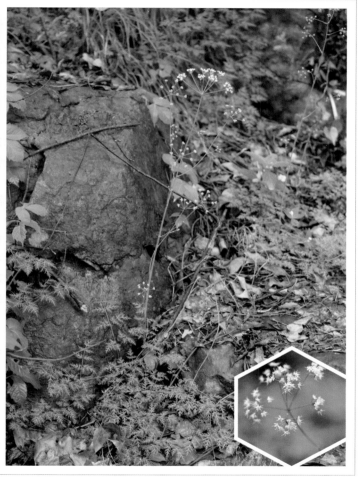

明党参 ▲   花 △

枸杞子

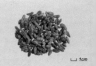

└─┘ 1cm

【植物别名】中宁枸杞。

【植物基原】茄科植物宁夏枸杞 *Lycium barbarum* L. 的干燥成熟果实。

识别要点　【植株】落叶灌木。高可达 2.5m。分枝细密，灰白色或灰黄色，无毛而微有光泽，植物体具刺。【叶片】叶互生或数片丛生于短枝上；叶片为长椭圆状披针形或卵状长圆形，叶基楔形并下延成柄，全缘。【花果】花在枝上 1~2 朵生于叶腋，在短枝上 2~6 朵同叶簇生；花萼钟状，通常 2 中裂；花冠漏斗状，粉红色或紫红色，5 裂，裂片无缘毛；雄蕊 5，花丝基部密生茸毛。浆果，卵形或长圆形，红色。种子多数，肾形，棕黄色，长约 2mm。【花果期】花期 5~9 月，果期 6~10 月。

分布区域　生于山坡、渠畔。分布于河北、内蒙古、山西、陕西、甘肃、宁夏、青海、新疆。宁夏有大量栽培。

采收加工　夏、秋二季果实呈红色时采收，热风烘干，除去果梗，或晾至皮皱后，晒干，除去果梗。

性味功用　甘，平。滋补肝肾，益精明目。用于虚劳精亏，腰膝酸痛，眩晕耳鸣，内热消渴，血虚萎黄，目昏不明。煎服，6~12g。

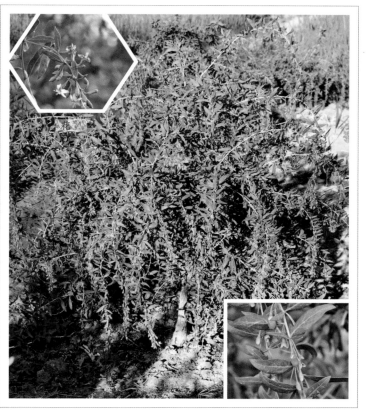

宁夏枸杞 ▲   果 △

附注 植物宁夏枸杞的干燥根皮为地骨皮，具有凉血除蒸、清肺降火的功效。

墨旱莲

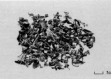

1cm

【植物别名】旱莲草。
【植物基原】菊科植物鳢肠 *Eclipta prostrata* L. 的干燥地上部分。

识别要点　【植株】一年生草本。高达 60cm。茎细弱，斜上或近直立，通常自基部分枝，被贴生糙毛，具淡黑色汁液。【叶片】叶长圆状披针形或披针形，长 3~10cm，宽 0.5~2cm，先端尖或渐尖，全缘或有细锯齿，两面密被硬糙毛；近无叶柄。【花果】头状花序，单生，直径 6~8mm。总苞球状钟形；总苞片绿色，草质，5~6 个排成 2 层，长圆形或长圆状披针形。外围舌状花雌性，2 层，白色，舌片小，全缘或 2 裂；中央管状花两性，白色，顶端 4 齿裂；花柱分枝钝，有乳头状突起。管状花瘦果三棱状，舌状花瘦果扁四棱形，表面有疣状突起，无冠毛。【花果期】6~9 月。

分布区域　生于路旁、湿地、沟边或田间。分布于全国大部分地区。

采收加工　花开时采割，晒干。

性味功用　甘、酸，寒。滋补肝肾，凉血止血。用于肝肾阴虚，牙齿松动，须发早白，眩晕耳鸣，腰膝酸软，阴虚血热，吐血，衄血，尿血，血痢，崩漏下血，外伤出血。煎服，6~12g。

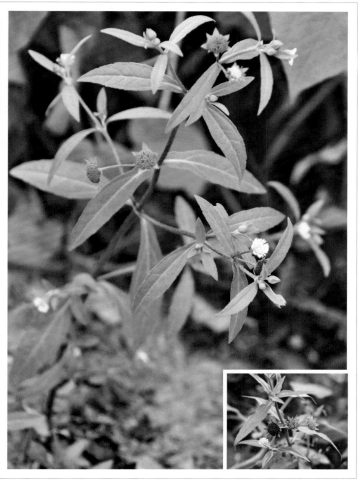

鳢肠 ▲   果 △

女贞子

├─── 1cm

【植物别名】冬青、蜡树。

【植物基原】木樨科植物女贞 *Ligustrum lucidum* Ait. 的干燥成熟果实。

识别要点　【植株】常绿大灌木或小乔木，高达 10m。树干直立，树皮灰绿色，光滑不裂；枝条开展，平滑而具明显的皮孔。【叶片】叶对生，革质；叶柄长 1~2cm；叶片卵形至卵状披针形，长 6~14cm，宽 4~6cm，先端急尖或渐尖，基部宽楔形或近于圆形，全缘，上面深绿色，有光泽，下面淡绿色。【花果】圆锥花序顶生，长 5~10cm；花芳香，密集，几无梗；花萼及花冠钟状，均 4 裂，花冠白色；雄蕊 2，着生于花冠管喉部；雌蕊 1，略伸出花冠外，子房上位，球形，2 室，每室具 1 胚珠，花柱细长，柱头 2 浅裂。浆果状核果，长圆形，略弯，直径 3~4mm，熟时蓝黑色。【花果期】花期 6-7 月，果期 8-12 月。

分布区域　生于温暖潮湿地区或山坡向阳处。分布于全国大部分地区。常栽培于庭园或田埂旁。

采收加工　冬季果实成熟时采收，除去枝叶，稍蒸或置沸水中略烫后，干燥；或直接干燥。

性味功用　甘、苦，凉。滋补肝肾，明目乌发。用于肝肾阴虚，眩晕耳鸣，腰膝酸软，须发早白，目暗不明，内热消渴，骨蒸潮热。煎服，6~12g。

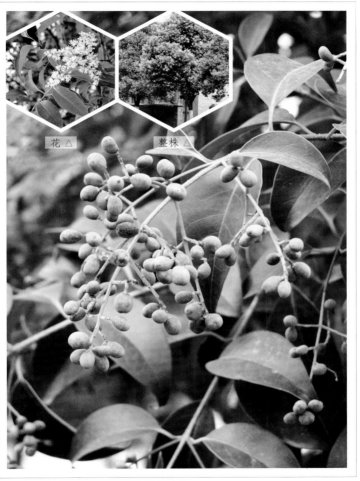

花 △　　整林 △

女贞 ▲

麦冬

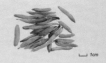

【植物别名】麦门冬、寸麦冬。
【植物基原】百合科植物麦冬 *Ophiopogon japonicus* (Thunb.) Ker-Gawl. 的干燥块根。

识别要点　【植株】多年生常绿草本。根状茎短粗，地下具细长匍匐茎，节上被膜质鳞片；须根细长，中部或先端膨大，形成纺锤形或椭圆形的肉质块根。【叶片】叶丛生，狭线形，长15~40cm，宽1.5~4mm，先端急尖或渐尖，基部狭窄，叶柄鞘状，两边有薄膜。【花果】花葶从叶丛中伸出；总状花序穗状，顶生，具花8~10余朵，花序轴长2~5cm；小苞片膜质，每苞片腋生1~2朵花；花梗长3~4mm，中部以上或近中部有关节；花微下垂，花被片6，披针形，白色或淡紫色，长约5mm；雄蕊6，花丝很短，着生于花被基部；子房半下位，3室，花柱长4mm。浆果球形，蓝黑色。【花果期】花期7-8月，果期10-11月。

分布区域　生于林下、山沟边或阴湿的山坡草地。分布于河北、河南、山东、江苏、安徽、浙江、江西、福建、台湾、湖北、湖南、广东、广西、陕西、四川、贵州、云南等地。

采收加工　夏季采挖，洗净，反复曝晒、堆置，至七八成干，除去须根，干燥。

性味功用　甘、微苦，微寒。养阴生津，润肺清心。用于肺燥干咳，阴虚劳嗽，喉痹咽痛，津伤口渴，内热消渴，心烦失眠，肠燥便秘。煎服，6~12g。

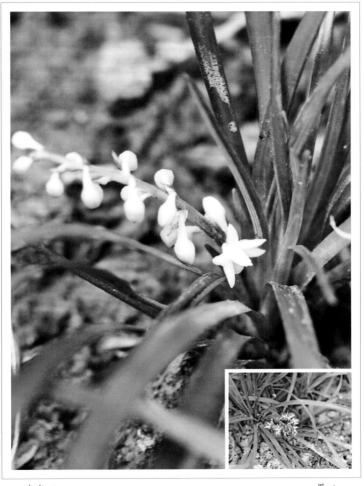

麦冬 ▲   果 △

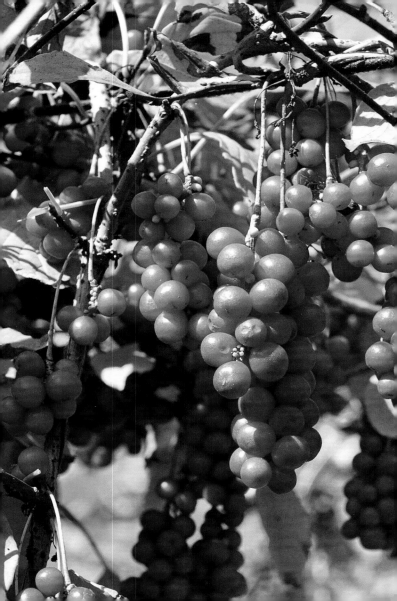

第十八章
收涩药

五味子

—— 1cm

【植物别名】北五味子。

【植物基原】木兰科植物五味子 *Schisandra chinensis* (Turcz.) Baill. 的干燥成熟果实。

识别要点 【植株】落叶木质藤本。小枝褐色，有棱角，全株近无毛。【叶片】单叶，互生；叶倒卵形、宽卵形或椭圆形，长 5~10cm，先端急尖或渐尖，基部楔形，边缘有腺状细齿，上面光滑无毛，下面叶脉上嫩时有短柔毛。【花果】花单性，雌雄异株，花单生或簇生于叶腋；花被 6~9 片，乳白色或粉红色；雄花有雄蕊 5 枚；雌花的雌蕊群椭圆形，有 17~40 个离生的心皮，覆瓦状排列在花托上。开花后期，花托逐渐延长，果熟时成穗状聚合果。浆果，肉质，紫红色。种子肾形。【花果期】花期 5~6 月，果期 8~9 月。

分布区域 生于山坡杂木林下，常缠绕在其他植物上。分布于东北、河北、山西、内蒙古、陕西。

采收加工 秋季果实成熟时采摘，晒干或蒸后晒干，除去果梗及杂质。

性味功用 酸、甘，温。收敛固涩，益气生津，补肾宁心。用于久嗽虚喘，梦遗滑精，遗尿尿频，久泻不止，自汗盗汗，津伤口渴，内热消渴，心悸失眠。煎服，2~6g。

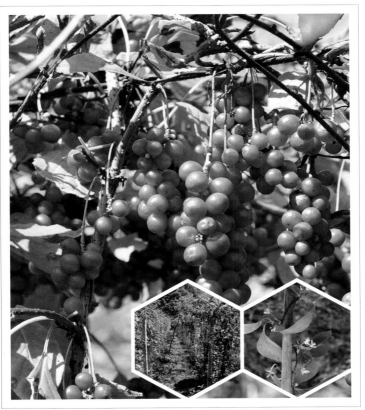

五味子 ▲ 整株 △ 花 △

附注 南五味子为华中五味子 *Schisandra sphenanthera* Rehd. et Wils. 的干燥成熟果实，其功效似五味子。

乌梅

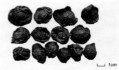

【植物别名】酸梅。
【植物基原】蔷薇科植物梅 *Prunus mume* (Sieb.) Sieb. et Zucc. 的干燥近成熟果实。

识别要点 【植株】落叶乔木，稀为灌木。高 4~10m。树皮灰色或稍带绿色，光滑无毛。【叶片】叶狭卵形至宽卵圆形，长 4~8cm，宽 2~4cm，先端长渐尖，基部宽楔形，边缘具细锯齿，两面微被柔毛。【花果】花 1~2 朵，具极短花梗，直径 2~2.5cm，有香味；萼筒广钟形，被短柔毛；萼片近卵圆形；花瓣白色至淡红色；雄蕊多数，子房密被柔毛。核果，近球形，有沟，直径 2~3cm，具柔毛，味酸。果核卵圆形。【花果期】花期 2-3 月，果期 5-6 月。

分布区域 生于溪边等处的杂木林中。我国各地多有栽培，以长江以南各地多见。长江以南各地有栽培或野生。

采收加工 夏季果实近成熟时采收，低温烘干后闷至色变黑。

性味功用 酸、涩、平。敛肺，涩肠，生津，安蛔。用于肺虚久咳，久泻久痢，虚热消渴，蛔厥呕吐腹痛。煎服，6~12g。

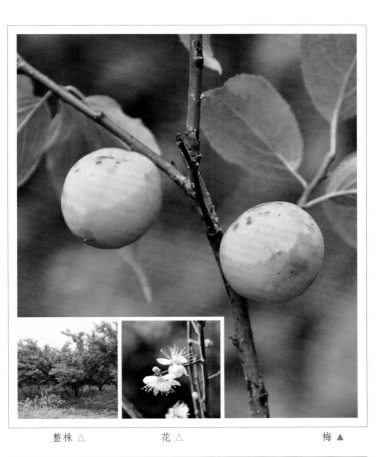

整株 △ 花 △ 梅 ▲

附注 蔷薇科植物梅 *Prunus mume* (Sieb.) Sieb. et Zucc. 的干燥花蕾作梅花入药。

五倍子

└─┘1cm

【植物别名】波氏盐肤木。

【植物基原】漆树科植物青麸杨 *Rhus potaninii* Maxim. 叶上的虫瘿，由五倍子蚜寄生而形成。

识别要点 【植株】落叶乔木，高可达 8m，小枝光滑无毛或被细短柔毛。【叶片】单数羽状复叶；小叶 5~9 枚，小叶柄极短而明显，椭圆形或椭圆状披针形，先端渐尖，基部圆形或广楔形，偏斜，全缘或幼时有粗锯齿，上面绿色，光滑无毛，下面灰绿色，几无毛或仅脉上被柔毛。【花果】圆锥花序顶生，被细柔毛；花小，杂性，白色。果序下垂，核果近球形，血红色，表面密生细短毛。【花果期】花期 5-6 月，果期 7-9 月。

分布区域 生于山坡干燥处、灌木丛中。分布于陕西、甘肃、山西、河南、湖北、湖南、贵州、四川、西藏、云南。

采收加工 秋季采摘，置沸水中略煮或蒸至表面呈灰色，杀死蚜虫，取出，干燥。

性味功用 酸、涩，寒。敛肺降火，涩肠止泻，敛汗，止血，收湿敛疮。用于肺虚久咳，肺热痰嗽，久泻久痢，自汗盗汗，消渴，便血痔血，外伤出血，痈肿疮毒，皮肤湿烂。煎服，3~6g。外用适量。

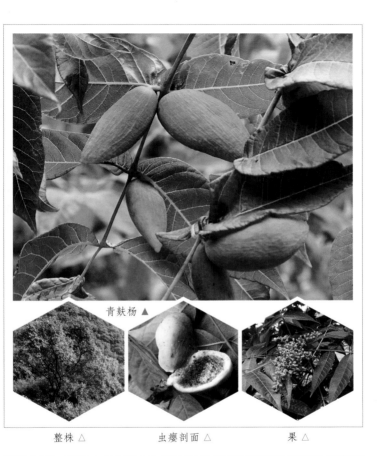

青麸杨 ▲

整株 △　　　　　　虫瘿剖面 △　　　　　　果 △

附注　漆树科植物盐肤木 *Rhus chinensis* Mill. 或红麸杨 *Rhus punjabensis* Stew. var. *sinica* Rehd. et Wils. 叶上的虫瘿也作五倍子使用。

诃子

└─┘ 1cm

【植物别名】诃黎勒、藏青果。
【植物基原】使君子科植物诃子 *Terminalia chebula* Retz. 的干燥成熟果实。

识别要点 【植株】大乔木，高达 20~30m。【叶片】叶互生或近对生，近革质，椭圆形或卵形，长 2~16cm，两面近无毛或幼时下面有微毛；叶柄长 1.5~3cm，多少有锈色短柔毛，有时近顶端有 2 腺体。【花果】圆锥花序顶生，由数个穗状花序组成，花序轴有毛；苞片条形，有毛；花两性，无梗；花萼杯状，长约 2mm，5 裂，裂片三角形，外面无毛，内面有棕黄色长毛；无花瓣；雄蕊 10；子房下位，1 室，有毛或后变无毛。核果椭圆形或近卵形，形如橄榄，长 2.5~3.5cm，通常有钝棱 5~6 条。【花果期】花期 5~6 月，果期 7-12 月。

分布区域 生于海拔 800~1540m 的疏林中或阳坡林缘。分布于广东、海南、广西、云南等地。

采收加工 秋、冬二季果实成熟时采收，除去杂质，晒干。

性味功用 苦、酸、涩，涩肠止泻，敛肺止咳，降火利咽。用于久泻久痢，便血脱肛，肺虚喘咳，久嗽不止，咽痛喑哑。煎服，3~10g。

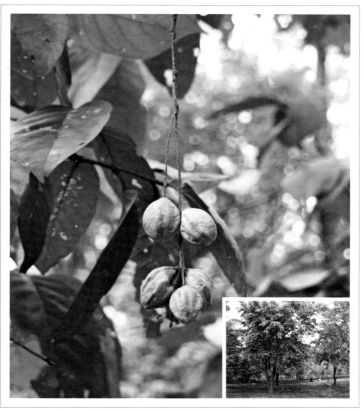

诃子 ▲   整株 △

附注　使君子科植物茸毛诃子 *T. chebula* Retz. var. *tomentella* Kurt. 的
干燥成熟果实同等入药。

肉豆蔻

1cm

【植物别名】肉果、玉果。

【植物基原】肉豆蔻科植物肉豆蔻 *Myristica fragrans* Houtt. 的干燥种仁。

识别要点　【植株】常绿大乔木，高达 15m。全株无毛。【叶片】叶互生，叶柄长 6~12mm；叶革质，椭圆状披针形，长 4~15cm，宽 1.5~6cm，先端尾状，基部急尖，全缘，上面暗绿色，下面灰绿色。【花果】总状花序腋生，花单性，雌雄异株。雄花的总状花序长 2.5~5cm；花疏生，花被壶形，3 裂，黄白色，下垂；雄蕊 8~12，花药合生；雌花子房 1 室，柱头无柄。果实梨形或近于圆球形，长 4~7cm，淡红色或淡黄色，成熟后纵裂成 2 瓣，显出绯红色不规则分裂的假种皮。种子卵圆形或长圆形，种仁红褐色至深棕色，质坚，断面显大理石样花纹，极芳香。【花果期】花期 4~5 月，果期 6~8 月。

分布区域　主产于马来西亚、印度、印度尼西亚、巴西等国。我国的海南、广西、云南等地有引种栽培。

采收加工　采收成熟果实，剥下假种皮，再击破壳状种皮，将种仁放入石灰乳中浸一天，然后低温烘干，或不浸石灰乳而直接烘干。

性味功用　辛，温。温中行气，涩肠止泻。用于脾胃虚寒，久泻不止，脘腹胀痛，食少呕吐。煎服，3~10g。

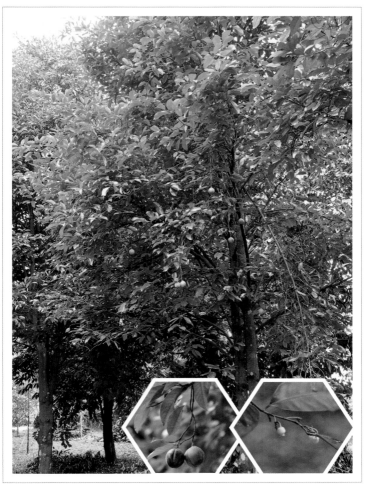

肉豆蔻 ▲   果 △   花 △

山茱萸

└─┘ 1cm

【植物别名】萸肉、药枣。

【植物基原】山茱萸科植物山茱萸 *Cornus officinalis* Sieb.et Zucc. 的干燥成熟果肉。

识别要点　【植株】落叶灌木或乔木。【叶片】叶对生，卵形至椭圆形，稀卵状披针形，长 5~12cm，顶端渐尖，基部楔形，上面疏生平贴毛，下面毛较密，侧脉 6~8 对，脉腋具黄褐色髯毛。【花果】伞形花序先叶开放，腋生，下具 4 枚小型的苞片，苞片卵圆形，褐色；花黄色；花萼 4 裂，裂片宽三角形；花瓣 4，卵形；花盘环状，肉质；子房下位。核果椭圆形，成熟时红色。【花果期】花期 3-4 月，果期 9-10 月。

分布区域　生于海拔 400~1500m 的林下、林缘。分布于陕西、山西、河南、山东、安徽、浙江、四川等地。

采收加工　秋末冬初果皮变红时采收果实，用文火烘或置沸水中略烫后，及时除去果核，干燥。

性味功用　酸、涩，微温。补益肝肾，收涩固脱。用于眩晕耳鸣，腰膝酸痛，阳痿遗精，遗尿尿频，崩漏带下，大汗虚脱，内热消渴。煎服，6~12g。

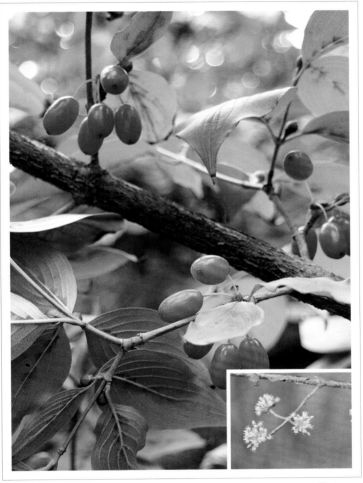

山茱萸 ▲

花 △

覆盆子

L__ 1cm

【植物别名】掌叶覆盆子。

【植物基原】蔷薇科植物华东覆盆子 *Rubus chingii* Hu 的干燥果实。

识别要点 【植株】灌木，高 1.5~3m。茎直立，枝条细长，红棕色；幼枝绿色具稀疏倒生皮刺。【叶片】单叶互生；托叶条形；叶片近圆形，长 5~11（~16）cm，掌状 5 深裂，稀有 3 或 7 裂，中裂片菱状卵形，先端渐尖，两侧的裂片较小，常不相等，基部近心形，边缘有重锯齿，两面脉上有白色短柔毛；主脉 5 出。【花果】花单生于短枝顶端；花梗细，长 2~3.5cm；萼片 5，有短柔毛，宿存；花瓣 5，白色；雄蕊多数；雌蕊多数，生于突起的花托上。聚合果卵球形，长 1~1.5cm，红色。小核果密生灰白色柔毛。【花果期】花期 4-5 月，果期 6-7 月。

分布区域 生于海拔 500~1000m 以下的溪旁或山坡灌丛及路边。分布于安徽、江苏、浙江、江西、福建、广西。

采收加工 夏初果实由绿变绿黄时采收，除去梗、叶，置沸水中略烫或略蒸，取出，干燥。

性味功用 甘、酸，温。益肾固精缩尿，养肝明目。用于遗精滑精，遗尿尿频，阳痿早泄，目暗昏花。煎服，6~12g。

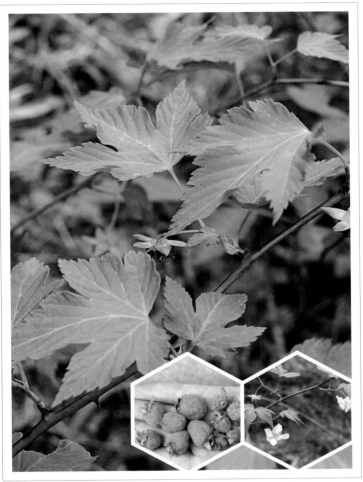

华东覆盆子 ▲   果 △   花 △

金樱子

└─┘ 1cm

【植物别名】糖罐子、刺梨。

【植物基原】蔷薇科植物金樱子 *Rosa laevigata* Michx. 的干燥成熟果实。

识别要点 【植株】常绿攀缘灌木，长达 5m。茎红褐色，有倒钩状皮刺或刺毛。【叶片】羽状复叶互生；小叶多为 3，有时 5，托叶条状披针形，与柄分离，早落。小叶革质，椭圆状卵形或披针状卵形，先端渐尖，基部阔楔形，边缘具尖锐细锯齿，两面无毛，上面光泽，叶柄和叶轴具小皮刺和刺毛。【花果】花大，单生于侧枝顶端；梗与萼筒外密生棕色刚毛；萼片 5，卵状披针形，宿存；花瓣 5，平展，白色，倒阔卵形，宽大于长，先端近截形，有波状弯曲；雄蕊多数，花药丁字形着生，雌蕊具多数心皮，离生，被茸毛，蔷薇果梨形或倒卵形，熟时黄红色，外被直刺，顶端具长外弯的宿萼，内有多数瘦果。【花果期】花期 3-4 月，果期 6-12 月。

分布区域 生于海拔 200~1600m 的向阳多石山坡灌木丛中或山谷两旁。分布于华东、华中、华南、西南及陕西等地。

采收加工 10-11 月果实成熟变红时采收，干燥，除去毛刺。

性味功用 酸、甘、涩，平。固精缩尿，固崩止带，涩肠止泻。用于遗精滑精，遗尿尿频，崩漏带下，久泻久痢。煎服，6~12g。

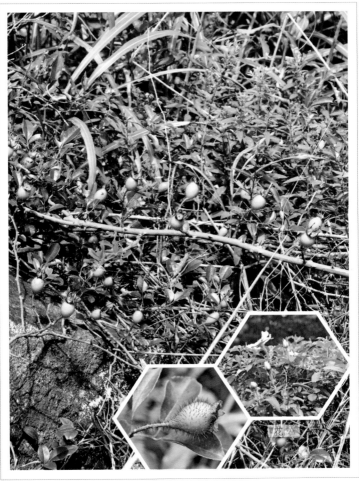

金樱子 ▲

果 △

花 △

芡实

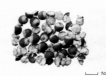

`1cm`

【植物别名】鸡头米、鸡头果。

【植物基原】睡莲科植物芡 *Euryale ferox* Salisb. 的干燥成熟种仁。

识别要点 【植株】一年生水生草本，全株有很多尖刺。根状茎粗壮而短，具白色须根及不明显的茎。【叶片】初生叶沉水，箭形；后生叶浮于水面，叶柄长，叶片稍带心形或圆状盾形，直径65~130cm，上面深绿色，多皱褶，下面深紫色，叶脉突起，边缘向上折。【花果】花紫色；单生于花葶顶端；花葶粗长，部分伸出水面；花昼开夜闭；花萼 4 片，花瓣多数；雄蕊多数；子房下位，心皮 8 个，嵌于膨大的花托顶端；柱头圆盘状，扁平，略向下凹入。浆果球形，海绵质，污紫红色，密生尖刺，与花萼均形似鸡头，故俗称"鸡头米"。种子球形，黑色。【花果期】花期 6-7 月，果期 7-9 月。

分布区域 生于池、沼及湖泊中，水底须为疏松的黏泥，否则不易生长。分布于东北及河北、河南、山东、江苏、江西、湖北、湖南、四川、贵州等地。

采收加工 秋末冬初采收成熟果实，除去果皮，取出种子，洗净，再除去硬壳（外种皮），晒干。

性味功用 甘、涩，平。益肾固精，补脾止泻，除湿止带。用于遗精滑精，遗尿尿频，脾虚久泻，白浊，带下。煎服，9~15g。

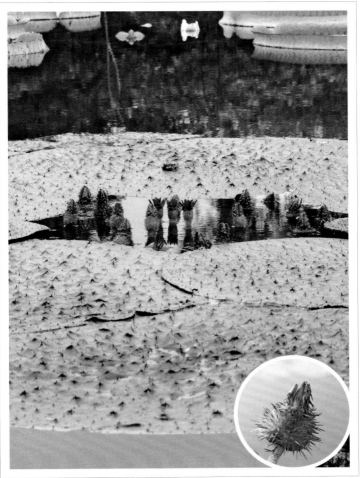

茎 ▲

花 △

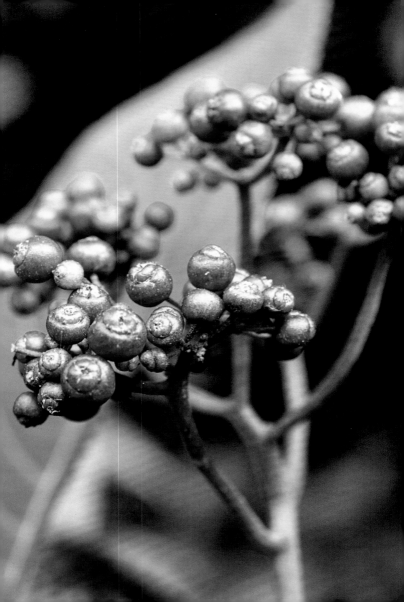

第十九章
涌吐药

常山

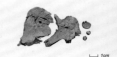

└ 1cm

【植物别名】黄常山。

【植物基原】虎耳草科植物常山 *Dichroa febrifuga* Lour. 的干燥根。

识别要点 【植株】落叶灌木。主根木质，圆柱形，常弯曲。茎枝圆形，有明显的节，幼时被棕黄色短毛。【叶片】叶对生；叶片椭圆形、阔披针形或长圆倒卵形，上面深绿色，边缘有锯齿，幼时两面均疏被棕黄色短毛。【花果】圆锥聚伞花序伞房状，着生于枝顶或上部的叶腋，花淡蓝色；花序梗长约 2cm；苞片线状披针形，早落，小花梗长 3~5mm；花萼管状，淡蓝色，长约 4mm，先端 5~6 齿，三角形，管外密被棕色短毛；花瓣 5~6 片，蓝色，长圆披针形或卵形，先端钝，基部截形，雄蕊 10~12 个，着生于花瓣基部，花药蓝色；子房蓝色，半下位，长圆形，胚珠多数，花柱 4，柱头椭圆形。浆果圆形，蓝色。【花果期】花期 6-7 月，果期 8-9 月。

分布区域 生于林荫湿润山地、路旁、溪边。分布于江西、福建、湖北、湖南、广东、海南、四川、贵州、云南等地。

采收加工 秋季采挖，除去须根，洗净，晒干。

性味功用 苦、辛，寒；有毒。涌吐痰涎，截疟。用于痰饮停聚，胸膈痞塞，疟疾。煎服，5~9g。有催吐副作用，煎服不宜过大；孕妇禁用。

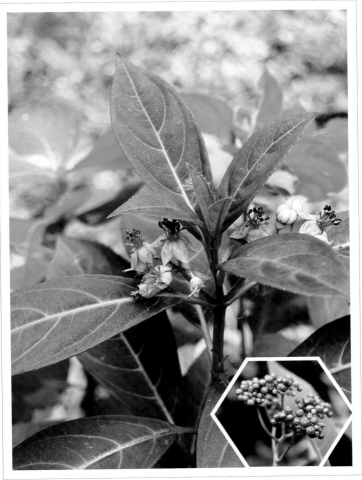

常山 ▲   果 △

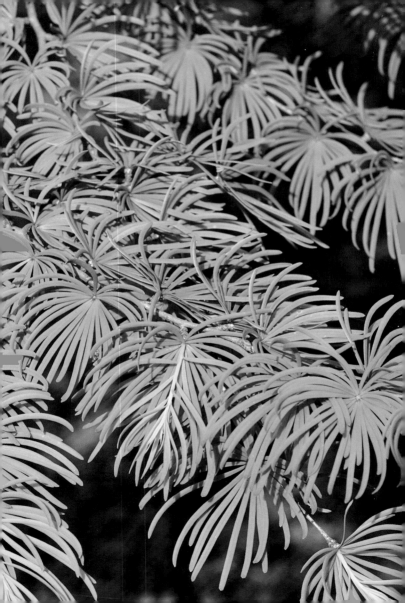

第二十章
攻毒杀虫止痒药

蛇床子

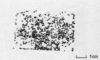

1cm

【植物别名】野芫荽。

【植物基原】伞形科植物蛇床 *Cnidium monnieri* (L.) Cuss. 的干燥成熟果实。

识别要点 【植株】一年生草本。高 20~80cm。茎有分枝，疏生细柔毛。【叶片】基生叶轮廓长圆形或卵形，二至三回羽状全裂；一回羽片 3~4 对；二回羽片具短柄或无柄，披针形；最终裂片为线形或线状披针形，长 3~10mm，先端呈尾状尖，边缘白色，有短柔毛。茎生叶与基生叶同形。【花果】复伞形花序，直径 3~4cm；伞辐 8~17，不等长；总苞片 7~10，线形，被纤毛；小总苞 9~11，线形，小伞形花序着花 20~30 朵；萼齿不明显；花瓣白色，先端具内卷的小舌片。双悬果，椭圆形，长 2.2~2.5mm。【花果期】花期 6-7 月，果期 7-8 月。

分布区域 生于海边、路旁、田间草地、河边湿地。分布几遍全国。

采收加工 夏、秋二季果实成熟时采收，除去杂质，晒干。

性味功用 辛、苦，温；有小毒。燥湿祛风，杀虫止痒，温肾壮阳。用于阴痒带下，湿疹瘙痒，湿痹腰痛，肾虚阳痿，宫冷不孕。煎服，3~10g。外用适量，多煎汤熏洗，或研末调敷。

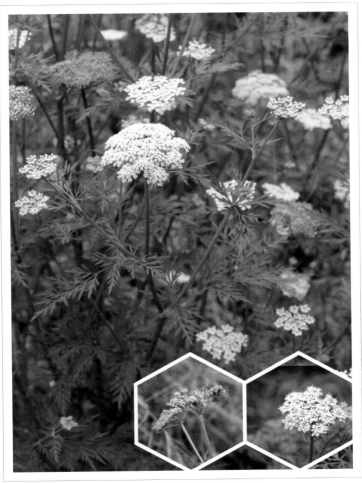

蛇床 ▲   果 △   花 △

木鳖子

└─┘ 1cm

【植物别名】木别子、木鳖瓜。

【植物基原】葫芦科植物木鳖 *Momordica cochinchinensis* (Lour.) Spreng. 的干燥成熟种子。

识别要点 【植株】多年生草质藤本，长4~8m。茎几无毛，有棱线；卷须单一。【叶片】叶互生，叶片三角形，3~5掌状浅裂至深裂，长8~22cm，宽近等于长，先端短渐尖，基部心形，近叶柄两侧处各有1~2个较大的腺体；中裂片菱状卵形，侧裂片三角卵形，边缘有波状三角形齿。【花果】花雌雄异株或同株，单生，每花有1绿色圆肾形苞片；花萼5裂，具暗紫色条纹；花冠钟状，浅黄色，5裂，裂片倒卵状椭圆形；雄蕊3；子房下位。果实宽椭圆形至卵状球形。种子大，35~50粒。【花果期】花期5~9月，果期9~11月。

分布区域 生于山坡灌丛中、林缘、河岸。分布于四川、江西、湖南、广东、广西、海南。

采收加工 冬季采收成熟果实，剖开，晒至半干，除去果肉，取出种子，干燥。

性味功用 苦、微甘，凉；有毒。散结消肿，攻毒疗疮。用于疮疡肿毒，乳痈，瘰疬，痔瘘，干癣，秃疮。用量0.9~1.2g，多入丸、散。外用适量，研末，用油或醋调涂患处。孕妇慎用。

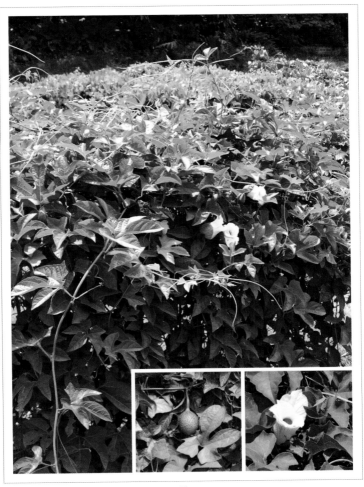

木鳖 ▲　　　　　　　　　　　果 △　　　　　　　　　　　花 △

土荆皮

└─┘ 1cm

【植物别名】金松。

【植物基原】松科植物金钱松 *Pseudolarix amabilis* (Nelson) Rehd. 的干燥根皮或近根树皮。

识别要点 【植株】落叶乔木，高 20~40m。茎干直立，枝轮生，平展。【叶片】叶在长枝上螺旋状散生，在短枝上 15~30 片簇生，呈辐射状。叶线形，长 3~7cm，宽 1~2mm，先端尖，基部渐狭，下面沿中脉有多条气孔带。【花果】花单性，雌雄同株；雄花葇荑状，下垂，黄色，数朵或数十朵聚生于短枝顶端，雌球花单生于短枝顶端，苞鳞大于珠鳞，珠鳞的腹面基部有胚珠 2。球果卵圆形，直立，有短柄。种鳞木质，广卵形至卵状披针形，先端微凹或钝尖，基部心形，成熟后脱落；种翅稍厚。【花果期】花期 4~5 月，果期 10~11 月。

分布区域 喜生于向阳处。分布于江苏、浙江、福建、安徽、江西、湖南、湖北、广东。

采收加工 夏季剥取，晒干。

性味功用 辛，温；有毒。杀虫，疗癣，止痒。用于疥癣瘙痒。外用适量，醋或酒浸涂擦，或研末调涂患处。只供外用，不可内服。

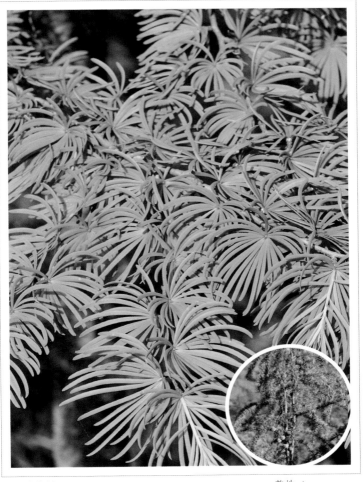

金钱松 ▲

整株 △

索引 Index